谨以此书献给江苏省中医学校（现南京中医药大学）师资班十八位老师赴冀六十周年（1957~2017）

谨以此书献给河北中医学院成立六十周年（1958~2018）

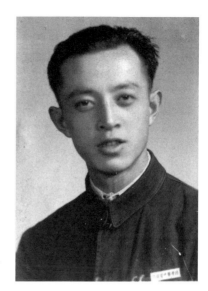

陈伯英年轻时

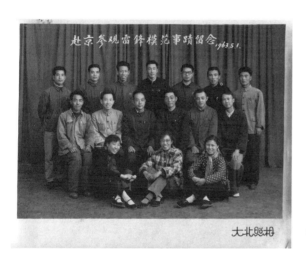

赴京参观雷锋模范事迹留
念（第二排右二）

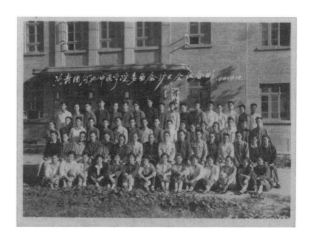

共青团河北中医学院委员
会扩大会议（第三排右一）

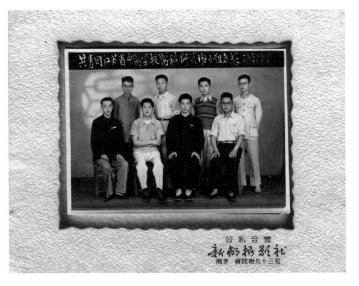

共青团江苏省中
医学校医科师资班小
组合影（第一排左一）

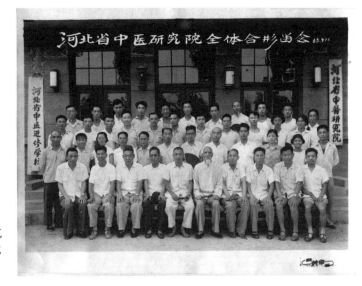

河北省中医研究
院全体合影留念（第
三排左五）

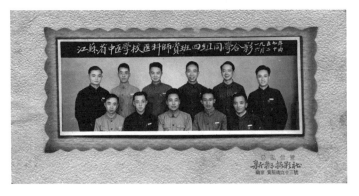

江苏省中医学校
医科师资班四组同学
合影（第一排左二）

名老中医未刊书系

陈伯英 著

王红霞 张光秀 陈 竞 整理

陈伯英

医论 | 医案

中国健康传媒集团
中国医药科技出版社

中国健康传媒集团
中国医药科技出版社

内 容 提 要

陈伯英先生，燕赵大地名老中医、河北中医学院教师。本书是其一生医业理论与实践的结晶，分为方证经验、典型医案、医论医话三篇，其中医案列属时病、妇科、杂病，涉猎临床各科，集临床各科疾病诊治之精华。适于中医临床从业者及爱好者阅读。

图书在版编目（CIP）数据

陈伯英医论医案 / 陈伯英著；王红霞等整理 . — 北京：中国医药科技出版社，2018.8
（名老中医未刊书系）
ISBN 978-7-5214-0324-4

Ⅰ.①陈… Ⅱ.①陈…②王… Ⅲ.①医论—汇编—中国—现代②医案—汇编—中国—现代 Ⅳ.① R249.7

中国版本图书馆 CIP 数据核字（2018）第 114234 号

美术编辑 陈君杞
版式设计 也 在

出版 **中国健康传媒集团** | 中国医药科技出版社
地址 北京市海淀区文慧园北路甲 22 号
邮编 100082
电话 发行：010—62227427 邮购：010—62236938
网址 www.cmstp.com
规格 710×1000mm $\frac{1}{16}$
印张 17 $\frac{3}{4}$
字数 250 千字
版次 2018 年 8 月第 1 版
印次 2018 年 8 月第 1 次印刷
印刷 三河市国英印务有限公司
经销 全国各地新华书店
书号 ISBN 978-7-5214-0324-4
定价 **49.00 元**

高 序

20 世纪 50 年代，河北中医学院在筚路蓝缕中兴办。建校初期，经原卫生部推荐，从江苏省中医学校（现南京中医药大学）请来 18 位教师。这批师资，与从河北当地"访贤"而至的老师一起，成为当时学校教学、科研和临床的中坚力量，也成就了业内所流传的河北中医教育"南北合"的佳话。陈伯英先生即是其中的优秀代表。

陈伯英先生系江苏东台人，幼承庭训，学宗家源，立业岐黄。14 岁随其舅父夏少泉先生（中医学家承淡安先生亲传弟子）研习中医，17 岁悬壶故里。医科师资班毕业后，以其深厚的理论造诣和丰富的临床功底远赴保定，任职于河北中医学院。到河北工作后，克服了生活上的诸多困难和不便，与同道一起，置身学校初创时期的建设。编教材、写讲稿、做临床、搞科研、携后学，随学校的变迁而历保、津、石三地。

陈伯英先生善于思考，不辍笔耕，发表了多篇颇有见地的文章，留下许多珍贵的资料和手稿。今由王红霞、张光秀、陈竞整理的《陈伯英医论医案》可谓其一生业医从教之灼见真知。是书分方证经验、典型医案、医论医话三篇，较为系统地阐述了陈伯英先生在医理探讨、方药精论、遣方用药方面的学术思想，以及对时病、妇科病、杂病诊疗的临证心得。全书充分展现了其开阔的思维和严谨的学术。

是书出版，适逢河北中医学院成立 60 周年华诞。谨以此序，表达对一甲子间为学校建校创业、砥砺发展立下丰功伟绩的老一辈中医药工作者深深的怀念和崇高的景仰。

河北中医学院院长　高维娟

2018 年 7 月 1 日

曹 序

——有缘聚燕赵，中医必复兴

近日，王红霞副主任医师拿来了《陈伯英医论医案》的初稿，希望我写一篇序言。我为很多中医同道的著作出版写过序言，并且借这个过程，先睹为快地学习了很多知识。每当有这样的差事来的时候，心中总是充满享受的快乐。但是，这一次"应景"式的命题作文，却让我感到很沉重，因为陈伯英先生不是一般的中医人士，其辉煌而坎坷的命运，让我想到了河北中医的光荣历史和不幸遭遇。

新中国成立后的河北中医，是一段很想说一说，又颇难说清楚的历史。陈伯英先生于 1929 年出生于江苏东台市，其落地的那一年，中医的命运却发生了深刻的变化。在他家乡不远的南京，召开了国民政府第一届全国卫生会议，通过了余云岫等人提出的"废止中医案"，他们把中医看成"旧医"，说这是中国卫生事业的障碍，必须废除中医，才能强国强种。在距离江苏东台市不远的上海，全国的中医、中药行业人员，聚集起来，罢工罢业，召开大会，向国民党政府请愿，反对这个提案，这就是著名的"三一七国医节"的来历。

陈伯英在抗战胜利前夜跟随其舅父夏少泉学习中医，成了岐黄传人。夏少泉是承淡安的弟子，在中国近代医学史上，二人都有突出的贡献。承淡安于 1920 年参加上海中西医函授学习，1928 年在苏州创立针灸研究社，此后去日本访问，发现了《铜人经穴图考》等著作，回国后于 1936 年 7 月创办针灸疗养院。1937 年 2 月讲习所更名为中国针灸医学专门学校，先后培养学员 3000 多人。抗战年间，他坚持行医、授课，分校遍及南方各省、香港和东南亚地区。为中国针灸走向世界倾注了全部心血，被誉为中国针灸一代宗师。夏少泉是承淡安的得意门生、学生之一，1937 年夏少泉等根据其师承淡安讲授针灸时的笔记，整理汇编成《针灸薪传集》。该书第一编经穴考证；第二编取穴法、要穴功用；第三编针灸歌赋的简注；第四编针灸治疗各论，汇集了针灸配方。这本书初刊之后，引起了广泛关注，很多学习中医的人抄录、传播这本书。

陈伯英先生跟师舅父夏少泉学医，"近水楼台先得月"，舅父喜爱其聪明伶俐，很快就出徒独立行医了。1946 年，陈伯英先生在故乡江苏东台城米面街自立开业。一个不足 18 岁的"青年"人，敢于在县城悬壶济世，显示了其过人的胆识。这在取消中医势力很强大的旧社会，是件很不容易的事情，也是中医事业打而不倒、摧而不垮的见证。

新中国成立后的 1953 年，政府号召组织起来，办联合诊所，陈伯英先生率先组成"新农联合诊所"，其以 7 年多的临床经验，24 岁就担任了所长兼区卫协主任，并于 1954 年当选江苏东台市人大代表，英姿勃发，才气横溢。后来毛泽东主席纠正了歧视中医的错误政策，1956 年国家开始创办四所中医学院，教师和教材都很短缺，因此举办了江苏省中医学院医科师资班，陈伯英先生报名前去学习。1956 年在南京中医师资班学习期间参加原卫生部给南京中医学院（现南京中医药大学）的任务，编写《中医学概论》一书作为全国中医院校教学教材。1957 年 8 月毕业，由原卫生部推荐南京中医学院挑选了 18 位中青年师资到河北中医学院任教，其中就有陈伯英先生；另一部分中青年教师分配到北京中医学院（现北京中医药大学），他们之中有一些人，日后成了国医大师、中医泰斗。

1958 年国家撤销了天津市的直辖市，归属河北，成为省会，省政府由保定迁往天津。1960 年经济困难，1962 年经济调整，河北中医学院被撤销之后，先生分配到河北省中医研究院做编审工作，那时这个单位在全国领先，是一个"正厅级单位"，原省卫生厅段慧轩厅长兼任院长。1965 年河北省中医研究院也被撤销了，同年 8 月，陈伯英先生与原河北中医学院人员一起调入天津中医学院（现天津中医药大学），担任教师；1965~1966 年先生和全国各中医学院抽调的《内经》教研室老师去北京中医学院《内经》教研班学习，并参编《内经》教材，结业后回到天津中医学院。1965 年，天津市又恢复了直辖市，河北省的省会迁回保定。1969 年河北省省会迁到了石家庄市，同年 10 月，陈伯英先生与一批天津中医学院的教师们，来到了石家庄，与河北医学院合并，成立了河北新医大学。

历经风雨，奋发图强。先生在"文化大革命"的风潮里，始终不忘初心，牢记自己的使命，热心学习，钻研业务，沉迷于自己的学术研究，不断书写论文及医案，总结病例，发表文章。先生在河北新医大学附属第二医院内科病房，搞中西医结合治疗并抢救病人，总结经验写了不少论文，后来回到新医大学六二六门诊部带学生实习，这是为了纪念毛泽东主席"6·26"最高指示而建立的医疗机构。再后来，因中医系学生没有中医实习的地方，基地医院建立了中医门诊部和现在的河北省中医院，即附属医院。

1975 年，45 岁的陈伯英先生积劳成疾，被确诊为胃癌，这在那个"谈癌色变"的时代，被普遍认为属于绝症。但是，先生没有被病魔吓倒，而是抓紧时间，夜以继日，为了"四个现代化"早日实现，努力总结自己的临床经验，既不是为了晋升，也不是为了出名，而是一心想的都是事业，是多灾多难的中医药。

1978 年科技大会在北京召开，"科学的春天来了"，陈伯英先生听到了科学的召唤，工作热情再一次被激发出来。先生从 1958 年开始在《江苏中医》杂志上发表论文，后再次陆续发表了一系列论文，还有很多学术文章、著作需要整理，就在这个时候，无情的癌魔向先生伸出了手，命运就这样在先生接近 50 岁的时候，画上了休止符。

陈伯英先生无奈而恋恋不舍地走了，留下的部分著作手稿由其妻子张光秀和女儿陈竞半天上班半天整理了 1 年才完成。后来等来了张光秀老师的学生王红霞，就交由她来完成转化成电子版这个艰巨工作。

这件事的艰难程度，我有深切体会。1962 年天津中医学院毕业的一位老中医，病故后被确定为"津沽名医"，有人要我整理他的事迹和遗稿，这是一件颇不容易的事情。我是这位老中医教过的学生，对他的事迹、学术贡献整理的过程之中，有很多难以述说的困难，他的夫人全力协助，这才得以顺利完稿。

王红霞副主任医师，河北中医学院大学毕业之后，在社会上经历了 10 年磨难，终于认清了只有传承中医学术，才能实现自己的理想，因此她报考研究生，进入河北省中医药科学院工作，参加河北省中医师带徒的继续教育学习。机缘巧合，她成为河北省第四批我的高徒，尽管我这个带教老师水平一般，但是，我的师父邓铁涛、朱良春先生都是国医大师。因此，王红霞自然而然地成了国医大师的再传弟子，正如单田芳先生所说："人不亲，艺亲；艺不亲，祖师爷亲。"中医的传承，几千年薪火不断，实在是"天佑中华"。

中国知识分子一向以追求真理为己任，"朝闻道，夕死可也"是一个光荣传统，"格物致知"喜欢探索"所以然"的历史很悠久。但是，在还原论方法盛行的时代，在机械唯物主义世界观是唯一价值观的时代，是没有能力解释中医理论的时代，因此，在人们崇尚西方工业文明的时代，轻易地把中医理论判定为"玄虚之学"。所以"五四"前后，有一大批文化精英，尽管他们的传统底蕴很深厚，但是，他们起来"与传统决裂"，中医作为中华文化哺育的东方科学技术，也被一起否决、抛弃。国学随着鸦片战争的失利而遭受了质疑，1908年，留法青年"新世纪派"倡导废除汉字，国医也成了"东亚病夫"的替罪羊。国学、汉字、国医，是近代史上命运相同的"岁寒三友"，如今都迎来了复兴的"天时地利人和"。

梁启超、严复、傅斯年、陈独秀、鲁迅等，都有过反对中医的言论。知识分子反对中医，促使一般民众在思想上不认同中医，甚至远离中医，希望取消中医。这是发生在"中国人趴着看世界"的时候，当然，那个时代也是一部分外国人主张"华人与狗不得入内"的时代。医随国运，在新兴科学观正在崛起的时期，有的人看不到科学观、技术观的变化，看不到中医有效性的背后蕴藏着丰厚的科学原理，依然按照狭隘的科学观、技术观看中医。因此，只能看到中医不科学、不进步，其实是他们不进步，思想仍然停留在"五四时期"，他们反中医的理由竟然还是"五四时期"的陈词滥调。这充分说明现代反中医人士思想上的贫瘠是何等严重。他们用错误的方法研究中医，用错误的方法评价中医，污损了中医的社会形象，侵害了中医的权益，是非常错误的行为，甚至是触犯法律的行为。他们一贯推崇西方，而西方的医疗危机难以化解；欧美国家在不断引进中医药知识和技术，美国政府不断加大对于中医药的研究力度，FDA也正式认同中医药是具有完整体系的医学，而不是反中医人士所说的"土医""另类医学"。

70年前，中国发起成立的世界卫生组织（WHO），是世界上先进医学的代表组织，健康概念打上了深深的中国烙印，人们重视中医药在全球医疗保健之中的重要作用，几十年之前就建立了十几个"传统医学合作中心"，很多中心分布在中国。全球100多个国家与中国政府签订有关合作中医药的协议，中医药走向世界的势头很猛。国家五大发展理念，与中医完全一致；一带一路战略，让中医药走向世界的步子更加坚定。在"健康中国""美丽中国"的发展梦之中，中医药具有不可替代的优势。

　　展读王红霞交到我手上的陈伯英先生的遗作，引起我无尽的思考，感慨中医命运之不平凡，河北省的中医事业如此曲折。好在有一批先行者，尽管有些人不是河北人，但是他们把自己宝贵的生命，献给了燕赵这方热土。如陈伯英先生、夏锦堂先生等老前辈，有了他们的不断努力，借着这些优良传统，燕赵中医一定会有辉煌的明天。

曹东义于求石得玉书屋

2017 年 11 月 30 日

编 写 说 明

　　为便于读者阅读，整理本书过程中，在尽量保证陈伯英先生临证书写之原貌的前提下，部分处方药名，保留先生生前书写习惯，如汉箱黄实为现在的大黄；于术实为浙江于潜所产之白术；大腹毛实为大腹皮；采云曲是一种用于祛风散寒，健胃消食的中成药；海南子实为槟榔；炒芽术实为炒苍术；上广皮实为现在的陈皮；川雅连实为现代的黄连；清苎根实为现代的苎根；纹银实为白银；金钗实为现代的石斛。第二篇典型医案基本以系统性疾病为大的框架分类，几乎每个疾病的医案都是按病因病机分类，体现了"异病同治，同病异治"的中医治疗特色。也有部分不便于分类的疾病列为其他，还有部分病案如杂病中的肝火部分，保留陈伯英老前辈的"按病因病机分类"的思想，体现出中医治病的辨证论治原则，更是本书的特色所在。

王红霞

2018 年 1 月

前言

本书医案计有"时病""妇科""杂病"等三种类型。医案的素材来源于新中国成立前后几十年的时间里，是我在原籍——江苏东台门、出诊过程中逐步积累起来的。因当时忙于诊务，只顾蒐集，未遑整理，所以相当繁复、凌乱，几乎是"一堆废纸"。嗣后，我来北方参加医学教育工作，本想在课余诊罢之际整理一番，作为教学参考之用，乃因种种原因，旋握笔而旋搁笔者不知有多少次，以致辗转 20 年，迄未偿愿。

"科学要兴旺发达"，一声号令，使得我这个身抱沉疴的人，也不禁热血沸腾，欢呼雀跃！于是药炉之旁，病榻之上，我竭尽全力地仔细对多年的病例进行甄别，筛选和厘定，作了一番"弃同求异""去粗存精"的功夫，因而形成了上述三种类型的医案。并在医案的每一个诊次（个别的诊次例外）后加上"按语"或阐明辨证的要点，或点清施治的关键，或讲出处方用药的要领。其目的无非是让看过医案的人，便能了解其重点所在。

当然，由于历史条件的限制，这组医案没有一则医案经过西医学的有关检测和诊断，这不能不说是一个缺陷。然而，即使是西医学确诊的疾病，如果用中医药治疗，仍然要遵循辨证施治的原则，才能取得应有的疗效，这是无数事实所证明了的。因此，尽管这组医案是一部纯粹的中医医案，但对于相应学科的中、西医临床工作者来说，还是具有一定参考价值的。

由于时间仓促，加上个人的医学理论和临床实践水平均感不足，所以缺点和错误在所难免，热切地希望广大中西医务、教学人员提出批评指正。

陈伯英于河北新医大学中医系

公元 1978 年 1 月

目录

第一篇　方证经验

第一章　遣方用药

第二章　临证心得

第二篇　典型医案

第三章　时病

第五章 杂病

第三篇　医论医话

第六章　医理探讨

第七章　方药论

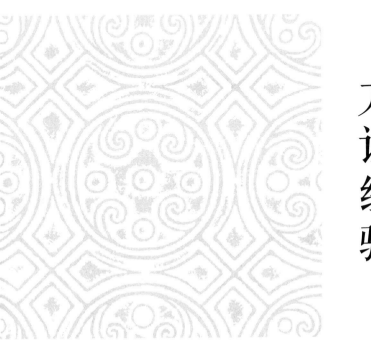

第一篇

方证经验

第一章　遣方用药

第一节　冠心病基本方及加减

一、绞痛 I 号（用于心绞痛型）

［处方］川芎 15g，红花 15g，丹参 30g，茜草 15g，赤芍 15g，延胡索 6g。

［加减］

（1）气虚：加党参 9g，黄芪 9g，当归 6g。

（2）阴虚：加麦冬 9g，五味子 9g，太子参 6g。

（3）阳亢：加玄参 24g、怀牛膝 18g，钩藤 15g，桑寄生 15g。

（4）胸闷：加瓜蒌 15g，薤白 15g，桂枝 6g。

（5）心电图恢复较慢者加葛根片。

二、梗死 I 号（单纯型心肌梗死，可按上法治疗）

（1）有休克者：加人参 9g，麦冬 30g，五味子 15g，升麻 15g。

（2）四肢厥逆：加附子 9g，肉桂 9g，干姜 6g。

（3）有汗者：加龙骨 30g，牡蛎 30g。

三、梗死 II 号（用于陈旧性心肌梗死）

［处方］川芎 15g，红花 15g，黄精 15g，茜草 15g，苏木 15g，补骨脂 12g。
加减法同上。

第二节　冠心病重症方及加减（孕妇忌服）

[处方] 土鳖虫 6g，地龙 6g，水蛭 6g，制大黄 4.5g，当归 15g，丹参 15g，郁金 9g，桂枝 9g。

按：本方从大黄䗪虫丸脱胎而来，其特点在于挑选虫类活血药，该药活血通络之功，远非其他类活血药所能比拟；制大黄亦有活血逐瘀之力；当归、丹参则为养血而设，因为要活血必须养血，以免伤血；郁金为血中气药，实则兼有理气活血之功；桂枝则纯为气药，有温经通阳之功。加用郁金、桂枝者，取"气为血帅，气行则血行"之义。

[加减]

（1）痛：加服延胡索止痛片，每次 4 片，4 小时 1 次。或服延胡索粉 3g，服法同上。

（2）闷：加用瓜蒌、薤白各 15g。

（3）胀：加服越鞠保和丸 18g，入煎。

（4）心率快或血压高：加用生龙齿（先煎）30g。

（5）心率慢或血压低：加用制附子 6g，干姜 6g。

（6）心悸或失眠：加用生磁石（先煎）30g，远志 9g。

（7）并传导阻滞：加服血竭，每次 2.4g，每日 3 次。

（8）大便秘结：制大黄改用生大黄（后下）3g。

（9）胆固醇高：生山楂 30g，泡水代茶饮。

按：本方用于冠心病心络瘀阻，久治不愈的病人。由于方中用虫类药，破血之力甚猛，加上大黄有祛瘀生新之功。凡用基本方效果不明显的可予本方，但体弱气虚者宜慎用。

第三节 溃疡病基本方及加减

一、溃疡Ⅰ号

[主症]上腹胀痛，有时牵及胸胁后背，遇精神刺激时增重，嗳气则舒。

[病机]肝胃不和。

[方药]柴胡疏肝散加减。

[处方]柴胡 6g，炒白芍 12g，甘草 4.5g，炒枳壳 4.5g，炒川楝子 12g，制香附 12g，陈皮 6g，煅牡蛎（先煎）30g。

[加减]

（1）如兼见嘈杂、吐酸、口苦、舌红、苔黄，属气郁化火者，加入左金丸 3g 包煎；或焦山栀 6g；或龙胆草 4.5g。

（2）如痛如针刺，病位固定，舌暗，属气滞血瘀者，加五灵脂 9g，制乳没各 4.5g。

（3）如吐血、便血，或便检潜血阳性者，属胃络受伤者，加入花蕊石 12g，地榆炭 9g，白及 9g，上药可任选二味。

二、溃疡Ⅱ号

[主症]胃脘隐痛，食后缓解，多食则胀，吐清水，胃脘觉冷，四肢不温，疲乏，便溏。

[病机]脾胃虚寒。

[方药]黄芪建中汤合理中汤加减。

[处方]党参 9g，白术 6g，桂枝 9g，炙黄芪 15g，炙甘草 6g，大枣 5 枚。

[加减]

（1）如腹胀食少，属中虚气滞，加入木香 6g，砂仁 3g，炒枳壳 6g，陈皮 6g。

（2）如腹中辘辘有水声，属寒饮内聚，基本方去党参、黄芪、大枣，加吴茱萸 3g，半夏 6g，茯苓 15g。

（3）如吐血、便血或便黑色，基本处方去桂枝、干姜，加炮姜炭 3g，赤石脂 9g，地榆炭 9g，白及 9g。不应，可用三七粉 4.5g，2 次分冲。

第四节　慢性肠炎基本方及加减

［主症］腹泻或便溏，或伴有腹痛，肠鸣。

［病机］脾不伤不泻，湿盛则濡泻，久泻无不伤肾。

［治则］运脾化湿，补（肾）火生土。

［处方］菟丝子 9g，补骨脂 9g（补肾），茯苓 12g，白术 6g，莲肉 9g（补脾），炮姜炭 3g，赤石脂 9g（温涩：脱者收之），陈皮 6g（补而不滞），炒白芍 9g（补阳必须和阴），车前子 12g，泽泻 6g（利湿）。

按：上方由四神丸、桃花汤、菟丝子丸、五苓散、真武汤、痛泻要方组成。

［加减］

（1）舌苔厚腻，白术改为苍术 6g。

（2）腹中冷痛，加肉桂 2.4g，吴茱萸 3g。

（3）腹胀，加木香 4.5g，大腹皮 9g。

（4）腹痛，加木香 4.5g，炒川楝子 9g。

（5）后重，加槟榔 3g，炒枳壳 4.5g。

（6）食欲不好，加佛手 6g。

（7）舌偏红、舌薄（表示脾阴不足），去炮姜炭、赤石脂，加入炒山药 12g，炒薏米 12g。

（8）如便前、便时腹部不适（包括腹痛、腹胀以及难以形容的不适感），属"肝木郁于土中"，应用疏肝法，即加白蒺藜 12g（疏肝），木瓜 9g（和肝），乌梅 9g（酸：柔肝）。

按：（1）如病人腹泻频繁，有"才入胃中，便由肠出"的现象，可用党参 15g，煎汤，送服赤石脂末 9g，半小时后，再服应用的汤剂。

（2）如属五更泻，用常规服药法无效（指早晚服法）时，此因难敌一夜之阴气，可改成夜间或午间服药。这样，则一夜热药在腹，足以胜阴寒之气。

（3）五更泻经治疗后，或不效，或已推迟到早饭后，或午后，但五更仍有便意者，可用，使忘其圄法。

第五节　肝炎基本方及加减

[处方] 旋覆花 9g，红花 9g，泽兰 9g，郁金 9g。

按：张仲景《金匮要略》记载：旋覆花汤治"肝着"病。原旋覆花汤由旋覆花、猩绛、葱管三味组成。猩绛即乌纱帽之红须子，用丝织品加牲畜血染制而成，有活血作用，但目前此药告绝。秦伯未认为可以用红花代猩绛（《江苏中医》，1962 年）。有人认为：经过考据，绛即茜草一类，因此提出可用茜草代猩绛。清代名医叶天士擅长用旋覆花治胁痛，往往在原方中加归须、桃仁、泽兰、郁金四味。此论点载五大学院新编《金匮讲义》"旋覆花汤"下。

[随症加减]

（1）胁痛，加川楝子 9g，延胡索 9g。

（2）纳呆，加陈皮 6g，佛手 6g。

（3）恶心呕吐，加竹茹 6g，半夏 6g。

（4）腹胀或肠鸣，加川朴 4.5g，木香 4.5g。

（5）腹泻或便溏，加白术 9g，茯苓 9g，泽泻 9g。

（6）便燥，加当归 6g，桃仁 6g。

（7）舌苔厚腻，加苍术 6g，藿香 6g。

（8）舌红苔少，加沙参 15g，石斛 15g。

[随指标加减]

（1）转氨酶高，加用降酶汤，其组成为：炒黄芩 9g，板蓝根 15g，紫参 9g，银花藤 15g，蒲公英 15g，茵陈 15g。

按：如病人有脾虚，即腹泻、便溏症状时，先用运脾化湿法，待此症状缓解后，再用降酶汤。

（2）黄疸指数高，用茵陈 15g。一般认为，茵陈是退黄专药。且现代研究茵陈有抗衰老作用。

（3）絮、浊高，在活动期间可不加考虑。非活动期，有人主张用调补肝肾法；有人主张用酸味药，如：山萸肉 15g，五味子 15g 等。但此二药经常短缺，可用酸枣仁 30g，或山楂 9g 代替。如腹胀用山楂更好，且其有活血作用，现有人主张用于冠心病，并有降胆固醇作用。

第六节 急性胰腺炎基本方及常用药

［处方］柴胡、黄芩、胡连、杭芍、木香、芒硝。

［常用药］

（1）热重：银花、连翘、黄连、黄芩、黄柏、柴胡。

（2）湿重：藿香、佩兰、车前子、木通、泽泻、六一散。

（3）行气止痛：木香、川朴、枳壳、乌药。

（4）活血止痛：延胡索、川楝子、赤芍、桃仁、红花。

（5）食积：莱菔子、槟榔、鸡内金、焦三仙。

（6）腑实：大黄、芒硝、郁李仁、火麻仁。

（7）虫积：苦楝根皮、使君子、槟榔、雷丸、鹤虱、细辛。

（8）呕吐：代赭石、半夏、竹茹。

（9）胸满：川朴、枳实。

（10）中寒：附子、干姜。

（11）阴虚：玄参、石斛、麦冬。

第七节 尿路感染基本方及加减

［主症］尿痛、尿急、尿频。

［病机］湿热蕴蓄下焦。

［治则］清利湿热。

［处方］

（1）板蓝根 15g，炒黄芩 6g，银花藤 15g（清热解毒；西医学研究，板蓝根、黄芩可以去脓球）。

（2）冬葵子 9g，牛膝 9g，甘草梢 6g（通淋止痛）。"甘草（梢）直达茎中而止痛"；牛膝、冬葵子，有"滑"的作用，《内经》："涩者滑之。"

（3）车前子12g，泽泻6g，滑石12g（利湿）。

加减：

（1）如伴有寒战高热，系湿热郁蒸之象，可加柴胡6g。柴胡与方中黄芩相配伍，是小柴胡汤，可以去寒热。另外西医学研究，柴胡有消炎作用，如柴胡注射液，柴胡还可去脓球。

（2）如病人尿血，或镜下血尿，系湿热迫血妄行，可加入白茅根15g，藕节15g，以清热止血。

（3）如伴有腰痛，初病人可不考虑，久病人则考虑肾虚，可加入川断9g，寄生9g。

（4）如尿痛连及少腹，可考虑为肝经湿热，加入龙胆草4.5g，川楝子9g，木香6g。

第八节　尿路结石基本方及加减法歌

［病机］膀胱蓄热，如汤瓶久受煎熬，底结白碱。

［治则］清其积热，涤洁砂石（标本同治）。

［方药］

（1）加味葵子茯苓散（《张氏医通》），滑石、冬葵子、茯苓、芒硝、甘草、肉桂。

（2）石韦散（《证治汇补》），石韦、冬葵子、滑石、车前子、瞿麦。

［基本方］冬葵子24g，石韦24g，滑石24g（滑窍通淋）；茯苓12g，车前子12g（清热利湿）；肉桂1.5g，乌药6g（辛散：湿热沉滞既久，非借辛热之力，不能开通经隧。）；鸡内金9g，郁金9g（理气、活血化石）。

附：郁金的作用

（1）利肺气：肺与膀胱通气化。

（2）疏肝气：肝主疏泄，与二便有关系。

（3）气中血药：理气兼能活血。

［加减］

（1）绞痛发作者，加木香 6g，制香附 12g。

（2）有感染者，加板蓝根 15g，黄芩 6g，柴胡 6g。

（3）结石久不移动者，加白芷 6g，炮山甲 9g，皂刺 6g，以增强辛散之力，可通经络，达病所。

（4）如脾虚者（腹泻或便溏），加茯苓 9g，白术 9g。

（5）肾虚者（主要腰痛），加川断 9g，寄生 9g。

［备用］

（1）理气药：青陈皮、枳实、厚朴、三棱等。

（2）活血药：桃仁、红花、赤芍等。

附：方歌

尿路结石基本方，葵苇川膝三味芷。

上路加入砂前留，下路加入滑乌黄。

实者行气兼活血，虚者补之不要忘。

青陈棱莪朴枳实，乳没苏木共桃赤。

此为行气活血药，随证治之任选择。

体状结石久不移，再加白芷山甲刺。

绞痛发作用附香，有感染时芩柴地。

若见虚证须分析，补脾补肾补血气。

第九节 痹证基本方及加减

［主症］

（1）风寒湿痹之共同症状：肢体关节酸痛，关节屈伸不利。

（2）风气偏胜为行痹：痛无定处，时上肢、时下肢。

（3）寒气偏胜为痛痹：痛有定处，疼痛较剧，得热痛减，遇寒痛增，局部皮色不红，触之不热。

（4）湿气偏胜为着痹：肢体关节疼痛重着，肌肤麻木不仁，手足笨重，活动不便，其痛亦有定处。

［基本方］当归9g，川芎6g，红花9g，地龙6g，土鳖虫6g，海风藤9g，鸡血藤9g。

［加减］

（1）上肢痛加羌活6g，桂枝9g，姜黄9g。

（2）下肢痛加独活6g，牛膝9g，威灵仙9g。

（3）风胜加防风6g，海桐皮9g。

（4）寒胜加川乌6g（配甘草4.5g），细辛1.2g。

（5）湿胜加苍术6g，薏米12g。

（6）腰痛加杜仲9g，续断9g。

（7）其余如千年健9g，钻地风9g，伸筋草9g，随意选用。

附：方歌

桃仁（饮）川芎及威灵，虫类二地（土鳖虫、地龙）藤二丁（鸡血藤、海风藤）。

上肢（痛）羌（活）桂（枝）姜黄入，下肢（痛）独活牛膝添。

风胜防（风）桐（海桐皮）寒（胜）乌（头，即川乌用时配甘草）麻（黄），湿胜薏米苍术加。

气虚参芪血（虚）芍地（白芍、熟地），腰痛杜续（断）和巴戟。

更有千年（健）钻地（风）伸（筋草），随证选用莫胡乱！

第十节　神经衰弱基本方及加减

一、神衰I号

［主症］失眠多梦。

［病机］水火不济，心神不宁。

［处方］

（1）党参 15g，麦冬 9g，五味子 6g（补气生津）。

（2）当归 6g，丹参 9g，远志 9g，枣仁 9g（养血宁心）。

（3）煅龙骨 15g，煅牡蛎 15g（镇心养神）。

（4）生地 9g，玄参 9g（滋肾水、以济心火）。

二、神衰 II 号

［主症］头痛，头晕。

［病机］肝肾阴虚，风阳浮动。

［处方］

（1）首乌、枸杞、黄精各 9g（滋肾柔肝，补而不腻；首乌、枸杞亦可用女贞子、桑寄生、桑葚各 9g 代替）。

（2）白蒺藜 12g，菊花 12g，钩藤 12g（平肝息风）。

（3）龙胆草 6g（直折肝火）。

（4）生磁石 15g（镇肝安魂）。

（5）地龙 9g，全蝎 4.5g（加强息风作用）。

［加减］

（1）如兼有食欲不振，可加陈皮 6g，佛手 9g。

（2）如便溏，可加茯苓 12g，白术 9g。

第十一节　内脏下垂基本方及注意事项

［适应证］胃、肝、肾及子宫下垂。

［病机］中气不足（脾胃之气为中气）。"五脏六腑皆禀气于胃"，如果胃气不足，则某一脏器失去维系作用，因而导致下垂。

［治法］补益中气，佐以升提。

［处方］

（1）蜜炙黄芪 15g，党参 15g，茯苓 15g，白术 9g，炙甘草 6g（补益中气）。

（2）川芎 4.5g（代当归）。

按：①血为气母，故补气，必须补血。②气病用气药不效，少佐芎、归；且川芎有升提作用。

（3）陈皮6g（补而不滞）。

（4）炙升麻4.5g，炒柴胡6g或9g（升提中气，但高血压者，柴胡宜慎用）。

（5）炒枳壳9g，或枳实6g。（一般说"宽中下气，枳壳缓而枳实速也。"《药性赋》。但欲进先退，乃物理常情，此取欲升先降之理。另外，现代研究，二枳有增加肠蠕动的作用及增强子宫收缩作用，故对胃下垂、子宫脱垂有效。）

［加减］

（1）如舌苔厚腻，轻者：白术改为苍术。重者：可先用运脾化湿法，然后再用此方。

（2）有胃气上逆症状者，如嗳气呃逆、呕吐等，可加半夏、炒川楝（降胃气，疏肝）。

（3）如肠鸣、腹泻者，可先用胃苓汤，此症好转后，再用此方。

（4）如舌质偏红，有裂纹，表示阴液不足者，可用石斛15g，麦冬15g。

（5）如右胁胀痛（肝下垂），可用旋覆花9g，白蒺藜12g。

（6）如腰痛、腹痛（肾下垂），可加川断9g，寄生9g。

（7）如大便干燥，可加杏仁9g，瓜蒌仁9g。

第十二节　肝气、肝火、肝风基本方

肝主疏泄，一般来说，疏泄正常对脾胃的功能有促进作用。如肝气郁结（或称肝失疏泄），就可以发生犯胃、乘脾之现象。

虚证，补肝用酸味药；缓肝用甘味药。实证，疏肝用辛味药；清肝用苦味药。

一、肝气犯胃

［主症］脘痛吞酸。

［治法］泄肝和胃。

［方剂］二陈汤（和胃作用）加左金丸（泻肝作用），或用白蔻（辛味）加炒川楝（苦可泻肝）。

二、肝气乘脾（又称肝脾不和）

［主症］脘腹胀痛。

［治法］培土泻木。

［方药］六君子汤（培土）加吴茱萸、白芍、木香。

按：关于犯胃乘脾之病机和治法，来源于清代王旭高法。

三、肝气化火（肝郁不解，"木郁则化火"）

［主症］胁痛、头痛、耳鸣、咽痛目赤；面红或面烘热、吞酸呕吐（肝火犯胃），火若灼伤阴液则口干、便燥。

［治则］苦寒折火法。

［方药］龙胆泻肝汤、泻青丸、芦荟丸。

［药物］龙胆草、黄芩、山栀（苦寒折火），生地（甘）白芍（酸）（养阴：酸甘化阴）。

四、肝气化风

木郁则化风，或由肝气化火，转为化风。"内风多由火出"——热极生风。

［主症］风胜则动，以动摇为主，头晕、目眩、震颤、抽搐、口眼㖞斜（"诸风掉眩，皆属于肝"）。

［治则］平肝息风。

［方剂］羚羊钩藤汤、天麻钩藤饮。

［药物］羚羊角、丹皮、山栀、桑叶、菊花、白蒺藜、钩藤（用以息风）。代赭石、牡蛎、珍珠母等（用以镇肝息风）。若有阴伤现象，方中可用养阴药物。

第十三节　头痛常用药及加减

一、外感头痛

[基本药]外感头痛应选择轻扬之品，荆芥、防风、薄荷、菊花为基本药。

（1）偏寒：羌活、生姜，重则细辛。

（2）偏热：桑叶，重则黄芩。

（3）偏湿：苍术、藿香。

（4）兼目眶痛：蔓荆子。

（5）鼻塞：辛夷、苍耳子。

按：至于川芎，朱丹溪强调为必用品，但如非痛胀闷、兼有头皮麻木者不宜用。尤以血虚肝阳易升者不可用，用后往往引起眩晕。用量不宜太重。

二、内伤头痛

内伤头痛分虚实证。虚证发作缓，实证发作急。虚证多兼晕，实证多兼胀。虚证以肝阳为常见，实证以肝火为常见。

[基本药]

（1）中气虚：黄芪、党参、白术、茯苓、当归、升麻。

（2）肝血虚：当归、白芍、潼蒺藜、阿胶、枸杞。兼肾阴虚者：加生地、龟甲。

（3）肝阳：白芍、白蒺藜、菊花、钩藤、牡蛎、桑麻丸。

（4）肝火：白芍、黄芩、夏枯草、菊花、石决明。火重者：加龙胆草；便秘：加芦荟。

（5）肝寒：肉桂、当归、细辛、吴萸、生姜。

（6）痰湿：苍术、白术、茯苓、半夏、陈皮、南星、枳壳、天麻。

第十四节 心脏病常用药及加减

一、急性心力衰竭

用红参 9g，炙甘草 30g，浓煎，频服不限剂数。

二、心房纤维颤动

柏子仁、琥珀可用，加入大剂参芪及救阴药中。

三、传导阻滞

急性病见到传导阻滞病人，均面色萎黄或苍白，并见浮肿，自感心中窒闷而悸，表现为心脾两虚，当投以大剂补气活血（当归、丹参为必用药）加血竭后，症情迅速好转，5 天左右传导阻滞消失；在慢性病中以归脾汤为主方，加活血化瘀之丹参、参三七及血竭，能起到良好的治疗作用。

血竭用量：2.4~3g，可研末冲服，以血瘀止痛，敛疮生肌。

四、高血压、甲状腺功能亢进及风湿性心脏病之期外收缩者

当从瘀血着眼，在辨证论治中配合丹参、三棱、红花、土鳖虫。

第十五节 肝昏迷常用方及加减

一、毒热化火，内攻心包

仅见于急性黄疸病人。

［治则］泻火解毒、清心开窍。

二、肝肾阴虚

阳亢化风化火，风火交煽，蒸腾水湿，蒙蔽清窍。见于肝硬化后，往往于大出血或放腹水、逐水后发生。

[主症] 手足躁动，心烦，大声呼叫，舌红绛少津，脉弦细数。

[治则] 育阴潜阳，息风开窍。

[方剂] 犀角地黄汤加石决明、当归、白芍、阿胶。

三、气虚阳竭，浊阴上蒙

见于肝硬化末期，不仅肝有病，且脾、肾、心均有病。

[主症] 全身水肿，神疲气短懒言，形寒肢冷，小便不利，面色晦暗，舌淡胖或腻，脉沉细。

[病机] 阴虚发展到阳虚，或阳虚发展到阴竭。

[治则] 温阳利水。

[方剂] 济生肾气丸。

[加减] 都可加胆星、竺黄、竹茹、竹沥（用于热痰），陈皮、半夏（用于寒痰），菖蒲、远志（用于化痰兼清心）。

第十六节　尿毒症常用方及加减

肾虚水泛，脾阳受困，气化障碍，阳虚者多，但亦有郁而化热的。热毒内陷或浊阴上干出现昏迷。正气衰微，可以阴竭阳脱。

一、阳气不足，浊气上逆

[主症] 头痛头晕，恶心呕吐（浊气上逆），食欲不振，嗜睡，神疲无力，面色苍白，四肢不温（阳气不足），腹胀便干，舌淡苔腻，脉细微。

[治则] 扶阳降浊。

[处方] 熟附子、肉桂、人参、茯苓、白术、生姜、生大黄或加陈皮、厚朴。

按：如阴阳俱虚，出现神昏、面无华色，呼吸微弱，汗出肢冷，二便自遗，舌淡苔腻、脉细微者，应回阳救脱、益气敛阴。药用吉林参、麦冬、五味子、生熟地、萸肉、山药、丹皮、茯苓、附子、肉桂、牛膝、泽泻、车前子等。

二、阴虚阳亢、肝风内动

［主症］头晕眼花，口干，肌肉颤动或抽搐，神志不清，舌质红，脉细数。

［治法］育阴潜阳，平肝息风。

［方药］羚羊钩藤汤合大定风珠加减，钩藤、菊花、白芍、生地、龟甲、鳖甲、牡蛎、全蝎。

第十七节　胆道蛔虫症基本方及加减

一、虚寒型（素体阳虚）

舌淡，脉迟或沉伏，四肢厥冷较甚，痛时喜按，无热。

［治则］温脏安蛔。

［处方］乌梅丸。

二、实热型（素体阴盛）

形气俱实，烦热不安，唇燥口渴，小便赤黄，大便秘结，脉实大。

［治则］清热安蛔。

［处方］乌梅丸去姜、附，加黄芩、栀子、茵陈、龙胆草。

三、寒热错杂

多为寒热虚实互见，肢厥烦热，呕吐酸苦，大便秘结或溏，舌苔干燥，或黄或白，脉弦数或沉伏。

［治则］辛苦安蛔法。

［处方］乌梅丸去附子。

第二章　临证心得

第一节　风温

风温是新感温病之一，是春令常见的一种疾病。临床上以身热头痛、自汗恶风、咳嗽为初期的主要症状，尤以自汗、恶风、咳嗽三症为其诊断要点。因为与风温同时发病的还有春温。春温是一种伏气温病。如果春温发病不兼新感，即单纯的伏气发病，它是不会出现自汗、恶风、咳嗽这些症状的。而在病变过程中，风温易于逆传心包，与春温之易于陷入阴枯液涸之境又有所不同。所以风温与春温同是温病，而发病时间又是同一个季节，临床上做好两者的鉴别诊断，是非常必要的。而关于风温的理法方药，由于前贤的努力钻研，已粲然大备。笔者在临床上对于风温的辨证与治疗，一本前贤论述之旨，往往收到预期效果。今就平日诊治风温病例摘取数例，附以按语，以就教于读者。

一、验案举例

案1　陈某，男，25岁。

风温头痛，身热微汗，咳嗽，气息微促，舌苔薄白，脉浮数，用桑菊饮加减。

处方：桑叶、菊花、薄荷尖、炒牛蒡、杏仁、桔梗、焦栀、豆豉、前胡、橘红、荷叶、慈姑芽。

按：温邪上受，肺气郁遏，用桑菊合栀豉，为辛凉解表之正法。若身热无汗，玄腑闭塞，可去清热之栀子，而加发表之葱白矣。

二诊：药后得汗，热仍不解，气息短促，咳引右胁作痛，舌苔黄，究属风温犯肺，气郁逐渐化热之象。宜微苦以清降，微辛以宣通。辛温苦寒，皆在禁例。

处方：桑叶、杏仁、焦栀、豆豉、郁金、姜汁炒蒌皮、橘红络、连翘、枳壳、桔梗、慈姑芽、枇杷叶。

按：身热不为汗解，温邪有化热之渐；气促咳嗽引胁痛，肺气郁而不舒。此时用温燥则热炽劫津，而神昏谵语，用苦寒则邪郁不解，而气息喘急。唯有微辛以宣通，微苦以清降，庶可恰中病机。

三诊：风温化热，肺逆不降，此咳逆气促，右胁作痛之所由来也。舌苔灰黄，法当清降，不增喘急，方可元聂。

处方：连翘、银花、焦栀、豆豉、蒌皮、象贝母、郁金、橘红络、杏苡仁、桃仁、冬瓜子、嫩芦芽。

按：此乃舌苔灰黄，风温化热之证。故在微辛微苦法中佐以千金苇茎汤，加重清降之力。

四诊：恙情均减，仍守原方，再服一帖。

五诊：脉静身凉，恙已脱险，甘寒育阴，以善其后。

处方：南沙参、麦冬、橘红、浙贝、天花粉、石斛、焦栀、连翘、冬瓜子、薏苡仁、竹叶、芦芽。

按：调理方中，犹参以清热化痰之品，盖深恐"炉烟虽熄，灰中有火"也。

案2 王某，男，23岁。

舌薄黄，脉浮数，但热不寒，有汗不解，鼻衄鲜红，渴欲凉饮，此温邪由卫入气，迫血上行清道所致。拟辛凉清润为主。

处方：银花、连翘、杏仁、郁金、焦栀皮、炒黄芩、丹皮、玄参、贝母、天花粉、竹叶、白茅根。

二诊：温邪化燥，气血两燔，大热大汗，鼻衄如泉，病机深入，治在阳明。

处方：生石膏、知母、玄参、麦冬、细生地、丹皮、丹参、焦栀子、连翘、牛膝炭、侧柏叶（炒黑）、茅根汁。

按：前诊衄轻热轻，故用辛凉清润。此诊大热大汗，鼻衄如泉，恙属气血两燔，故从气血两清施治。方中用生石膏发气中之表，佐以知母、栀、翘、茅根以清气热。细生地发血中之表，佐以玄参、丹皮、侧柏叶以泄血热。牛膝炒炭旨在引血下行。所谓"治在阳明"，盖以阳明为多气多血之府也。

三诊：衄仍未止，神烦谵妄，舌绛不渴，温邪已入"血"矣。急宜凉血，以杜内陷。

处方：乌犀角、鲜生地、丹皮、白芍、玄参、牛膝、知母、石斛、山栀子、连翘、藕汁、茅根。

按：气血两清，衄仍未止，且热在营中，则为舌绛不渴，热扰神明，则为神烦谵妄，凉血清心，故属当务之急。

四诊：衄血幸止，身热亦清，病已脱险，可喜可喜，转方用甘寒育阴以善后焉。

处方：南沙参、麦冬、石斛、知母、玉竹、天花粉、山栀子、连翘、细生地、丹皮、甘蔗汁。

按：此与案1五诊同属甘寒育阴，但彼则参以清热化痰之品，此则加入清热凉血之药，斯来因不同，而加味看别也。

案3 何某，男，45岁。

舌白干燥，神呆耳聋，大便泄泻而不自知起身，此为温邪内陷，移热于大肠所致，症重且险。

处方：银花炭、天花粉、土炒黄芩、土炒黄连、桑叶、制半夏、陈皮、郁金、鸡苏散、赤茯苓、通草、车前、荷叶。

按：此证乃外感温热失治传里，以致热邪留连肺胃，上扰神明，则神呆耳聋；下注大肠，则大便泄泻。至于舌白干燥，又为热灼津伤之象。故立方用苦寒除热燥湿，稍兼银花花粉之凉润也。分利之品，皆在禁例。

二诊：恙情小退，仍守原法加味。

处方：半夏煎水炒川连、炒黄芩、桑叶、银花炭、杏仁白、广皮、天花粉、天竺黄、九节菖蒲、辰砂拌鸡苏散、赤茯苓、通草、荷叶。

按：于前法加入天竺黄、九节菖蒲以开窍豁痰，为治温病神呆下利之不二法门。若见大热大渴，目赤舌绛，气粗烦躁，甚至神昏谵语，下利黄水者，则为热邪之毒，深入阳明营分，宜用犀角、鲜生地、赤芍、丹皮、玄参、人中黄、象贝、连翘之属，庶可转危为安；则又非此法之所可挽回也。

三诊：泄泻已止，神志大清，症已脱险，不反为要。

处方：前方减桑叶、杏仁、天竺黄、菖蒲，加南沙参、知母、麦冬。

按：神清泻止，热邪已净，加以麦冬知母者，盖守"温病须步步顾其津液"之旨也。

案4 何某，男，36岁。

温邪上受，逆传心包，火动风生，则两手撮搦，循衣摸床；风煽火炽，则神昏谵妄，时时不休。至于口干而不渴，则为热蒸营液以上腾，舌尖赤生瘰，则为营热郁结而不解，况膀胱不约，小便自遗，尤为热入心包，六神无主之明证，不可以"舌不绛，苔白厚"，而谓为非血分之病也。症情险恶，已达极点。姑进祛热利窍一法，以冀戈获，为幸。

处方：犀角（磨汁和服）、羚羊尖（磨汁和服）、鲜生地（取汁和服）、麦冬、山栀子、连翘、橘红络、浙贝母、九节菖蒲、郁金、竹叶、莲心、牛黄清心丸。

按：恙属逆传心包，风火相煽，故用犀角以清心凉血，羚羊以平肝息风，生地清心热而保液，麦冬清肺热以生津，栀翘清气热，橘贝化痰热，菖蒲、郁金以宣窍豁痰，牛黄清心以祛热利窍。

二诊：昨药服后，诸恙均减。究以痰火未清，上蒙心窍，午后热炽，时有谵语，脉数，舌尖赤，苔黄。再方仍用犀角地黄，佐以清泄痰火之品，以希不变为要。

处方：犀角、鲜生地、鲜石斛、麦冬、连翘、天竺黄、陈胆星、郁金、浙贝、丹皮参、鲜九节菖蒲、莲心、竹叶、牛黄清心丸。

按：立方大意与前方同。去羚羊而用石斛者，盖以羚羊清热则有余，生津则不足也。至于胆星、天竺黄，则为清泄痰火之主要药品耳。

三诊：神志大清，面色鲜明，唯入暮微热，间有妄语，舌白，尖微赤，此痰热蒸蒙，余焰未熄使然。所谓炉烟虽熄，灰中有火是也。

处方：真血珀、细生地、知母、朱麦冬、盐水炒川连、盐水炒木通、陈胆星、九节菖蒲、粉甘草、橘红络、竹叶、莲心。

按：此证谵语，虽属邪逼心包，然迭进祛热利窍，而入暮犹有谵语，不得不用"脏病治腑，釜底抽薪"之法。但以小肠火腑，非苦不通，故于导赤散中加入盐水川连、竹叶、莲心等味，增其"苦"味之力。他如胆星、血珀、九节菖蒲、橘红络之清痰火而利窍，知母、麦冬之清热以生津，可以说，这是温病谵语的进一步治法。

四诊：入夜微有妄言，达旦咳甚，不饥不食，舌右苔黄，此肺胃余热未清也。

处方：生石膏、麦冬、制半夏、南沙参、粉甘草、石斛、蒌皮、贝母、郁金、橘红络、佩兰、枇杷叶、竹叶、粳米。

按：谵语犹未全止，而舌右苔黄。夫右舌属肺，所以认为邪热流连肺胃，而用竹叶石膏汤应之。

五诊：烦躁狂妄，或作或止。作则谵妄不休，止则安静如常，脉沉带数，想由真阴不足，壮火内燃使然。用泻南补北法。

处方：川雅连、清阿胶（蛤粉拌炒珠）、淡黄芩、生白芍、知母、朱染麦冬、玄参、生牡蛎、鸡子黄、莲心。

按：脉沉为邪已入里，沉中带数，为里热灼阴，真阴既已不足，壮火更复内燃，是以静燥不常而谵妄也。用黄连阿胶汤，固无不可；但犹恐泻火之力有余，滋阴之力不足，故加玄参、牡蛎之咸寒滋肾，以壮水制火。

六诊：烦躁谵妄，刻已就痊。唯语言间有错乱，晨起咳痰难出，显属肺阴受伤，痰火未清所致；拟以清肺化痰法。

处方：南沙参、米炒麦冬、石斛、佩兰、橘皮、扁豆皮、炒蒌皮、浙川贝、冬瓜子、薏苡仁、枇杷叶、朱染云茯神、竹茹。

按：此亦甘寒育阴之法，可与案1五诊参看。

二、讨论与体会

上面的4例病例介绍，当然不能概括风温病的整个发展过程的证与治；但从这里面可以获得以下的几点体会。

（1）叶氏的卫气营血与吴氏的三焦学说，都是在研究温病发展过程中升华的理论，是温病的辨证纲领。但是新感温病由表入里，由浅入深，绝不等于每个温病都必须经过卫气营血或上中下三焦这些过程而后已。案1所举，即温邪始终流连于上焦卫气之间，即以上焦卫气为起始，亦以上焦卫气为终止。于此，可知任何一种温病，只要治之适时、如法。当可随在而愈，固不必以次相传。

（2）舌诊是温病诊断上的一个重要环节，但必须结合其他四诊，全面考虑问题，才能达到确诊的目的。从案4一诊的症情来看，充分表明了温邪已入营血，可是舌反不绛，如果泥守"其热传营，舌色必绛"之说，而不从营血施治，显然是不能恰中病机的。中医学对于脉证在特殊情况下的关系问题，曾有"舍证从脉，舍脉从证"的论点，而对于舌与证的关系来说，也应当作如是观。这正说明了中医学的理论，不是空洞、机械的，而是唯物、辨证的；不是教条，而是行动的指南。

（3）中医治疗任何疾病，都以辨证论治为其主导思想。例如案4之神昏谵语，始用祛热利窍，继用脏病治腑，终用泻南补北，结果取得了满意疗效。这不能说不是辨证论治的结果，不能说不是理论指导实践的结果。其他3例也是如此，由此可知辨证论治的重要性，以及理论指导实践的正确性。

第二节　男性精子成活率减低症

用中药试治1例男性精子成活率减低症，疗效尚属满意，现介绍如下。

一、病史及治疗

案　孙某，男，31岁。

病人于3年前结婚，婚后近2年，女方未生育，但爱人并无任何妇科疾患。随后其爱人死于脑肿瘤。今春又结婚，历时半年余，女方毫无受孕征兆，因此引起病人注意，遂来我院化验室进行精液检查，发现精子数目正常，成活率20%。经内科大夫诊为男性不育症，即用中药治疗。方案如下。

初诊（1971年7月12日）：结婚半年余，未见女方受孕。经化验室精液检查：精子数目正常，成活率20%。但病人并无性功能异常现象（如阳痿、遗精、早泄等）。脉、舌均无特殊。按精室虚寒施治，服药半月。

处方：熟地12g，萸肉6g，枸杞12g，韭子9g，菟丝子12g，苁蓉9g，巴戟天9g，鹿角胶（烊化）9g。水煎服，每日1剂，连服15日。

二诊（1971年8月5日）：服上药15剂后，做精液检查，结果：精子数目正常，成活率33%，继续上方加减。

处方：熟地12g，萸肉9g，枸杞12g，寄生12g，杜仲9g，苁蓉6g，巴戟天 9g，菟丝子 9g，陈皮 9g，鹿角胶（烊化）9g。水煎服，每日 1 剂，连服 15 日。

三诊（1971 年 8 月 28 日）：上药连服 15 剂后，进行精液检查：精子数目正常，成活率上升到 80%。于此已达正常范围。前方续服 10 剂，以巩固疗效。

二、讨论与体会

（1）要治疗不育症，首先要了解生育之由。我国现存最古老的中医文献《内经·生气通天论》中曾经指出："女子……二七而天癸至，任脉通，太冲脉盛，月事以时下，故有子……丈夫……二八，肾气盛，天癸至，精气溢泻，阴阳合，故能有子。"文中"天癸"，系指肾脏所生的一种促成生殖功能的物质。由此可知，无论男性或女性，必须"天癸至"，方才具备了"有子"的条件，而天癸的生成（尤其是男性），又和肾脏有着极为密切的关系。因此，对于不育症的论治，务必从肾着眼。

（2）肾有肾阴肾阳之分，从阴治还是从阳治，必须分清。该病人经西医学诊为男性不育症，化验室检查，提示精子成活率低下，根据《内经》"阳气者，若天与日，失其所则折寿而不彰"的理论，从肾阳论治，自属于理不悖。故初诊选用韭、菟、苁、巴、鹿角胶等温养、血肉之品。但既称补阳，为何还用熟地、萸肉、枸杞等补阴之品？这可从《景岳全书·新方八略》中找到答案，如说："善补阳者必于阴中求阳，则阳得阴助而生化无穷。"试观补阴方之六味丸中增入肉桂、附子，既成为补阳的名方——八味丸。其道理就在这个地方。至于复诊以补肾之杜仲易助阳之韭子，并加滋补肝肾之寄生，宣降调气之陈皮，立法虽未更动，而方组似较周匝。

（3）辨证论治，是中医治疗学的一大特色。就中医治疗学而言，不论病情如何复杂，只要有症状，有体征，就可以通过辨证，找到处理办法。反之，即使病情不复杂，如果没有症状或体征，那么，在处理上是有一定困难的。例如本例病人经西医学诊为男性不育症，除化验室检查资料外，余则一无所见，所以从中医治疗学角度出发，确乎无证可辨。然而尽管如此，只要根据中医理论进行处理，仍然不难获得满意的疗效。于此可见中医理论的重要性、必要性；在有证可辨时需要它，在无证可辨时同样需要它。斯大林同志说得好："实践若不以革命理论为指南，就会变成盲目的实践。"（转引自《毛泽东选集·实践论》）这是指社会科学中的革命实践而言，但对自然科学中的医疗实践，同样具有伟大的指导意义。

第三节　血友病

血友病是一种遗传性的血液凝固反常（缺乏凝血活酶），以终身伴有创伤后组织出血倾向及血液凝固时间延长为其特征。目前临床治疗尚无良法。我们用中药试治 1 例血友病，尚能获得缓解，现介绍如下。

一、病史介绍

案　付某，男性，26 岁。因皮肤、牙龈出血 20 余年，左腿肿痛 7 天多，于 1972 年 7 月 2 日入院。

病人自幼既有牙龈及皮肤出血，10 年前呕血两次，每次血量约 1000ml 左右，经输血等治疗好转。近七八年来，右膝、右腿间断肿胀达 10 次，伴疼痛、活动受限，持续 1 个月而自行消退。入院前 7 天，左膝关节以上明显肿胀疼痛，伴活动受限，其程度均较过去右膝为重。发病后，无明显发冷发热、头痛头晕等现象。病人平素体弱，但无急慢性传染病史。两个妹妹无同样病史，母亲皮肤易出血，外祖父因呕血病故，姨兄弟有同样病史。

入院检查：体温 37.3 ℃，呼吸 18 次 / 分，脉搏 104 次 / 分，血压 140/80mmHg。发育正常，营养中等，神清合作，皮肤无瘀斑及出血点，全身浅在淋巴结不肿大，胸骨无压痛，两肺呼吸音清晰，无啰音，心界不大，心率 104 次 / 分，律整，无杂音，肝肋下 0.5cm，质软，脾未扪及。左膝以上明显肿胀，皮温较高，质地较硬，有压痛，但无波动感，关节活动受限。生理反射存在，病理反射阴性。

实验室检查：凝血时间（试管法）：10 分钟。凝血酶原消耗时间：病人 15 秒。纠正试验：正常血清 15 秒，正常血浆 21 秒，吸附血浆 55 秒。

诊断：血友病

二、治疗经过

病人入院后，曾输血 200ml 及注射肾上腺色素缩氨脲水杨酸钠、仙鹤草素等一般止血药，左腿血肿无明显消退；并曾经理疗科用人工太阳灯照射局部，由于出现出血点而停止。7 月 12 日请中医会诊。

会诊时主症：左下肢梁丘穴部出现血肿，形如覆碗，局部不红不热，左膝关节屈伸不利。精神疲乏，四肢倦怠，食欲较差，舌淡中有垢腻，脉弦细。

辨证：气虚不能摄血，脾虚不能化湿。

治法：补气以摄血，健脾以化湿。

处方：炙黄芪 15g，党参 15g，苍白术各 1.5g，当归 6g，炙甘草 6g，扁豆 6g，苡米 12g，龙眼肉 9g，川芎 1.5g。每日 1 剂，水煎服。另取镇江膏药外用贴局部，每 2~3 天换贴 1 次。

7 月 19 日：上方服 7 剂后，垢腻苔已化，饮食如常，血肿略感减退，惟左腿较健侧为凉，右腿稍感屈伸不利。于健脾益气中参入活血通络之品。前方去苍术、甘草、扁豆、苡米，加桃仁 9g，红花 6g，地龙 6g，赤白芍各 12g，川牛膝 9g。服法同前。

8 月 1 日：上方连续服 10 剂，左膝关节活动幅度增大，可用右手触及左足尖（前些时则不能触到），表明血肿有显消之势。上方加伸筋草 15g，再进 7 剂。

8 月 8 日：左腿血肿明显消退，右腿显痛，补气养血，以善其后。用黄芪 15g，党参 15g，赤白芍各 9g，红花 9g，桃仁 9g，地龙 9g，川牛膝 9g，桑枝 9g，每日 1 剂。至 8 月 16 日，共服中药 33 剂，病人左腿血肿消失，右腿亦不痛，血友病已获缓解，于当日出院。

第四节　慢性肾炎尿毒症

慢性肾炎尿毒症是内科中的危重病之一，采用中西医结合以中医为主的方法救治两例，疗效尚属满意。现介绍如下。

一、验案举例

案1　张某，男性，43岁。因浮肿伴尿少1月余，于1972年5月30日入院。

病人于1个月前突然发现面部浮肿，很快波及全身。伴有尿少，尿色深黄，但无血尿、尿痛、尿频。腰痛乏力，不愿走动。腹部胀满，食欲不振，恶心，有时呕吐。稍活动则头晕心慌。发病以来，无发热、咽痛、神志障碍，既往亦无浮肿、腰痛及小便不适等症状。曾经当地医疗单位诊为"臌症"，用过青、链霉素，双氢克尿噻及中药，症状不见缓解，因而入院治疗。

体格检查：体温36.5℃，脉搏80次/分，血压160/110mmHg。发育正常，营养欠佳，自动体位，神清，全身皮肤均有浮肿，轻度贫血，右眼下可见一个不典型的蜘蛛痣，咽充血，两肺下野叩浊，腹部膨隆，腹水阳性，下肢轻度浮肿，踝部尤为明显。实验室检查：尿：蛋白（++++）。镜检：颗粒管型0-1。血：胆固醇9.05mmol/L，血清总蛋白43g/L，白蛋白24g/L，球蛋白19g/L，非蛋白氮50mmol/L，二氧化碳结合力25.78mmol/L。

印象：慢性肾炎并尿毒症。病人入院后，采用中西医结合治疗，以下重点介绍中医治疗经过。

5月31日：复查非蛋白氮57.1mmol/L，二氧化碳结合力17.29mmol/L，病人体重61kg，浮肿1月余，腹胀有水气，头晕，恶心呕吐，口渴欲饮，大便干，三五日一行，小便短涩，脉弦细，尺弱，证属脾肾两虚，水势横溢，气机不宣，急则治标，先用理气行水之法，能得二便通利则佳。

处方：厚朴6g，枳实9g，槟榔9g，莱菔子12g，木香9g，猪茯苓各12g，泽泻12g，车前子（布包）12g，冬瓜皮30g，椒目3g，赭石30g，生姜皮6g，生姜汁适量冲服。2剂，每日1剂，水煎服。

6月2日：前进廓清饮法，药后两小时，转矢气，随即大便，腹胀减轻。两日来，大便次数较多，小便依然如故。恶心呕吐已止，饮食少纳，昨日午夜时分腹胀加甚，舌红中剥，苔少，脉沉尺弱，参按理气行水法。将31日处方药物加减，枳实改枳壳6g，去车前子、厚朴、椒目、赭石、姜皮、姜汁，加杏仁6g，紫菀6g，鸡内金6g。1剂，水煎服。另：琥珀1.5g，黑丑1.8g，沉香1.5g，共研细末，装入胶丸，分3次开水送服。

6月3日：查非蛋白氮67.9mmol/L，二氧化碳结合力22.19mmol/L。药后，小便仍然欠利，证情复杂，以通关行水之法。

处方：知母9g，黄柏4.5g，肉桂3g，川楝子9g，橘核12g，冬瓜子皮各30g，泽泻9g，鸡内金9g，茯苓12g。2剂，每日1剂，水煎服。

6月5日：病人入院后，经联合使用3种西药利尿剂，小便亦不见增多。由于每日输液后浮肿明显增加，故停止输液。现见大腹肿胀，小便欠利，舌质暗红，中后有剥苔，口渴欲饮，知饥而不能食。前人谓："大腹主脾""脏寒生满病""中气不足，溲便为之变。"本病小便欠利，殆由中气不足使然。口渴欲饮，系脾不能为胃行其津液，因而液不上承，舌质暗红，中后苔剥，系脾胃气虚，旋运无权。细按病情，以温运脾阳为宜。

处方：炒白术12g，制附子6g，茯苓15g，山药15g，苡米15g，升麻1.5g，吴茱萸1.5g，鸡内金9g，佛手6g，益母草30g，白芍6g。2剂，每日1剂，水煎服。

6月6日：病人体重增至65.5kg。小便次数如常，但尿量约增一倍，腹胀较松。加用外敷法：川椒30g，艾叶30g。水煎，趁热外敷膀胱部位，随冷随换。

6月7日：量腹围88cm。小便仍然不多，大腹胀满减而未除，腹中觉冷，得热则舒。自食生姜少许，得转矢气稍安。大便3日未行。照上方去佛手，加陈皮6g，香附12g，孩儿参（太子参）9g。1剂，午后水煎服，另外，"十枣"胶丸10粒（共1.5g），大枣20枚煎汤，于上午10时服。

6月8日：输血300ml，昨服"十枣"胶丸两个半小时后，开始腹泻，共计腹泻7次，几乎全为稀水；小便亦得4次，腹胀大为减轻。今晨量腹围减至86cm。精神尚佳，口不渴，足不冷。但水势仍然泛滥，胁背胸腹等处，按之均凹陷不起。治以健脾利水，冀小便通利。

处方：白术12g，茯苓皮12g，桑皮9g，生姜皮6g，陈皮6g，桂枝6g，草果3g，木通6g，防己9g，黄芪12g，益母草60g。2剂，每日1剂，水煎服。

6月9日：上药进1剂后，小便不见增加。加用逐水粉剂，以济眉急。白丑3g，甘遂0.9g，沉香0.9g，共研细末，装入胶丸顿服。

6月10日：昨查非蛋白氮74.3mmol/L，二氧化碳结合力21.6mmol/L。服逐水胶丸后，得便泻8次，小便多次（总尿量约1000ml左右），腹胀大减。根据当前情况，健脾利尿用胶丸逐水。

处方：白术 15g，茯苓 12g，葶苈子 9g，椒目 1.5g，防己 12g，党参 9g，木香 9g。2 剂，每日 1 剂，水煎服。另"十枣"胶丸 15 丸（约 2.4g），分 3 次吞服。

6 月 12 日：量腹围 85cm，尿量较增，腹胀减轻，精神稍差，时或恶心呕吐，纳谷不香，治以健脾益气，佐以和胃。

处方：党参 15g，白术 12g，法夏 9g，陈皮 6g，旋覆花 6g，砂仁 3g，炮姜 6g，鸡内金 6g，佛手 6g，茯苓 12g。2 剂，每日 1 剂，水煎服。

6 月 14 日：病人于昨日加用西药输液（脉通 500ml，20% 氯化钾 10ml）后，尿量激增，24 小时总尿量达 3000ml，腹围 80cm。精神较差，食欲不振，以健脾醒胃为法。

处方：孩儿参 9g，生白术 9g，茯苓 12g，半夏 6g，陈皮 4.5g，木香 6g，鸡内金 4.5g，香附 9g，佛手 12g，泽泻 12g，益母草 15g，谷芽 9g。6 剂，每日 1 剂，水煎服。

6 月 20 日：6 月 14 日查非蛋白氮 62.9mmol/L，二氧化碳结合力 19.9mmol/L。病人自 6 月 14 日~6 月 18 日每日输入水解蛋白 500ml 或 1000ml，20% 氯化钾 15ml，15 日并输入血浆 200ml，18 日输入脉通 500ml。在此期间，病人每日总尿量在 3000~4000ml 之间。19 日 21 时，病人顿觉胸闷气短，心悸出汗，两眼无神，烦躁不安。从西医学考虑，此为大量利尿引起的脱水、低钠、低钾所致。经吸氧和急输生理盐水 1000ml、乳酸钠 100ml、氯化钾 2g、10% 葡萄糖 250ml 后，趋于平静。刻诊：尿量过多，气短心悸，汗出不已，为气阴两伤之象。用生脉散加味。

处方：孩儿参 15g，麦冬 15g，五味子 6g，黄芪 15g，白术 9g，龙骨 30g，牡蛎 30g，浮小麦 6g，益智仁 6g，补骨脂 9g，防风 3g。2 剂，每日 1 剂，水煎服。

6 月 22 日：查非蛋白氮 24.3mmol/L，二氧化碳结合力 22.9mmol/L，腹围 69cm，体重 47.5kg，腹水基本消失，夜寐欠安，予以健脾益肾，略佐安神。

处方：黄芪 15g，党参 15g，白术 12g，山药 12g，陈皮 6g，补骨脂 9g，益智仁 9g，煅龙牡各 30g，炒枣仁 30g，夜交藤 12g，浮小麦 12g。2 剂，每日 1 剂，水煎服。

6 月 24 日：体重 46kg。照上方继服 3 剂，每日 1 剂，水煎服。病人此后治疗，概从补脾益肾出入，经多次尿检，尿蛋白游移在（＋）~（＋＋）之间。

浮肿消退，血压正常，食欲良好，病情稳定，于 7 月 3 日出院。

案 2 王某，女性，19 岁，因腰痛 1 年余，眼睑及下肢浮肿伴尿少十余日，于 1972 年 12 月 16 日入院。

病人于 1 年前发现腰痛无力，劳动后加重，未予注意，未进行任何检查和治疗。近十余日来，因感冒出现眼睑及下肢浮肿，尿少，腰痛，周身无力。当地医院曾诊为"慢性肾炎"，既往无浮肿史。

体格检查：体温 36℃，脉搏 92 次 / 分，血压 120/80mmHg。发育正常，营养中等，神清，自动体位，皮肤稍苍白，眼睑及两下肢浮肿，下肢尤为明显。轻度贫血。肾区两侧深压轻度痛。实验室检查：尿：蛋白（±），镜检：红细胞 6-10，少数上皮。血：血红蛋白 90g/L，白细胞 5.4×10^9/L，血沉 11mm/h，胆固醇 9.05mmol/L，非蛋白氮 43.6mmol/L，二氧化碳结合力 15.6mmol/L。

印象：慢性肾炎并尿毒症。

12 月 20 日复查：尿蛋白（++++），有各种管型。血胆固醇 9.31mmol/L，血清总蛋白 32g/L，白蛋白 16g/L，球蛋白 16g/L，非蛋白氮 78.6mmol/L，二氧化碳结合力 11.9mmol/L。病人入院后，曾用消炎药，因恶心呕吐加甚，于 22 日停药；当日用促肾上腺皮质激素静脉滴注，因同一原因，于 25 日停药。但病人仍然恶心呕吐，不能耐受，遂停一切西药。29 日复查非蛋白氮 122.1mmol/L。在此期间，曾使用依他尼酸，小便不见增加。在此情况下，经中西医会诊研究，改用中医治疗。

1973 年 1 月 2 日：小便短涩，大便 5 日未行，矢气频转，小腹胀满，恶心呕吐，舌红，两侧苔黄，口干喜饮，用增液承气汤加减。

处方：枳实 9g，厚朴 6g，生大黄 6g，麦冬 15g，玄参 15g，木香 6g，生地 12g。2 剂，每日 1 剂，水煎服。

1 月 4 日：进上药后，每日大便 2 次，呕吐消失，小便亦见增多；但胁肋及下腹部作胀，有矢气，饮食减少，口干喜饮，舌淡苔少。木土相凌，脾气不升。转方用肝脾两和之剂。

处方：柴胡 4.5g，枳壳 6g，厚朴 6g，青皮 6g，木香 4.5g，橘红 6g，旋覆花 6g，焦白术 12g，茯苓 15g，扁豆 12g，益母草 30g，车前子（布包）15g。2 剂，每日 1 剂，水煎服。

1月6日：查非蛋白氮150mmol/L。进上药后，口干较轻，惟腹胀依然，欲食少纳，腰痛。上方去厚朴、茯苓，加附子4.5g，干姜6g，白芍9g。3剂，每日1剂，水煎服。

1月9日：查二氧化碳结合力21.4mmol/L，非蛋白氮因血少未检查。用姜、附后，口干缓解，足证补火生土，脾气得升。惟脘腹仍胀，大便日2行，下肢仍显浮肿，脾肾阳虚，呕吐基本缓解，饮食亦能摄纳。

处方：茯苓12g，焦白术9g，炒白芍9g，吴茱萸3g，黄连1.5g，制附子6g，木香6g，朴花4.5g，炮姜6g，川楝子9g，青陈皮各6g，益母草30g，越鞠保和丸（包煎）12g。3剂，每日1剂，水煎服。

1月12日：复查非蛋白氮43.6mmol/L，血沉13mm/h。上药进后，大便日1次，成形，饮食每顿仅进60g，仍有恶心呕吐之象，下肢浮肿略消，舌淡，脉缓，腹胀。治以温阳利水，和胃降逆。

处方：干姜6g，茯苓12g，焦白术12g，炒白芍12g，制附子6g，木香4.5g，厚朴4.5g，肉苁蓉12g，补骨脂9g，吴茱萸3g，半夏6g，益母草30g，车前子（布包）15g。4剂，每日1剂，水煎服。

1月16日：每日进食300g，二便如常，浮肿明显，手足冷。

处方：附子6g，干姜6g，茯苓15g，椒目3g，焦白术9g，炒白芍6g，防己9g，黄芪30g，桂枝9g，泽泻15g，车前子（布包）15g。3剂，每日1剂，水煎服。

1月19日：上方加益智仁12g，益母草60g。4剂，每日1剂，水煎服。

1月23日：体重55kg，诸症如前。商请西医同志于20日起加用依他尼酸，以助利尿之力。上方继服4剂，每日1剂，水煎服。

1月27日：加用西药依他尼酸已1周。肿势消退较慢，饮食甚好。因脾胃为后天之本，得谷者昌。仍按前法。

处方：制附子6g，干姜6g，茯苓15g，焦白术15g，炒白芍9g，车前子（布包）15g，泽泻15g，黄芪30g，桂枝9g，冬瓜皮30g。4剂，每日1剂，水煎服。

1月30日：20日起加用依他尼酸，结合中药，至28日明显消肿，体重由55kg减至50kg。根据"衰其大半而止"的原则，暂停依他尼酸。但肿势尚未全消，舌淡红，苔少，按原法出入。上方附子、干姜增至各12g，并加防己

12g。2 剂，每日 1 剂，水煎服。

2 月 1 日：查非蛋白氮 29.3mmol/L，二氧化碳结合力 15.58mmol/L。至此，尿毒症已获得初步纠正。照上方加木香 6g。6 剂，每日 1 剂，水煎服。此后病人治疗，不外用双补脾肾之法。后病人于 4 月 3 日出院。

二、讨论与体会

西医学认为，慢性肾炎尿毒症，是由于肾功能不全而引起机体内氮质及其代谢产物潴留时所出现的症候群，临床表现可出现酸中毒及胃肠、神经、循环等系统的症状。倘从中医角度看，因其表现食欲不振、恶心呕吐、腹泻等症状，似可隶属"脾胃病"范畴；因其表现头晕眼花、肌肉颤动或抽搐等症状，似可隶属于"肝风"范畴；因其表现贫血特别是出血倾向等症状，似可隶属于"血证"范畴。总之，很难用中医某一个症候来与慢性肾炎尿毒症对号，相提并论。西医学关于诊断慢性肾炎尿毒症的主要依据，即在肾脏病的基础上，加上血液生化的非蛋白氮高、二氧化碳结合力低，并结合临床症状。然而，在中医是不是也有慢性肾炎尿毒症这个病呢？我认为，尽管古代没有实验室检查，但是，仔细琢磨历代有关的中医资料，仍可以找到一些线索。前人某医案载："腹胀、面浮、跗肿、食不下、欲呕、脾虚受湿，健运失常，非轻证也。"案中"面浮、跗肿"，似属肾脏病；"腹胀""食不下、欲呕"，似属尿毒症引起的消化系统症状；"非轻证也"，说明该病的预后严重。基于以上分析，本案虽然没有血液生化的有关检查，但似难排除慢性肾炎尿毒症的可能性。

本报告两个病例除均有浮肿外，兼见大便秘、小便涩，根据常规治疗，应当先行通利小便。但屡进中、西利尿药，均不见效。转用通利大便之法（案 1 用"十枣"胶丸，案 2 用增液承气汤）后，大便得通，小便亦渐趋通利。可见，在二便不通时，可以利小便，也可以通大便，关键在于针对病情灵活运用。

某书说："大抵水肿……上至头，下至足，中满身之前后，浮肿如匏，寒冷如石，行坐卧起不安，本宜专利小便以除其肿，但肿势太甚，内而膀胱，外而阴囊，相连紧接，道路阻塞，即欲利小便，苦无一线之通，惟宜权开大便以逐水，随下而随补，渐渐调理可瘥。"某医案说："脉沉迟，肿胀腹满，茎缩不利，起上年冬底，痰饮咳嗽，气逆不得卧，误认肾虚水泛之恙疗治，遂致增剧难调，勉拟进濬川丸以通水道，得小便频利，冀其势缓。"前者谓"利小便""无一线之通"时，"宜权开大便"，从而"渐渐调理可痊"；后者谓"进濬川丸"后，可以"得小便频利，冀其势缓"。综合二者意见，可以认识到：对浮肿而兼二便不通的病人，在利小便无效时，可用通大便之法，从而达到畅行小便，病势缓解。本报告两例的前期治疗就是这样。本报告两例除均有浮肿、二便不通外，兼见恶心呕吐，饮食不纳。根据中医理论，凡是呕吐与大便不通同时存在，往往在通利大便之后，呕吐亦相应得到好转。

中医认为，口渴与呕吐同时出现，大都津伤所致。本报告两例，均是口渴与呕吐并见，案 1 兼见舌红中剥，案 2 兼见舌红，两者从津伤认证，似乎不存在什么问题。但是，如果上述症状出现于一个浮肿病人，则又必须慎重考虑。因为水病是脾肾俱虚，即肾阳脾阳俱虚，肾虚不能宣通水气，脾虚又不能制水，故水气盈溢，渗液皮肤，流遍四肢，出现通身浮肿。所以浮肿病人尽管出现如上所述的呕吐、口渴、舌红等象，诊治时还必须通盘考虑，不应贸然作"津伤"的诊断。关于浮肿兼见口渴的问题，前人说："胃中水谷，由阳气生化津液。故阳虚而寒者，无津液上升；停饮于胃，遏其阳气，亦无津液上升，而皆燥渴。"阳虚和停饮，均可导致口渴。本报告两个病例无"停饮于胃"见证，故只能考虑"阳虚而寒"。而口渴则系由于脾不能为胃行其津液，输运于上所致。本报告两个病例，尽管口渴与呕吐、舌红甚或中剥等象并见，但因病人通身浮肿，应对具体情况作具体分析，似以"阳虚"辨证为妥。所以，案一 6 月 5 日诊治时，以温运脾阳为主要治则，其后诸诊，亦往往不离术、苓、姜、附。出院时，病人舌中剥范围虽然有所缩小，但尚未消失，"脾虚"问题尚未完全解决。案二 1 月 6 日诊治时，在肝脾两和中参入真武汤，口干得到好转，正如 1 月 9 日诊治，用姜、附后，口干缓解，足证补火生土，脾气得升。

案 1 诊治，自 6 月 14 日~18 日，每日总尿量均在 3000~4000ml 之间，19 日 21 时"顿觉胸闷气短，心悸出汗，两眼无神，烦躁不安。从西医学考虑，此为大量利尿引起的脱水、低钠、低钾所致。"中医认为，一般利尿药，都有易伤阴液的副作用。故阴虚津枯之证，不宜再用分利，即或必要，也得善为配伍。对于浮肿，如不属于"阴虚津枯"范畴，可以通利小便，即所谓"治湿不利小便，非其治也"。然而在通利小便时，也必须遵循"衰其大半而止"的原则。案 1 之所以出现"胸闷气短、心悸出汗"等症，实质是由于大量利尿造成。中医书籍对此是不乏记载的，如某书说："诸家只知治湿当利小便之说，执此一途，用诸去水之药，往往多死。"为什么"多死"？该书认为是"虽劫效目前，而阴损正气"。又凡是久病的浮肿病人，即使小便不通，也不应为了"求速效"而使用某些强有力的或者大剂量的利尿药，以免造成"虚脱"。因此，不论是中药利尿或者西药利尿所造成的"虚脱"，只要出现"胸闷气短、心悸出汗"等症，中医学则往往称之为"气阴两伤"。在处理上，则以益气养阴的生脉散为主方。如汗出不止，可加入摄阴固阳的龙骨、牡蛎，以期达到阴平阳秘。

本报告两例中，案 1 在关键时刻，依靠中医药渡过了难关，赢得了时间，为其后中西医结合治疗提供了必要条件。案 2 尿毒症，依靠中医药获得初步纠正。这给我们的重要启发是，中医药对治疗慢性肾炎尿毒症是有良效、有"潜力研究"的，值得我们进一步的研究、探讨。

第五节　重症神经性呕吐

神经性呕吐是比较难治的一个疾病，尤其是病程较长者。笔者用中药试治一例病程近 8 个月的病人。疗效尚属满意，现特予介绍如下。

一、病情摘要

案　禄某，女性，36 岁。因呕吐 8 个月于 1972 年 12 月 29 日入院。病人腹胀呕吐，近 8 个月，呕吐前无恶心，平素亦无胃痛及烧心、反酸等现象。2 年前曾作全消化道检查，确诊为十二指肠溃疡及溃疡性结肠炎。近复查，除残留溃疡性结肠炎（目前大便每日 1~2 次，呈黏液性，有时发黑）外，上消化道未见器质性病变。刻下妊娠 6 个月余，曾建议终止妊娠，未获同意。病人在呕吐期间，备尝中西药，并曾就诊于北京、天津等地，疗效均不显。

入院检查：体温 35.8 C，脉搏 80 次 / 分，血压 110/80mmHg，神志清，一般情况可，皮肤稍苍白，弹性较差，呼吸平稳，心肺阴性，腹软，肠胀气，肝肋下 1cm，质软，无压痛，脾未扪及，四肢脊柱无异常。

实验室检查：血红蛋白 65g/L，白细胞 4.8×10^9/L，血小板 154×10^9/L，血钾 5.1mmol/L，血钠 228.3mmol/L，二氧化碳结合力 18.41mmol/L。肝功能正常。

尿蛋白（＋），镜检：白细胞多数，红细胞 2-3，脓球少数。

诊断：①神经性呕吐；②巨幼细胞贫血；③溃疡性结肠炎；④宫内孕 6 个月余。

由于病人当前以前两种疾患为主要矛盾，故研究决定用西药治其巨幼细胞贫血，用中药治其神经性呕吐。

二、治疗过程

12 月 30 日初诊时主症：怀孕近 7 个月，孕前 1 个月就呕吐，不能进食，食入即吐，自感胃部有不适感。面色萎黄，语气低怯，舌淡苔少，脉弦细。

辨证：肝木乘土，胃逆不降。

立法：泄肝安胃，降逆止呕。

处方：旋覆花（布包）6g，代赭石 30g，太子参 15g，半夏 6g，延胡索 6g，川楝子 12g，苏梗 6g，生牡蛎 24g，橘皮 6g，佛手 6g。

同时嘱病人于服汤药前 15~20 分钟口含鲜生姜片，并吸吮其汁，持续至服药时。每次服药均用此法。

1973 年 1 月 5 日：上方连服 5 剂，据病人自述，进第 1 剂后，呕吐即减轻一半。近数日来，基本能进食，但有时微有呕吐，口干喜饮，腹胀，得食后更甚。有时感胎动。转方以和胃安胎为主。

处方：麦冬 12g，玉竹 12g，橘皮 9g，竹茹 1.5g，砂仁 3g，黄芩 6g，生白术 12g，党参 15g，炒枳壳 1.5g，苏梗 6g，山药 15g，佛手 6g。

1 月 8 日：上方服 3 剂后胎动已安，但腹微胀，微有呕吐，前方加生牡蛎 15g，越鞠保和丸（布包入煎）12g。

1 月 16 日：8 日方连服 8 剂，腹胀减轻，连日来呕吐很少。舌淡红，苔少，饮食不香，从醒胃气，养胃阴着手。

处方：党参 9g，太子参 12g，茯苓 12g，生白术 6g，沙参 15g，麦冬 15g，生地 12g，乌梅 9g，橘皮 6g，竹茹 1.5g，枳壳 1.5g，木香 1.5g。

1 月 23 日：上方连服 7 剂，7 日来丝毫未吐，唯感到胃部胀满，食物无下行感。前方加越鞠保和丸（布包入煎）18g。

1 月 26 日：进食不吐，已 10 天，食欲渐增。并经输血及注射维生素 B_{12} 后，贫血好转，血红蛋白由 65g/L 上升到 105g/L，至此巨幼细胞贫血也获得了纠正。

上方继服 5 剂，以巩固疗效。

病人于 2 月初出院休养，其后足月分娩，母子均健康。随访 5 个月，神经性呕吐未见再犯。

三、体会与讨论

中医学认为，胃气以下行为顺，如果胃气上逆，就可以发生呕吐，因而安胃降逆是治疗呕吐的总则，如《证治汇补》即以二陈汤作为治疗呕吐的主方。本例经西医学诊为神经性呕吐，这一治疗法则同样可以适用。然而为什么还要参入疏肝理气之品？因为《灵枢·经脉》篇说："足厥阴肝所生病者，胸满呃逆。"《素问·六元正纪大论》也说："肝脉缓甚为善呕。"都说明了肝病可以发生呕吐。肝病何以发生呕吐？后世医家华岫云解释得很清楚。他说："胃司纳食，主乎通降，其所以不降而上逆呕吐者，皆由于肝气冲逆，阻胃之降而然也。"因为这样的道理，故清代名医叶天士对于呕吐的治法，通常"以泻肝安胃为纲领"（华氏语）。笔者体验，就神经性呕吐的治疗而言，尤其需要"泻肝安胃"，本例就是应用这一治则而收到显效的。至于转方用和胃安胎之法，虽是应付"胎动"的权宜之计，最后用醒胃气，养胃阴之法。虽是久吐善后的常规治疗，但从本例治疗的总过程来看，仍应给予一定的疗效评价。此外，本例在服药前口含鲜姜片，并吸呁其汁，用"呕家圣药"的生姜先行止吐，为其后内服汤药铺平道路，也是不容忽视的一个重要方面。

本例诊为神经性呕吐，但妊娠近 7 个月，用降逆药，特别是重镇降逆的赭石，必须有所警惕。《名医别录》记载赭石有"堕胎"的副作用。《医学衷中参西录》的作者张锡纯，喜用大剂量的单味代赭石来治疗妊娠呕吐，但必以早期妊娠（孕期二三个月）为准。张氏指出："若胎至六七个月，服之或有妨碍。"本例虽非妊娠呕吐，但却在妊娠近 7 个月的情况下使用代赭石，显然是不符合张氏要求的，"投鼠忌器"，理所必然。然而根据《素问·六元正纪大论》所谓"有故无殒，亦无殒也"的名训，笔者仍然使用代赭石达 30g 之多者凡 5 剂，而且呕吐因以大减；在复方的整个药效中，不能说与代赭石毫无关系。但是当时的病人有时感觉到胎动，这又很难说不是代赭石引起的不良反应，于是又本着"衰其大半而止"的经旨，转方以和胃安胎为主，而胎动渐平，呕吐亦递减。由此可知中医学的选方用药，必须活泼地如盘之走珠，当用则用，当停则停，不然的话，均将达不到预期的目的。

本例住院后，采用了以中药治其神经性呕吐，以西药治其巨幼细胞贫血的中西分治方法，通过实践检验，看来还是符合客观情况的。中医学认为，人以胃气为本，脾胃为气血生化之源，如果频频呕吐，不能进食的是一个孕妇，那么，非但病人本身的营养告急，而且更难以供应与日俱增之胎儿的需求量，从而势必加甚其贫血；同时，贫血愈甚，则脾胃功能愈形减弱，反过来又势必加甚其呕吐；因为"如果胃强脾健，则凡所遇食饮，必皆运化，何至呕吐？""肝气微逆，即为呕吐者，总胃虚也"（《景岳全书》）。由此可知，呕吐与贫血，是可以互为因果，相互作用的。针对这样的情况，唯有双管齐下，"分头迎击"，才能达到预期的治疗目的。从本例中西分治的结果来看，就充分地表明了这一点。但是，如果本例采用以中医治其巨幼细胞贫血，以西药治其神经性呕吐与上述相反的另一种中西分治，那就很难想象达到这样的治疗目的。因为巨幼细胞贫血对于中药的敏感度，毕竟比不上西药 B_{12}；而神经性呕吐又恰恰具有上述问题的相反情况。因此笔者认为，中西医结合治疗，必须有的放矢；如同时存在两种以上的疾病，可以因病制宜地分别选用各自合适的中药和西药；或者，某些尽管是单一的，但是比较危重的或复杂的疾病，也从中西药同时并用，以提高疗效，只有这样，才能真正发挥中西医结合的实际作用。

第六节　急性阑尾炎

急性阑尾炎是最常见的外科急腹症之一，临床中药治疗大都使用"清法"。但作者以"温法"为主治疗 1 例，居然取得较好的效果。鉴于已往医药刊物未有类似报道，所以尽管只有 1 例，仍然愿作介绍，与同志们讨论。

一、病例介绍

案　刘某，男性，55 岁。1974 年 4 月 16 日初诊。

病人于 3 月 9 日 21 时，突感上腹部疼痛难忍，伴恶心，但无呕吐。当即去石家庄市某医院求治。查体：腹部膨隆，板状腹不明显，上腹部有压痛，尤以右下腹为甚，肠鸣音存在。实验室检查：血：白细胞总数 $22 \times 10^9/L$，中性粒细胞 0.8，淋巴细胞 0.2。因诊为急性阑尾炎收入该院，用青、链霉素治疗，3 月 12 日症状缓解出院。3 月 30 日 18 时，病人再次发生上述症状，仍由原医院收入住院，用同法治疗。4 月 5 日缓解出院（据病人"门诊治疗手册"摘抄）。出院后，尽管病人继续使用消炎药，但右侧腹部仍显疼痛，"麦氏点"尤为明显，故来本门诊部求治。

初诊时主症："肠痈" 1 月余，曾两次住西医院治疗好转。目前，右少腹下坠而痛，痛而有凉感，小便自调，大便日 1 行，不成形，舌淡，苔薄白，脉沉紧。实验室检查：血：白细胞总数 $21 \times 10^9/L$，中性粒细胞 0.8，淋巴细胞 0.2。

辨证：寒邪内蕴，气滞络阻。

治法：温中散寒，理气通络。

处方：吴萸 3g，干姜 1.5g，肉桂 3g，木香 9g，炒川楝 12g，制香附 12g，川芎 6g，红花 9g，赤白芍各 9g，银花藤 12g，地丁 15g。3 剂，每日 1 剂，二煎共取汁 300ml，分 2 次服。

4 月 19 日：进上药后，右少腹部疼痛及凉感均减轻。惟上有嗳气，下有肠鸣，究属气机不畅之象，原法续进。将 4 月 16 日处方药物加减，干姜改炮姜 6g，吴茱萸增至 1.5g，肉桂增至 1.5g，去川芎、地丁，加入乌药 6g，砂仁 6g，延胡索 9g，桑枝 9g。3 剂，煎、服法同前。

4 月 22 日：今查血：白细胞总数 $10.8 \times 10^9/L$，中性粒细胞 0.75，淋巴细胞 0.25。右少腹已不痛，凉感消失，但脐上阵发性疼痛，其程度较过去为轻，时有嗳气、肠鸣。寒邪已退，气机欠利，以调畅气机为主。

处方：炒川楝 9g，砂仁 6g，木香 9g，川朴 6g，青陈皮各 6g，白蒺藜 12g，桑枝 9g，赤白芍各 6g，红花 12g，银花藤 15g。3 剂，煎、服法同前。

4 月 25 日：嗳气减轻，脐上阵发性疼痛亦减。但疼在上腹则感恶心，疼在下腹则感发凉，说明气机因属不畅，寒邪尤未尽除。单纯理气通络，恐不能以竟全功。处理：22 日方去桑枝，加炮姜 6g，乌药 9g，竹茹 6g，半夏 9g。3 剂，煎、服法同前。

4 月 28 日：昨日查血：白细胞总数 $8.5 \times 10^9/L$，中性粒细胞 0.61，淋巴细胞 0.37，嗜酸粒细胞 0.02。嗳气、肠鸣大减，整个腹部有时短暂性疼痛，疼痛规律（指上腹痛则恶心，下腹痛则发凉）如前。但程度大为减轻。肝气横逆，脾胃升降失常，用制木和中法。

处方：炒川楝 9g，延胡索 6g，白蒺藜 9g，苏梗 9g，青陈皮各 9g，郁金 9g，木香 6g，砂仁 1.5g，川朴 1.5g，半夏 6g，肉桂 1.5g，乌药 9g，炮姜 6g。5 剂，煎、服法同前。

5月3日：查血：白细胞总数 $7.5 \times 10^9/L$，中性粒细胞 0.63，淋巴细胞 0.34，嗜酸粒细胞 0.03。诸症消失，无任何不适，嘱 4 月 28 日方再服 3 剂，以巩固疗效。后随访至今，病人一切正常，从未发生过有关阑尾炎的症状及体征。

二、讨论

急性阑尾炎是西医学的一个病名，一般认为它相当于中医学的"肠痈"。中医的"清法"治疗肠痈，这是历来公认的、行之有效的一条治疗法则。《诸病源候论·肠痈候》曰："肠痈者，由寒温不适，喜怒无度，使邪气与营卫相干在于肠内，遇热加之，血气蕴结，结聚成痈；热结不散，血肉腐败，化肉为脓。"这就明确地告诉我们：肠痈之所以"成痈"，是由于"邪气与营卫相干在于肠内，遇热加之"；之所以"为脓"，是由于"热结不散，血肉腐败"。"成痈"言其脓未成，"为脓"言其脓已成；然而不论其成脓与否，而"热"则是本病发病过程中的唯一要素。因此，如果遵循"热者寒之"和"治热以寒"的治疗原则，那么，用"清法"治疗肠痈，确是天经地义的了。汉·张仲景提出用大黄牡丹汤治疗未成脓的急性肠痈，用薏苡附子败酱散治疗已成脓的慢性肠痈，开肠痈辨证施治之先河。这一辨证施治法则，一直为千百年来的医学家们卓有成效地运用于临床实践。然而，尽管张仲景的辨证中心在于区别"可下"（未成脓者）和"不可下"（已成脓者），但就其施治实质来说，仍然没有脱离"清法"（前者为"寒性攻下"，后者为"清解排脓"）的范畴。也许有人要问："薏苡附子败酱散"中的"附子"是大辛大热之品，用了它，怎能说与"清法"有关？殊不知本方方义，在"取薏苡破毒肿、利肠胃为君，败酱一名苦菜，治爆热火疮，排脓破血为臣"，而附子则处于"佐使"地位（其用量分别为薏苡的 1/5 和败酱的 2/5），正如尤在泾所说："假其辛热以行郁滞之气尔！"（此段引文均转引自南京中医学院编，《金匮要略》译释，江苏人民出版社，1959 年 10 月。）又如，因治疗急腹症而闻名的天津市中西医结合医院·南开医院，根据多年的临床实践和科学实验，对急性阑尾炎总结出一套治疗规律，即淤滞期用"阑尾化瘀汤"，蕴热期用"阑尾清化汤"，毒热期用"阑尾清解汤"的分期治疗；而"清法"依然贯穿于整个治疗过程中。综上可知，用"清法"治疗急性阑尾炎，无论在中医学的理论、实践上，或者现代的科学实验上，均有其雄厚的、客观的物质基础。

本例两次住西医院治疗，对于急性阑尾炎的诊断，看来不会有什么问题。但到本门诊部就诊时，病人除查血白细胞总数 $21 \times 10^9/L$，中性粒细胞 0.8，显示所谓"炎症"外，在中医"四诊"方面，却找不出一丝一毫的属"热"表现。相反，病人所表现的是"右少腹下坠而痛，痛而有凉感，小便自调，大便日一行，不成形，舌淡，苔薄白，脉沉紧"那么一些征象。在这些征象中，倘用中医理论分析，则舌淡、苔薄白、脉沉紧，可以考虑"寒"；大便不成形，可以考虑"寒"；而少腹痛而有凉感，更可以考虑"寒"。一句话，用一个"寒"字，完全可以把本例病机解释得清清楚楚。《素问·举痛论》说："寒气客于肠胃之间，膜原之下，血不得散，小络急引，故痛。"又说："经脉流行不止，环周不休。寒气入经而稽迟，泣而不行，客于脉外则血少，客于脉中则气不通，故卒然而痛。"这是中医学关于"寒性腹痛"的认识和阐述。本例尽管经西医诊为急性阑尾炎，但根据中医理论分析其脉证，不可能考虑"肠痈"，而只能考虑"寒性腹痛"。既然这样，那么，在临床治疗上，因其"寒气客于肠胃之间，膜原之下"，就给予"温中散寒"；因其"客于脉外则血少，客于脉中则气不通"，就给予"理气通络"，的确是势所必然的处理方法。所以 4 月 16 日诊治，方药取姜、桂、芎、萸以温中散寒，楝、附、木香以理气，红、芍、银、丁以通络。其后诸诊，虽然药物有所更动，而这一总的治疗方针没有丝毫动摇。但必须指出，4 月 22 日诊治，由于病人少腹不痛，凉感消失，因撤去姜、桂等温性药，遂致痛势又起，诸症丛生；而在 4 月 25 日诊治再行加入温性药之后，病情又渐入佳境，以至于完全痊可。从这次病情反复来看，进一步证实了本例恰属"寒证"，确非"温法"不为功！

西医学认为，阑尾的神经溯源于肠系膜上动脉周围的交感神经丛，此种神经丛参与整个肠道神经的分布，因此在阑尾炎初期，疼痛定位多在中、上腹和脐周，或散布较广泛。本例"痛"的表现完全符合上述要求，再结合周围血常规白细胞总数和分类中性粒细胞的升高，因而确诊为急性阑尾炎。那么，在中医诊为"寒性腹痛"，其主要依据又是一些什么呢？笔者认为，除了大便不成形，舌淡，苔薄白，脉沉紧以外，而少腹"痛而有凉感"，则是中医确诊的关键所在。《张氏医通·腹痛》载："绵绵而痛无增减，欲得热手按及喜热饮食，脉沉迟者，寒也。"《中医内科学讲义》关于"寒邪内积"的腹痛主症，指出："腹痛急暴，遇冷更甚，得温则舒，口不渴，小便清利，大便溏薄，舌苔薄白，脉象沉紧。"（上海中医学院主编，《中医内科学讲义》，上海科学技术出版社，1964 年 1 月）。前者谓腹痛"欲得热手按及喜热饮食"，后者谓腹痛"遇冷更甚，得温则舒"，都是因为寒入于内，阳气不通。遇冷则阳气闭，遇热则阳气开的缘故。具体到本例的少腹腹痛而有凉感这一体征来说，同样是"寒入于内，阳气不通"所致。和上述两者相比，仅在表现形式上有所不同而已。

但是，"有凉感"的症候，不一定都是"寒证"。清·王孟英曾提出"气阻则觉冷"（《王氏医案译注》，商务印书馆出版，1919 年 7 月）的论点。所谓"气阻"，系指由于某种原因，造成气机周流的阻绝。众所周知，"阳气者，若天与日，失其所则折寿而不彰。"如果某处发生"气阻"，就意味着某处阳气不通。即是阳气不通，就必然产生"寒冷"的感觉，即所谓"阳虚则寒"。不过，这里的"阳虚"，系指"阳气不通"的"气阻"而言，并不是真正的"阳虚"，因而也就不能使用"补阳"法来治疗这类病症。今人孙允中同志治疗一例"误投固涩"的"暑湿暴泻"，病人除腹胀、腹痛、腹泻外，并"自觉脐肤发凉如手掌大"（《新中医》1974 年第 3 期）。其所以"自觉脐肤发凉"者，无疑系暑湿之邪，因"误投固涩"而壅滞不化，从而阻碍了气机的周流。故孙同志没有因此而认作"寒证"，仍从运脾化湿着手，卒获全功。又如"四逆散证"的病机，乃因传经热邪，陷入于里，阳气内郁不能外达四肢，从而导致四肢厥冷。所谓"阳气内郁不能外达四肢"，仍属"气阻"范畴。不过，这里的临床表现，不是单纯的主观上的自觉发冷，而是兼有客观上的他觉的四肢厥冷。临床上如果遇到这种症候，切不能认作"寒证"，而投以"温里回阳"的四逆汤；务必仍从"气阻"着眼，用四逆汤散以和解表里，疏畅其阳，使不内郁，则阳气透达，而厥逆自愈。

总之，病人某处"有凉感"，可能是真正的"寒"的病理表现，从而作为诊断"寒证"的主要依据；也可能是"气阻"造成的临床现象，而不能认作"寒证"。临证时，务必"四诊"合参，仔细推敲，既不能把前者的"病理表现"视为无关紧要，又不能把后者的"临床现象"看成举足轻重。就举例来说，倘使仅仅具有少腹"痛而有凉感"这一体征，并没有其他属"寒"的一些脉证，那是绝对不能诊为"寒性腹痛"的。毛主席教导说："世界上的事情是复杂的，是由各方面的因素决定的。看问题要从各方面去看，不能只从单方面去看。"（《毛泽东选集》第 4 卷），我们必须牢牢记住这段名言，并把它运用到实践中去。

通过以上讨论，可以清清楚楚地看出：用中药"清法"治疗急性阑尾炎，属于常规治疗，是临床上习用的一种方法；而用"温法"治疗急性阑尾炎，则是特殊治疗的一种"变法"，临床上极少使用。然而，根据中医学"有是证即用是药"的原则，如果通过"四诊"分析，确属"寒证"无疑，那就应该敢于"冒天下之大不韪"而使用"温法"。药能对证，自可收到立竿见影之效，本例就是一个明证。汪廷珍说："茯苓甘草，误用亦能杀人；巴豆砒霜，对病即能起死。舍病而论药，庸人之通病也。"（《增补评注温病条辨》卷六）。作为一个中医工作者，应该作辨证论治的能手，而不应作舍病论药的"庸人"！

第七节　肾炎

肾炎是内科中常见的一种疾病，目前临床治疗还不够理想。我们采用西医确诊观察、中医辨证论治的方法治疗 3 例，近期疗效比较满意。现报告如下。

一、验案举例

案 1　彭某，男性，15 岁。1972 年 5 月 15 日入院。

病人于 20 天前曾患"猩红热"，历时周余，皮疹消退，全身脱屑。十余天前发现浮肿，颜面、下肢悉肿，全身乏力，厌食纳少，大便溏泻，日行三四次，小便黄，但无血尿。无视力障碍、心悸及不能平卧。既往史无特殊。

体格检查：体温 36.5° C，脉搏 80 次 / 分，呼吸 18 次 / 分，血压 170/110mmHg。发育正常，营养中等，神清合作，皮肤干燥有鳞屑，面部及眼睑浮肿，巩膜无黄染，咽部无充血，扁桃体 I 度肿大，无渗出物，颌下淋巴结可触及，颈软，颈静脉无怒张，甲状腺不大，气管居中，胸无畸形，肺清晰，心界不大，无器质性杂音，律整，腹平软，无压痛，肝脾（－），下肢轻度指凹性浮肿，体重 51.5kg。实验室检查：尿：蛋白（＋＋＋＋），镜检：红细胞多数，白细胞 2-3，颗粒管型 0-1。血：非蛋白氮 37.8mmol/L，二氧化碳结合力 15.18mmol/L。

西医诊断：急性肾炎。

中医辨证施治：喉痧后，脾失健运，水湿停聚，湿趋大肠则大便溏泻（日三四次），湿聚肌肤则肢体浮肿，脉沉细，舌中有苔微黄。此即所谓"诸湿肿满，皆属于脾"。至于舌苔微黄，但无口干欲饮，小便黄赤，但无尿涩灼热，不应遽然目之为热。拟健运脾气，分利阴阳，以胃苓汤加味。

处方：苍白术各 9g，厚朴 6g，干姜 6g，桂枝 6g，茯苓 12g，猪苓 12g，泽泻 9g，车前子（布包）12g，益母草 15g，白茅根 15g。3 剂，每日 1 剂，水煎服。

5 月 19 日：前药进后，小便增多，体重减至 50kg，大便减至每日 1 次，食欲好转。但舌苔厚腻，表示中宫仍有湿邪。前方既效，率由旧章。照上方药物加减，去桂枝、干姜、猪苓，加藿香 6g，陈皮 6g，党参 15g，黄芪 15g。3 剂，每日 1 剂，水煎服。

5 月 22 日：体重减至 49kg。查尿：蛋白（+++）。镜检：红细胞多数，白细胞 3-4，颗粒管型 0-1。血压 130/85mmHg。舌苔仍然厚腻，湿滞丝毫未化，治以芳香化湿为主。

处方：苍白术各 9g，藿香 6g，佩兰 6g，陈皮 6g，茯苓 12g，车前子（布包）12g，益母草 15g，白茅根 15g。3 剂，每日 1 剂，水煎服。

5 月 25 日：尿多，体重锐减（45.5kg），浮肿已消，但舌苔化而未净，属湿邪留恋之象，拟以宣通三焦之法。

处方：杏仁 6g，蔻仁 3g，藿香 6g，佩兰 6g，陈皮 9g，滑石（布包）15g，薏仁 12g，通草 3g，益母草 12g。4 剂，每日 1 剂，水煎服。

5 月 29 日：查尿：蛋白（++）。镜检：颗粒管型 0-2，未见其他异物。舌苔已化，纳谷较香，拟补脾益气法。

处方：党参 30g，黄芪 30g，焦白术 9g，茯苓 12g，陈皮 6g，薏仁 30g，茅根 15g。6 剂，每日 1 剂，水煎服。

6 月 4 日：体重 45kg，查尿：蛋白（+）。镜检：红、白细胞均少数。血压 120/80mmHg。病情稳定，上方继服 6 剂。后病人因某种原因，要求回家疗养，因于 6 月 10 日出院，共住院 26 天。

案2 杨某，男性，38岁。1972年5月26日入院。

病人于半个月前患"感冒"，愈后不久，出现周身浮肿，面部及下肢尤著，疲乏少力，食后脘腹胀满，曾有腹泻，近日恢复正常，小便尚通利，头痛。精神有时恍惚，记忆力差。既往有"面肌痉挛"，无"急性肾炎"史。

体格检查：体温37℃，脉搏80次/分，呼吸18次/分，血压140/90mmHg。发育正常，营养尚可，神清合作，皮肤无瘀斑及"尿素霜"，淋巴结不大，毛发无脱落，巩膜无黄染，左侧面肌痉挛，颈软，甲状腺不大，气管居中，胸无畸形，呼吸动度匀称，无"库氏呼吸"，两肺清晰，心界不大，无杂音，律整，腹平软，无压痛，肝脾（－），下肢轻度浮肿，体重65kg。实验室检查：尿：蛋白（＋＋＋）。镜检：白细胞0-1，颗粒管型0-1。血：非蛋白氮64.2mmol/L，二氧化碳结合力15.58mmol/L。

西医诊断：慢性肾炎。

中医辨证施治：面色苍白，浮肿，多梦易惊，健忘，脘腹胀满，少腹阵痛控睾，舌淡苔薄，脉弦细。证属心脾两虚，厥气上络。治以补益心脾，泄肝理气之法。

处方：白术9g，干姜3g，茯苓12g，炒枣仁15g，柏子仁9g，远志6g，白芍12g，川楝子9g，小茴香3g，陈皮6g，木香9g，泽泻12g。2剂，每日1剂，水煎服。

5月29日：腹胀、腹痛稍减，面浮肢肿见轻，精神亦有所好转，但右下肢麻木，两足觉凉，拟术附汤合五皮饮治之。

处方：白术9g，制附片3g，桑白皮9g，茯苓皮12g，生姜皮6g，陈皮6g，大腹皮9g，汉防己6g，龙齿12g，白芍9g。2剂，每日1剂，水煎服。

5月31日：体重减至63.5kg。查尿：蛋白（＋＋）。镜检：红细胞1-2，白细胞2-4。诸症减轻，精神较振，惟头晕，两足发麻，右侧为重，仍用术附法，酌加柔肝通络之品。

处方：白术9g，制附片3g，茯苓12g，当归9g，赤白芍各9g，鸡血藤12g，桑寄生9g，怀牛膝9g，橘核12g，丝瓜络6g，益母草15g。5剂，每日1剂，水煎服。

6月6日：体重减至62kg，血压130/80mmHg。查尿：蛋白（＋－）。镜检：白细胞少数。浮肿消退，右下肢麻木感消失，两足已不发凉，少腹控睾而痛亦已缓解；惟两胁窜痛，面部痉挛时作，拟养血柔肝，息风通络。

处方：当归 9g，赤白芍各 9g，鸡血藤 12g，桑寄生 9g，牛膝 9g，青皮 9g，川楝子 9g，全蝎 3g，地龙 9g，红花 3g，丝瓜络 6g。6 剂，每日 1 剂，水煎服。

6 月 13 日：查尿：蛋白（－）。镜检：未发现异物。血：非蛋白氮 32.14mmol/L，二氧化碳结合力 17.2mmol/L。症情大有好转，两胁窜痛、腹痛均减，面部痉挛亦轻，上方再服 3 剂。

6 月 17 日：益气养血，理气宣络，以善其后。

处方：党参 12g，黄芪 12g，白术 9g，茯苓 12g，鸡血藤 12g，香附 6g，郁金 6g，川楝子 9g，橘核 12g，小茴香 3g，丝瓜络 6g。4 剂，每日 1 剂，水煎服。

曾经多次尿检，蛋白均为阴性。病人于 6 月 18 日出院，共住院 23 天。

案 3 张某，男性，16 岁。1972 年 5 月 15 日入院。

病人于 1 年前有乏力感，精神不振，食欲欠佳。1 个月前出现浮肿，面部尤显，全身乏力感尤著。近日曾服中、西药，浮肿较前消退。发病前后，无"咽痛"及"血尿史"。既往史无特殊。

体检检查：体温 36.8 ℃，脉搏 78 次/分，呼吸 18 次/分，血压 130/80mmHg。发育正常，营养中等，神清合作，皮肤无出血点及"尿霜"，颌下淋巴结可触及，眼睑无明显浮肿，巩膜无黄染，结膜不苍白，咽充血，扁桃体不大，颈软，甲状腺不大，气管居中，胸无畸形，肺清晰，心界不大，无杂音，律整，腹平软，无压痛，肝脾不大，下肢无指凹性浮肿。实验室检查：尿：蛋白（＋＋）。

西医诊断：慢性肾炎。

中医辨证施治：滑精时作，腰膝酸软，神疲乏力，舌淡，苔薄，脉尺弱，肾虚精关不固，拟仿水陆二仙法。

处方：金樱子 9g，芡实 12g，山药 12g，山萸肉 9g，茯苓 9g，肉苁蓉 12g，仙灵脾 9g，焦白术 9g，枣仁 15g，枸杞 9g，川断 9g。3 剂，每日 1 剂，水煎服。

5 月 19 日：追问病史，获悉 2 个月前不梦而遗，近两周来，除不梦而遗外，且不时暗流，一日数十次，腰酸痛，头晕，全身乏力，系精血亏损之象。《内经》谓："肾者主蛰，封藏之本，精之处也。"拟补肾温阳，固涩精关，仿斑龙法。

处方：菟丝子 9g，补骨脂 9g，柏子仁 9g，鹿角胶 9g，枸杞 9g，金樱子 9g，芡实 9g，山药 15g，莲须 6g，益智仁 9g，煅龙骨 24g，石莲子 6g。3 剂，每日 1 剂，水煎服。另取金锁固精丸 10 丸，每晚服 2 丸。

5 月 22 日：查尿：蛋白（－）。昨天白天未见滑精，两日来夜卧多惊。前法参入镇静清心之品。

处方：川断 9g，桑寄生 9g，菟丝子 9g，补骨脂 9g，益智仁 9g，金樱子 9g，芡实 12g，莲须 6g，生龙牡各 30g，石莲子 6g，黄连 1.5g，黄柏 1.5g。3 剂，每日 1 剂，水煎服。

5 月 25 日：选进温涩之剂，虽然尿蛋白消失，但滑精未见好转。病人时有盗汗，睡眠不稳，舌尖微赤，转方，用三才封髓丹加减。

处方：生熟地各 12g，黄柏 1.5g，女贞子 9g，枸杞 9g，柏子仁 9g，金樱子 9g，芡实 12g，莲须 6g，砂仁 2.1g，生龙牡各 30g，五味子 12g。7 剂，每日 1 剂，水煎服。另取安眠丸 10 丸，每晚服 2 丸。

6 月 1 日：过去滑精，一日夜数十次，其量甚微。经治以来，29 日夜滑精一次，其量甚多，为过去所未有。近两日滑精未作，亦无暗流现象。前方既已见效，无须更张。照上方加山药 15g，茯苓 12g。5 剂，每日 1 剂，水煎服。

6 月 6 日：经多次尿检，蛋白均阴性。5 天来仅滑精一次，用中成药巩固之。取五子补肾丸 10 丸，金锁固精丸 10 丸，每早晚各服 1 丸。后病人于 6 月 10 日出院，共住院 26 天。

二、讨论与体会

肾炎是西医学的一个病名，按其发病过程和临床反应，可以区分为急性和慢性两种。由于急、慢性肾炎大都出现浮肿，因此似可概括于中医学的"水肿病"之中。对于"水肿"的成因，中医学认为主要在于肺、脾、肾三脏调节水液功能的失常。正如张景岳所说："凡水肿等证，乃肺、脾、肾三脏相干之病。盖水为至阴，故其本在肾；水化于气，故其标在肺；水惟畏土，故其制在脾。今肺虚则气不化精而化水，脾虚则土不制水而反克，肾虚则水无所主而妄引。"可见肺、脾、肾三脏之间的关系是：以肾为本，以肺为标，以脾为中流的砥柱。所以从中医角度来看肾炎，一般认为，急性肾炎相当于中医学的"风水相搏"，而慢性肾炎，中医学则往往责之于"脾肾阳虚"。

但西医学关于本病的诊断，并非单纯地凭借于浮肿的一个症状，而是以实验室检查的尿液之改变为主要依据。所以，对于本病的治疗标准，则不仅要求临床症状的消除，尤其要求尿液的阴转。至于隐匿性肾炎，更以后者为唯一要求。

案1系急性肾炎，但因"风水"征象已不复存在，仅以浮肿，尤其是腹泻为其主要表现，故始终治以运脾理湿之剂。其结果，不仅临床症状逐步消除，而且尿蛋白亦逐步趋于阴转。

案2与案3，同为慢性肾炎。但后者以"滑精"为其主要表现，故治疗不外固涩精关、滋阴降火之剂；前者病情比较复杂，随证治之，先后采用了补益心脾、温阳利水、泻肝柔肝、养血通络等法。经治疗，两者均不仅消除了临床症状，而尿液的改变亦均转为正常。从这里不难看出，尽管两者同为慢性肾炎，但因其临床表现不同，病机不同，而采用了不同的治疗方法，均获得比较理想的疗效。这是同病异治的一个例子。同时，也充分说明了中医学辨证施治的必要性、优越性。

据现代研究，党参、黄芪这两味药，有降除尿蛋白的作用。从这个意义出发，似乎就可以说，只要发现蛋白尿，就可以用党参、黄芪。然而，就中医的治疗法则而言，党参、黄芪是补药，只应该用于虚证，所谓"虚者补之"，如果误用实证，则无异资敌以粮，适足以取。案一5月19日诊治，在腹泻基本消除、舌苔厚腻的情况下，笔者有意识地使用了党参、黄芪各15g，连服3剂后，虽然尿蛋白由（++++）转为（+++），这或许是党参、黄芪之效；但从另一个角度来说，其舌苔之所以久久不化，未始非党参、黄芪恋湿不解之咎！从其后坚守运脾、芳化及上下分消之法，舌苔始化这一点来看，更足以说明这个问题。又如案2与案3，完全注重辨证施治，未尝使用党参、黄芪（案2在尿蛋白消失后，为了益气养血，用过党参、黄芪），而尿蛋白亦都获得阴转。由此可见，用中药治疗疾病，必须遵循辨证施治原则，固不必过分强调（这里强调的仅仅是"过分"二字）某些药物的"现代研究"。

其实，党参、黄芪治疗蛋白尿，并不是从"现代研究"才开始的。如果留意中医有关资料，就会发现某些线索。如前所述，急、慢性肾炎大都出现浮肿，因此，似可概括于中医学的"水肿病"之中。对于"水肿"的治疗，中医主张"先泻其水，后补其火。开鬼门，泻在表、在上之水也；洁净府，泻在里、在下之水也。水势既减，然后用暖药，以补元气"（《证治发微·肿胀论》）。如果谈到"补元气"的"暖药"，则"甘温益气"的党参、黄芪似乎应该首选。《清代名医医案精华·金子久医案》载："……据云溲有蛋白质，亦是中有所不足。中气不足，溲之为变，此内经篇之明训也。"这是直截了当地运用中医理论来阐述蛋白尿，尽管文字上没有提出治疗蛋白尿的具体药物，但细玩"溲有蛋白质""是中有所不足"云云，则治疗上首选"培补中气"的党参、黄芪，固属意料中事。读前人书，要在无字处下功夫，读中医古籍尤其应该这样。但必须指出，所谓"中气不足"，只能认为是蛋白尿的成因之一，而不是蛋白尿的唯一成因。因此，临床上用不用党参、黄芪，不应视蛋白尿之有无定取舍，而应以"中气"是否"不足"为转移。一般认为，在"水势既减"，即邪退正虚时期用之为宜。否则，在急性肾炎初期或慢性肾炎急性发作时，如果不从"风水"辨证，治以疏风利水之剂，而热衷于降除蛋白尿，肆用党参、黄芪，那么，就中医理论来说，未免犯"实实"之戒了。

西医学认为，当血压突然急剧升高时，导致脑内循环急性障碍，发生脑水肿与颅内压增高，从而产生剧烈头痛、眩晕、失语、视力模糊、恶心、呕吐、甚至癫痫样发作、昏迷等表现，即所谓高血压脑病。故无论任何原因引起的高血压，当血压高到一定程度时都应该给予降压，案1的急性肾炎，入院时出现高血压，加用了西药降压药。笔者认为，尽管该降压药对于肾炎不发生任何治疗作用，但在防止并发症以及为中药治疗铺平道路这个问题上，仍应给予应有的估价。在这里，需要指出的是，中医学应该如何认识和处理这个问题。一般来说，西医学所说的高血压，相当于中医学所说的"肝阳浮动"。而引起"肝阳浮动"的原因有二：一为肝热而阳升于上；一为阴虚而阳不潜藏。如前所述，急性肾炎相当于中医学的"风水"，在"风水"过程中出现的高血压，显然不是"肝热而阳升于上"，更显然不是"阴虚而阳不潜藏"。近人余瀛鳌氏曾用"风邪上激"来进行阐释，他认为，只要仍按"风水"施治，高血压自可随之而降，并举例做证（《江苏中医》1961年第7期），此说颇为近理。因为"诸风掉眩，皆属于肝""巅顶之上，唯风可到"，既是外受风邪，固然可以形成外风引动内风的局面，外风为本，内风为标。倘外风可以解除，则内风可以平息。但具体到本病例来说，由于不存在"风水"征象，自然谈不上"风邪上激"。本病例的病机重点在于"脾虚",似可用尤在泾"土虚木必摇,故头运也"(《柳选四家医案》,上海卫生出版社,1957 年 8 月。)的论点来说明这个问题。因为土虚为本,木摇为标。木何以摇,由土之虚;如土不虚,木必不摇。所以,笔者认为本例的高血压似可不必另加处理。

从本报告三例中,案 1 急性肾炎,共服中药 25 剂,尿蛋白由(++++)转为(+),由于病人急于出院,遂致"为山九仞,功亏一篑"。案 2 与案 3,同为慢性肾炎。前者服中药 22 剂,后者服 21 剂及中成药 4 天,两者经多次尿检,尿液始终保持正常。由此可见,中医药对急、慢性肾炎的近期疗效还是比较理想的。因未随访,不知远期疗效如何?但笔者认为,既然取得了近期疗效,倘能由此前进,认真总结经验,那么,是可以变近期疗效为远期疗效的。

颂五届人大

人大代表三千五
"四化"蓝图着意描
历史丰碑今建树
中华从此列前芳

作者
1978.3.6.

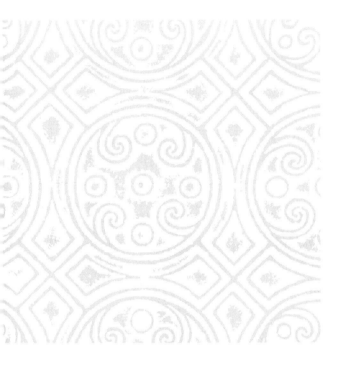

第二篇

典型医案

第三章 时病

第一节 风寒

一、风寒暴感体痛

案 祝某，男，30岁，工人。

风寒暴感，寒热无汗，体痛呕逆，舌苔薄白，脉浮紧，用疏散法。

处方：杏仁泥12g，紫苏叶12g，制半夏6g，薄橘红6g，嫩前胡6g，白茯苓12g，玉桔梗6g，淡豆豉9g，炒枳壳4.5g，生姜皮0.6g，葱白1根。

按：此为杏苏散合葱豉汤，为治风寒之正治法。

二、感寒致左胁痛

案 文某，男，35岁，教师。

沐浴当风，御寒不慎，遂致寒凉外袭，肺气不宣，寒热无汗，周身酸痛，而左胁疼痛尤为剧烈，一经咳嗽，痛几欲裂，舌薄，脉弦紧。法用轻苦微辛宣开肺气，能得应手，方称佳吉。

处方：光杏仁9g，紫苏叶6g，整豆蔻（后下）3粒，制厚朴6g，橘红络各4.5g，白茯苓12g，法半夏6g，淡豆豉6g，玉桔梗6g，炒枳壳6g，慈姑芽4枚，枯荷叶6g。另苏合丸1粒药汤送下。

按：此杏苏散减前、草，加蔻、朴以宣气化湿，豆豉以发表取汗，苏合丸以宣肺定痛。

二诊：前药得汗，诸恙均减。刻惟入暮微热，脘闷不食，舌中心黄厚，大便不通，究属余邪留肺，气逆不降之象。再主苦辛开降之法。

处方：光杏仁12g，霜桑叶9g，焦山栀6g，香豆豉6g，广郁金6g，炒枳桔各 6g，白茯苓 12g，法半夏 6g，薄橘红 6g，姜汁炒蒌皮 6g，慈姑芽 4 枝，荷叶 6g。燕医生补丸。

按：用微苦微辛以清宣肺经余邪，则暮热脘闷可解。但以舌苔中心黄厚，大便不通，乃肠胃积滞化热之征，故参入西药之生补丸以通大便。因肺与大肠相表里。故用脏腑表里同治法。又燕医生补丸用法，约有三条，分述如下。

（1）初病寒热，表邪未解，兼见腹痛肛坠，大便难解者可用之。

（2）表邪已解，而潮热腹痛，大便不通，当用承气等下法，可以此代之。

（3）表里俱和，而脘闷不食，舌根苔厚或黄或黑，亦可以此微下之。

三、风寒外感咽痛

案　华某，女，37 岁，农民。

风寒外感，咽喉肿痛。

处方：荆芥穗 6g，苏荷尖 6g，杏仁泥 9g，炒牛蒡 9g，京赤芍 9g，嫩射干 9g，炙僵蚕 6g，净蝉蜕 6g，粉甘草 6g，玉桔梗 6g，生姜皮 3g，葱白 2 枚。

按：本案之咽喉肿痛，由风寒所致。故用荆、薄、蚕、蝉以疏风，葱白、姜衣以散寒，牛、射、赤芍以治咽闭而消肿，杏、桔、甘草以开肺气而宣壅。风寒一解，病可自愈。

第二节　温热

一、风温化燥，邪陷肺绝

案　缪某，男，25 岁，农民。

风温化燥，邪陷入肺，大热大汗，舌苔灰黄，脉数无伦，症危且险。

处方：生石膏（先煎）30g，肥知母 12g，杏仁泥 9g，桃仁泥 9g，冬瓜子 12g，生薏仁 15g，瓜蒌皮 9g，浙贝母 9g，橘红络各 6g，粉甘草 4.5g，枇杷叶（包）9g。

按：此邪陷肺绝之象，证势虽不可为，而法不可不知。再者，凡喘证脉证细小或伏，指甲青紫者皆为绝象。切记。

二、肺气不宣，头痛面赤

案 吴某，男，35 岁。

风温外感，肺气不宣，致令寒热少汗，咳急作呕，头痛面赤，周身酸痛，舌苔白腻，脉至浮数。拟辛凉清上，以希汗解为要。

处方：冬桑叶 9g，杏仁泥 9g，整豆蔻（杵，后下）1.8g，杭菊花 6g，炒牛蒡 9g，香豆豉 6g，苏薄荷 4.5g，白茯苓 9g，白桔梗 6g，橘红络各 4.5g，信前胡 6g，慈姑芽 3 支。

按：此为桑菊合葱豉法，为治风温初起之不二法门。方中用蔻仁、半夏乃因舌苔白腻，咳急作呕，内兼湿邪之故。

二诊：药后得汗，热势稍轻，究以舌白中厚，胃中湿浊素盛，一经外感触发，浊气上冲则作呕，清气下陷则作泻。至于周身酸楚，时欲转侧，尤为湿郁卫分，汗出不彻之明征。转方宣之开之。

处方：杏仁泥 9g，大豆卷 9g，薏苡仁 12g，白蔻仁 1.2g，制川朴 4.5g，制半夏 3g，橘红络各 3g，玉桔梗 3g，炒枳壳 6g，丝通草 2.4g，猪赤苓各 12g，枯荷叶 6g，丝瓜络 6g，姜汁炒竹茹 6g，鸡苏散（包）12g。

三诊：昨药又得汗出，汗后热仍不解，咳急作呕，大便溏泻，舌尖赤，中心苔厚微黄，此属肺移热于大肠所致。用苦辛开降法。

处方：杏仁泥 9g，法半夏 3g，焦山栀 6g，冬桑叶 9g，薄橘红 3g，香豆豉 3g，广郁金 6g，土炒黄连 6g，广藿香 6g，玉桔梗 3g，赤茯苓 12g，竹茹 4.5g，芦芽 12g，鸡苏散（包）12g。

四诊：风温，表邪解而里热炽，口渴引饮，气促神烦，间有妄言，舌苔中厚边赤，脉至左数无伦，右部不起，脘闷咳痰难出，大便自利黄水，此属热邪下陷，风阳欲动之象。拟方能得神清气平则顺。

处方：杏仁泥 9g，橘红络各 6g，土炒川连 3g，土炒黄芩 6g，焦栀皮 6g，银花炭 12g，冬瓜子 12g，薏仁米 12g，广郁金 6g，赤茯苓 12g，丝通草 2.4g，莲子心 6g，益元散（包）12g。

按：此乃肺移热于大肠之证，故用杏、橘、郁金以开肺气，芩、连、栀、银以清内热。至于冬瓜子、薏仁之健脾利湿，苓、通、益元散之渗湿利水，因湿多成五泻，治湿不利小便，非其治也。

五诊：刻诊泻减溲多，但神烦气促，依然如作，里热炽盛，于此可见，能得烦定热平，方有相当把握。

处方：法半夏6g，土炒川连3g，土炒黄芩6g，炒银花12g，光杏仁9g，薄橘红4.5g，广郁金6g，益元散（包）12g，天花粉9g，赤茯苓9g，丝通草2.4g，枇杷叶（包）6g。

按：此乃半夏泻心汤加减，药用银花、花粉以清热止渴，芩、连以坚阴除热，而芩、连之所以土炒，乃因泄泻日久，胃肠必衰，土炒之后，有敦厚胃肠之功。至于脘闷不舒，则有杏仁、橘皮、郁金以开之，痰不易出，则有法夏、竹茹、杷叶以降之，小水短少，大便泄泻，则有益元、通草急开支河以分其势。温病泄泻的治法大抵如此。

六诊：温邪上受，逆传心包。火动风生，则两手搐搦，循衣摸床；风煽火炽，则神昏谵妄，时时不休。至于口不渴，则为热蒸营液以上腾；舌尖赤生瘰，则为营热郁结而不解。况膀胱不约，小便自遗，尤为热入心包，六神无主之明征，不可以舌不绛、苔白厚，而认为非血分病也。症情险恶，已达极点，姑进祛热利窍一法，以冀戈获为幸。

处方：乌犀角（磨汁和服）0.9g，羚羊尖（磨汁和服）0.9g，鲜生地（取汁和服）18g，连翘心9g，寸麦冬12g，焦山栀9g，广郁金6g，九节菖蒲9g，橘红络各4.5g，浙贝母9g，竹叶10片。另服牛黄清心丸1粒。

按：方中羚羊平肝息风，犀角清心凉血，生地清心热而保液，麦冬清肺热以生津，栀、翘清气分热，橘、贝母化痰热。尤其用牛黄清心以祛热利窍，菖蒲、郁金以宣窍豁痰，对邪陷心包更为得力。

七诊：昨药服后，诸恙均减。究以痰火未清，上蒙心窍，午后热炽，时有谵语，脉数，舌尖赤，苔黄。再方，仍用犀角地黄佐以清泻痰火之品，以希不变为要。

处方：乌犀尖（磨汁和服）0.6g，鲜生地15g，鲜石斛18g，连翘心9g，寸麦冬12g，天竺黄9g，广郁金6g，陈胆星9g，浙贝母9g，丹皮参各6g，莲子心9g，鲜九节菖蒲9g，竹叶10片。另服牛黄清心丸1粒。

按：立方大意与前相同。去羚羊而用鲜斛者，盖以羚羊清热有余，生津不足，而鲜斛则两者兼长。至于胆星、竺黄则是清泄痰火之主要药品。

八诊：近来神志大清，面色鲜明，惟入暮微热，间有妄语，舌白尖微赤，此痰热蒸蒙，余烟未熄使然，所谓"炉烟虽熄，灰中有火"是也。再方以清平余热。

处方：血珀粉（冲服）1.2g，肥知母12g，细生地12g，朱麦冬12g，盐水炒川连2.4g，盐水炒木通4.5g，陈胆星9g，九节菖蒲9g，粉甘草6g，橘红络各6g，竹叶5片，莲子心6g。

按：此证谵语虽属邪逼心包，但叠进祛热利窍，而入暮犹有谵语，不得不用"脏病治腑""釜底抽薪"之法。方书谓"小肠火腑，非苦不通"，故于导赤散中参入川连、莲心等苦以泻心。加以胆星、血珀、九节菖蒲、橘红络之清痰火而利窍，知母、麦冬之清热生津，确是温病谵语的进一步治法。

九诊：入夜微有妄言，达旦咳甚，不饥不食，右苔黄，此肺胃余热未清，用竹叶石膏汤。

处方：南沙参12g，寸麦冬12g，生石膏15g，浙贝母9g，川石斛15g，瓜蒌皮6g，制半夏9g，橘红络各6g，佩兰梗6g，粉甘草4.5g，广郁金6g，枇杷叶（包）6g，竹叶3片，粳米1撮。

按：谵语犹未全止，而舌右苔黄，因右舌属肺，故认证为邪热留连肺胃而用竹叶石膏。

十诊：烦躁狂妄，或作或止，作则谵妄不休，止则安静如常，脉沉带数，想由真阴不足，壮火内燃使然。用泻南补北法。

处方：川雅连3g，淡黄芩6g，肥知母9g，京玄参9g，生白芍9g，生牡蛎（先煎）18g，莲子心6g，清阿胶（蛤粉4.5g拌炒珠）9g，鸡子黄（布包悬煎）1枚。

按：脉沉为邪已入里，沉中带数为里热灼伤真阴。真阴既已不足，壮火更复内燃，所以有谵妄无常的表现。用黄连阿胶鸡子黄汤，犹恐泻火之力有余，滋阴之力不足，故又加入滋润之麦冬与咸寒之玄参，以增强壮水制火的功能。

十一诊：烦躁谵妄，刻已就痊，惟语言间有错乱，晨起咳痰难出，显属肺阴受伤，痰火未清之象。拟用清肺化痰法。

处方：南沙参12g，米炒麦冬9g，川石斛12g，佩兰梗6g，薄橘皮6g，白扁豆皮9g，炒蒌皮6g，浙贝母6g，川贝母6g，冬瓜子12g，薏仁末12g，朱染茯苓神各9g，枇杷叶（包）9g，竹茹4.5g。

按：养肺阴，化痰热，属一定步骤。

十二诊：据述小便时茎中颇感疼痛，今夜且遗尿 1 次，此乃余热蕴于小肠所致，非阴虚也。用导赤各半汤。

处方：盐水炒川连 3g，焦栀炭 6g，细生地 12g，盐水炒木通 4.5g，黄芩柏各 6g，粉草梢 4.5g，肥知母 9g，赤茯苓 12g，莲子心 6g，车前草 12g，竹叶 5 片，飞滑石（包）12g，真血珀（米饭为丸先服）1.2g。

按：溲难茎痛，时病后往往有此现象，导赤各半汤恰属对证之方。

十三诊：案列前方，兹不复及。

处方：盐水炒木通 3g，细生地 9g，粉草梢 3g，川萆薢 9g，焦栀皮 6g，丹皮参各 6g，赤茯苓 12g，浙贝母 9g，肥知母 9g，莲子心 6g，车前叶 9g，竹叶 5 片。

十四诊：溲难茎痛减而未除，更方，养阴清热兼以利湿。

处方：南沙参 12g，寸麦冬 12g，黄芩柏各 3g，粉草梢 4.5g，焦栀子 6g，赤茯苓 12g，肥知母 9g，建泽泻 6g，野百合 9g，川萆薢 9g，飞滑石（包）12g，车前叶 9g，竹叶 5 片。

按：此方为金匮之百合知母汤合百合滑石散加味，以养阴、清热及利湿三法为施治总则。

十五诊：迩来舌苔白腻，不甚渴饮，身微热，少汗，小溲浑浊，此乃里邪还表之象。顺其势而导之，用宣开法。

处方：杏仁泥 6g，白蔻衣 3g，大豆卷 9g，玉桔梗 6g，橘红络各 3g，鸡苏散（包）9g，薏仁米 12g，丝通草 2.4g，赤茯苓 9g，藿香叶 6g，竹叶 5 片，芦芽 15g，制厚朴（黄芩 3g 煎水炒）3g。

按：一路清凉，病势方退，何以此时能用三仁？因身热少汗，苔腻溲浊，确属湿浊弥漫三焦，非三仁不足以宣通。随机应变，急者为先，勿谓投寒投热之不伴也。

十六诊：清热化痰。

处方：济银花 9g，青连翘 9g，瓜蒌皮 9g，浙贝母 9g，炒牛蒡 9g，炒黄芩 6g，杏仁泥 9g，焦栀子 6g，佩兰梗 6g，广郁金 6g，鸡苏散（包）9g，丝通草 2.4g，竹叶 5 片，芦芽 15g。

十七诊：甘寒育阴，兼以利痰。

处方：南沙参 9g，寸麦冬 9g，炒蒌皮 6g，制半夏 3g，浙贝母 9g，广橘皮

6g，鲜川斛 12g，炒枳桔各 3g，广郁金 3g，姜汁炒竹茹 3g，鲜薤白 9g。

按：大队育阴之中，参以辛滑通阳之薤白，苦辛降痰之蒌皮，以药测证，必其人痰热内扰，脘闷未开。

十八诊：证已完全告愈。惟舌后黑苔未退，二便如常，仍属痰热为患。

处方：鲜薤白 12g，姜汁炒蒌皮 9g，制半夏 6g，陈皮 6g，云茯苓 12g，高粱酒（冲服）6g，白莱菔 15g。

按：舌后黑苔，苟非热结下焦，即是邪入少阴。但此人二便如常，并无其他病象，故只能考虑挟热为患。

十九诊：前法略为损益。

处方：鲜薤白 12g，蒌皮仁各 6g，制半夏 6g，炒枳壳 6g，炒桔梗 6g，白酒（和服）6g。

按：此为瓜蒌薤白半夏汤合枳实薤白桂枝汤法。因桂枝辛温，故去之，加用桔梗，合枳壳则以升降气机。

二十诊：甘温合芳香，以善其后。

处方：南沙参 12g，佩兰叶梗 6g，广陈皮 6g，清水半夏 6g，浙贝母 9g，白茯苓 9g，薏仁米 9g，冬瓜子 9g，生熟谷麦芽各 9g，青荷叶包陈饭 1 块。

按：甘寒育阴，参合芳香醒胃，是温病挟湿善后的常规治法。

三、温邪上受，肺气怫郁

案 吴某，男，38 岁，农民。

温邪上受，首先犯肺，肺气怫郁，失于宣化，故令寒热无汗，头痛身疼，脉右部浮数，舌底白中黄尖赤，拟予辛凉解表，用桑菊饮加味。

处方：冬桑叶 9g，杭菊花 9g，杏仁泥 9g，炒牛蒡 9g，焦山栀 6g，淡豆豉 6g，连翘壳 9g，广郁金 6g，玉桔梗 6g，薄橘皮 6g，鸡苏散（包）12g，慈姑芽 3 枚。

按：入手用桑、菊、栀、豉以辛凉解表，系守叶氏温邪"在卫汗之可也"之旨。

二诊：药后，恶寒已罢，余症如前，且更衣五六次，此属肺热下移大肠，正为邪之出路。脉至洪数，苔黄前灰，大渴喜得凉饮，温邪已由卫入气，法当清泄气热，用银翘散加味。

处方：济银花 9g，青连翘 9g，光杏仁 9g，焦山栀 6g，土炒川连 3g，炒黄芩 4.5g，天花粉 12g，益元散（包）12g，赤茯苓 9g，丝通叶 2.4g，芦芽 15g。

按：温邪由卫入气，用银、翘合芩、连清泄气热，系守叶氏到气才可清气之旨。

三诊：昨药服后，病势大减，脉静身凉，灰苔亦退，惟津液为热所灼，喉舌苦燥，凉饮始安，治法仍主清热，参以生津。

处方：济银花 9g，青连翘 9g，焦栀子 6g，天花粉 12g，南沙参 12g，寸麦冬 9g，肥知母 9g，浙贝母 9g，粉甘草 3g，芦芽 12g，竹叶 5 片。

按：看温病须时时顾护津液，故清热、生津并重。

四诊：清养胃阴，借以善后，务宜善自珍摄，不致反复为要。

处方：南沙参 12g，焦山栀 6g，米炒麦冬 9g，连翘心 6g，冬瓜子 12g，粉甘草 3g，生薏仁 12g，白茯苓 9g，陈广皮 6g，生谷芽 12g，半夏曲 9g，竹叶 5 片，粳米 1 撮。

按：清养胃阴，苏醒胃气，为温病善后之不二法门。

五诊：前病邪退正虚，刻复因虚感邪，亢热少汗，呻吟无定，舌苔中心灰黑，微觉少津，此乃新感之温邪，挟固有之痰热混合一处，盘踞中宫，不退有上熏心包变为昏厥之虞！

处方：金银花 9g，连翘心 9g，炒枳桔各 6g，焦栀子 6g，淡豆豉 6g，鲜薤白 12g，瓜蒌皮 9g，冬桑叶 9g，杏仁泥 9g，广郁金 6g，淡黄芩 6g，姜汁炒竹茹 6g，嫩芦芽 24g。另牛黄清心丸 1 粒。

按：呻吟无定，为邪热上扰神明失职之候，而亢热少汗，则又为温邪外束表气不和之征。况痰热内距则苔黑，津液受伤则舌干，故发表攻里，皆在所忌。倘于苦辛开降中参以祛热利窍之牛黄清心，庶可统筹兼顾，而为背水一战。

六诊：昨药服后，战汗如雨，几乎气脱，所幸正气尚充，一战而鲜。刻诊脉静身凉，汗出漐漐，惟舌心苔黄而灰，此中宫痰热尚未蠲除，拟清热化痰法。

处方：南沙参 12g，薄橘红 6g，姜汁炒蒌皮 9g，寸麦冬 9g，鲜薤白 12g，淡黄芩 6g，浙贝母 9g，青连翘 9g，鲜川斛 12g，白茯苓 9g，嫩芦芽 15g，竹茹 6g。

按：清热化痰，佐以生津，是温病善后的又一方法。

七诊：现诊胸背透满痦点，此为余邪外达之佳象。身凉脉静，饮食增加，立法宜于清养中寓以甘淡。

处方：米炒南沙参 12g，生薏米 12g，佩兰梗 6g，米炒麦冬 9g，广郁金 6g，干川斛 12g，生冬瓜子 12g，青连翘 6g，陈广皮 6g，益元散（包）12g，生谷芽 9g，丝通草 2.4g，青竹叶 5 片，粳米 1 撮。

四、风温十日，邪热遏肺

案 李某，女，35 岁，农民。

风温十日，头痛面赤，身热无汗，脉数，此邪热遏肺，肺气不宣之象。证势恐陷，汗解则吉。

处方：冬桑叶 9g，杭菊花 9g，炒牛蒡 9g，淡豆豉 6g，杏仁泥 9g，玉桔梗 6g，焦山栀 6g，连翘壳 9g，广郁金 6g，鸡苏散（包）3g，薄橘红 6g，枯荷叶 9g。

二诊：身热不为汗解，温邪有化热之渐，用微辛以宣通，微苦以清降。

处方：光杏仁 9g，炒牛蒡 9g，白桔梗 6g，苏薄荷 3g，瓜蒌皮 6g，浙贝母 9g，薄橘红 6g，丝通草 3g，连翘壳 9g，益元散（包）9g，焦山栀 6g，淡豆豉 6g，竹叶 6g，嫩芦芽 18g。

三诊：刻诊，身热较前减退，而口渴脉数，苔腻黄，此为热邪蕴胃，津液受劫之象，非急下存阴不可。

处方：京玄参 12g，肥知母 9g，焦山栀 9g，生石膏（先煎）30g，寸麦冬 12g，炒蒌皮 9g，连翘壳 9g，薄橘皮 6g，炒枳实 6g，淡黄芩 9g，益元散（包）12g，竹叶心 9g，粳米 15g，汉箱黄（后下）9g。

按：热居胃府，津液受伤，于承气法中佐以清热养津，固数当务之急。

五、邪郁上扰，寒热头痛

案 宋某，男，18 岁，学生。

据述 3 天来，寒热头痛，迥异寻常，但寒从背起，热而少汗，头痛甚且呷齿，脉至浮数，舌苔薄黄，周身白痦，现而不多，细参脉证，究属病中复感，邪郁不解所致。拟杏仁汤合清泄少阳法，能退则吉，否恐变成痉厥。

处方：冬桑叶 9g，白蔻仁 3g，青连翘 9g，光杏仁 9g，大豆卷 9g，焦栀皮 6g，夏枯草 9g，苦丁茶 9g，鸡苏散（包）12g，蔓荆子 9g，枯黄芩 6g，赤茯苓 12g，青荷叶 1 角。

按：用杏仁汤以清宣肺气，加入茶、枯、栀、蔓以清息风火。

二诊：前药得汗，头痛止而复作。刻诊：脉洪数，苔薄黄，头痛如破，几不可忍，此乃风温化燥，热上冲脑所致。法拟清降，以冀弋获。

处方：冬桑叶 9g，焦山栀 6g，酒炒川连 3g，光杏仁 9g，青连翘 6g，生石膏（先煎）30g，双钩藤 12g，夏枯草 9g，生石决明（先煎）30g，苦丁茶 9g，苏薄荷 3g，青菊叶 10 片，青荷叶 1 角。

按：得汗后，头痛止而复作，乃外邪告解，里热炽盛之象。故于清散中加入川连以清热泻火。而用酒炒者，因川连苦寒下降，酒炒后即可上行头部清邪热而泻毒火，从而达到止痛之目的。

三诊：昨药得汗，痛止身凉，诚属幸事。奈今日午后，痛又复作，心胸忪悸，舌黄脉数，显见温邪入肝，风火上扰，势非清热息风不可。

处方：羚羊角（磨汁和服）0.9g，寸麦冬 12g，鲜石斛 15g，焦山栀 9g，粉丹皮 6g，石决明（先煎）30g，双钩藤 9g，杭菊花 9g，生石膏（先煎）60g，鲜生地 24g，莲子心 9g，鲜竹叶 10 片。

按：此证屡止屡发，实属顽固之极。病虽不可治，而治法或可备考。

六、伏邪感发，头痛呕逆

案 肖某，女，27 岁，农民。

头痛偏于脑后，脘闷呕逆，无寒热，此乃伏邪因感而发，经所谓"冬伤于寒，春必病温"是也。际此春令肝旺，颇虑风动痉厥，拟苦辛轻剂。

处方：冬桑叶 9g，焦山栀 9g，苏薄荷 4.5g，杏仁白 9g，香豆豉 6g，姜汁炒川连 3g，青连翘 9g，杭菊花 9g，法半夏 4.5g，玉桔梗 6g，广郁金 6g，薄橘红 4.5g，枯荷叶 9g，竹茹 4.5g。

按：于桑菊、栀豉中参入连、夏、橘、茹者，是为了防止病人一呕而厥。

七、邪热灼肺，鼻衄不止

案 关某，男，18 岁，学生。

温邪 3 日，鼻衄不止。

处方：冬桑叶 9g，杏仁泥 9g，薄橘红 4.5g，杭菊花 9g，炒牛蒡 9g，苏薄荷 4.5g，青连翘 9g，焦栀皮 9g，炒黄芩 4.5g，玉桔梗 6g，云茯苓 9g，粉甘草 3g，白茅根 15g，青荷叶 1 角。

按：此证鼻衄，乃外感温邪，表邪不解，邪热灼肺，迫血上行清道所致。故用桑菊饮疏风，加茅根、栀、芩以清热，风热得解，衄血自止，不必见血治血。

二诊：药后衄止而脉不起，苔白尖赤，入暮神糊气粗，重症。

处方：冬桑叶 9g，焦山栀 6g，玉桔梗 4.5g，杏仁泥 9g，香豆豉 6g，薄橘红 4.5g，青连翘 9g，炒牛蒡 9g，姜汁炒蒌皮 9g，广郁金 9g，枇杷叶 9g，鸡苏散（包）12g。

按：此为辛开苦降法。温邪痹阻肺气之证，非此不能获效。

八、气血两燔，鼻衄如泉

案 赵某，男，38 岁，农民。

舌薄黄，脉浮数，但热不寒，有汗不解，鼻衄鲜红，渴欲凉饮，此温邪由卫入气，迫血上行清道所致。拟辛凉清润为主。

处方：济银花 9g，青连翘 9g，杏仁泥 9g，广郁金 6g，焦栀皮 6g，炒黄芩 6g，粉丹皮 6g，京玄参 9g，浙贝母 9g，天花粉 12g，白茅根 15g，鲜竹叶 5 片。

二诊：温邪化燥，气血两燔，大热大汗，鼻衄如泉，病机深入，治在阳明。

处方：生石膏（先煎）30g，肥知母 12g，京玄参 12g，寸麦冬 12g，细生地 12g，牛膝炭 9g，焦山栀 9g，丹皮参各 9g，青连翘 6g，白茅根 30g，炒黑侧柏叶 9g。

按：大热大汗，鼻衄如泉，确属气血两燔之象，故用气血两清法。取生石膏发气中之表，佐以知母、栀、翘、茅根以清气热；细生地发血中之表，佐以玄参、丹皮、柏叶以泄血热。牛膝引血下行，炒炭后兼有止血作用。所谓"治在阳明"，因阳明为多气多血之腑。

三诊：衄仍未止，神烦谵语，舌绛不渴，温邪已入血矣。急宜凉血，以杜内陷。

处方：乌犀尖（磨汁和服）1.2g，鲜生地 18g，粉丹皮 9g，杭白芍 12g，川怀牛膝各 12g，京玄参 15g，肥知母 15g，川石斛 15g，焦山栀 9g，青连翘 12g，白茅根 30g，鲜藕汁（和服）60g。

按：气血两清，衄仍不止，而舌绛不渴，此为邪热入血，蒸营液以上腾之象；神昏谵妄，又为邪热犯心，神明被扰之征。急予清心凉血，庶可力挽狂澜。

四诊：衄血幸止，身热亦清，病已脱险。转方甘寒育阴，以善其后。

处方：南沙参 12g，川石斛 9g，肥玉竹 9g，寸麦冬 9g，肥知母 9g，天花粉 9g，焦山栀 6g，青连翘 6g，细生地 9g，粉丹皮 6g，甘蔗汁（和服）30g。

九、肺气愤郁，两耳失聪

案　贺某，女，35 岁，农民。

肺之络会于耳中。肺受外感风热，久而不清，窍与络俱为之闭，以致牙龈肿后而两耳失聪。治当宣通肺气。

处方：苏薄荷 6g，紫菀头 9g，玉桔梗 6g，杏仁泥 9g，炒牛蒡 9g，黄菊花 9g，京赤芍 9g，炙僵蚕 6g，酒炒木通 4.5g，粉甘草 6g，夏枯草 9g，龙井茶叶 9g。

按：《潜斋医药丛书》谓："耳中有穴，名曰龙葱，属肺。"温邪犯肺，肺气愤郁，可以令人耳聋，但与少阳、少阴病所致者不同。故以杏、桔、紫菀宣通肺气为主，配合薄荷、牛蒡子、菊花、僵蚕以疏风散热，木通以泄内热，赤芍以散瘀血，复引以茶叶，合菊花茶调散，更能起到加强疏散风热、清利耳目的作用。

十、邪扰清窍，咽痛溃腐

案　方某，女，31 岁，农民。

舌白脉数，寒热少汗，咽痛不溃，且生白腐，此乃外感风热上郁清窍使然。拟以辛凉清上法。

处方：冬桑叶 9g，苏荷尖 6g，京赤芍 9g，杭菊花 9g，炒牛蒡 9g，嫩射干 9g，杏仁泥 9g，玉桔梗 6g，粉甘草 4.5g，浙象贝各 9g，慈姑芽 3 支，青荷叶 1 角。

按：此案咽痛溃腐，由风热所致，故主以辛凉清上。若病因风寒，治当有别（可参看《风寒》篇中华案）。

二诊：表邪已解，余症依然。前方去桑、菊、杏仁、荷叶，加焦山栀 6g，黄芩 6g，连翘 9g，竹叶 10 片。

按：表解，故专主清里。

三诊：温邪上受，郁久生毒，遂致咽喉肿溃，汤水不下，舌灰黄，脉洪数，症如不退，有烂喉之忧。

处方：焦山栀 9g，青连翘 9g，炒牛蒡 9g，人中黄 9g，玉桔梗 6g，京赤芍 12g，嫩射干 12g，炒蒌皮 9g，浙贝母 9g，净马勃 6g，鲜芦芽 30g，鲜竹叶 10 片，银花露（和服）30g。另锡类散吹患处。

按：疏风清热，病仍不退，并且舌转灰黄，脉见洪数，足见风热化毒，深入肺胃，熏蒸咽喉而溃腐，劫灼津液而为痰。故方用银、翘、栀、苇以清热，勃、射、人黄以败毒，牛、桔利咽止痛，蒌、贝清降痰热。

四诊：前进药后，病势小退，再方扩充图之。前方去赤芍、牛蒡子，加川连 3g，玄参 12g，酒制大黄 9g。

按：清热败毒，病势小退。故加川连、玄参以清热解毒，大黄以导热下行，且酒炒后，兼能上行咽喉以增加活血化瘀之功。

五诊：脉静身凉，咽痛已止，甘寒育阴，以善其后。

处方：南沙参 9g，寸麦冬 9g，川石斛 12g，京玄参 9g，肥知母 9g，天花粉 12g，焦山栀 6g，青连翘 12g，浙贝母 9g，粉甘草 6g，鲜竹叶 10 片，甘蔗汁（和服）30g。

十一、肺气郁遏，风温头痛

案 孔某，男，25 岁，教师。

风温头痛，身热微汗，咳嗽气息微促，舌薄白，脉浮数，用桑菊饮加减。

处方：冬桑叶 9g，苏荷尖 6g，光杏仁 6g，焦栀子 6g，嫩前胡 6g，荷叶 6g，杭菊花 9g，炒牛蒡 9g，玉桔梗 6g，香豆豉 6g，薄橘红 6g，慈姑芽 3 支。

按：温邪上受，肺气郁遏，用桑菊饮合栀豉，为辛凉解表之正法。若身热无汗，玄府不通，则可去清热之栀子，改用发表之葱白。

二诊：药后得汗，热仍不解，气息短促，咳引左胁作痛，舌苔黄，究属风温犯肺化热之象。宜微苦以清降，微辛以宣通、辛温香燥，此在禁例。

处方：冬桑叶 9g，光杏仁 9g，焦栀子 6g，香豆豉 6g，广郁金 6g，姜汁炒蒌皮 6g，橘红络各 6g，连翘壳 9g，玉桔梗 6g，炒枳壳 6g，慈姑芽 3 支，枇杷叶（包）6g。

按：身热不为汗解，温邪有化热之渐，气促咳引胁痛，肺气郁而不舒，此时用温燥则热炽劫津而神昏谵妄，用苦寒则邪郁不解而气息喘急，惟宜微苦以清降，微辛以宣通，最平稳，最得体，更最易取效。

三诊：风温化热，肺逆不降，此咳逆气促，右胁作痛之所由来也。舌苔灰黄，法当清降。不增喘急，方可无忧。

处方：大连翘 9g，焦山栀 6g，广郁金 6g，杏薏仁各 12g，冬瓜子 15g，浙贝母 9g，济银花 12g，香豆豉 4.5g，瓜蒌皮 6g，桃仁泥 9g，橘红络各 6g，嫩芦芽 30g。

四诊：脉诊均减，仍守原方，再服 1 帖。

五诊：脉静身凉，恙已脱险，甘寒育阴，以善其后。

处方：南沙参 15g，寸麦冬 9g，薄橘红 6g，浙贝母 9g，天花粉 12g，川石斛 9g，焦山栀 6g，连翘壳 9g，冬瓜子 12g，生薏仁 12g，鲜竹叶 10 片，嫩芦芽 18g。

按：调理方中，犹参以清热化痰之品，盖深恐"炉烟虽熄，灰中有火"也。

十二、迫血妄行，咳痰带血

案　王某，女，15 岁，学生。

寒热少汗，咳痰带血，舌白，脉右大，此温邪在气，迫血妄行所致。

处方：冬桑叶 9g，杭菊花 6g，苏薄荷 4.5g，光杏仁 9g，玉桔梗 6g，炒牛蒡 9g，广郁金 6g，薄橘红 6g，浙贝母 9g，粉甘草 3g，慈姑芽 3 支，枯荷叶 6g。

二诊：药后得汗，但热无寒，痰血依然如昨，左胁且感剧痛，显系离络之血瘀留未去之象，法当清之导之。

处方：冬桑叶 9g，焦山栀 6g，丹皮参各 6g，杏仁泥 6g，青连翘 6g，炒黄芩 4.5g，浙贝母 9g，川郁金 6g，降香屑 4.5g，化橘红 6g，白茅根 30g，鲜藕汁（和服）30g。

按：清气如桑、杏、栀、翘、芩、贝，导血如桃、丹、郁、降、藕、茅。

三诊：表热渐解，而瘀留不去，左胁剧痛，不能转侧，仍守原法加减治之。前方去桑叶、杏仁，加生地9g，酒制大黄6g，牛膝炭9g。

四诊：药后，便下紫黑血块颇多，胁痛已止，瘀血亦减，拟甘寒肃降法以应之。

处方：南沙参12g，冬桑叶9g，粉甘草4.5g，浙贝母9g，光杏仁6g，肥玉竹9g，川石斛9g，天花粉12g，橘红络各4.5g，枇杷叶9g，甘蔗汁（和服）30g。

按：邪去正虚，故予甘凉肃降。

十三、热扰胸膈，心胸嘈杂

案 何某，女，35岁，农民。

温邪，寒热无汗，心胸嘈杂，拟苦辛开降法。

处方：冬桑叶9g，香豆豉6g，炒枳桔各6g，杏仁泥9g，焦山栀6g，姜汁炒蒌皮6g，炒牛蒡9g，薄荷尖6g，广郁金6g，化橘红6g，炒黄芩6g，慈姑芽3支，枯荷叶6g。

按：此证表邪未解，里渐化热，故立法于苦辛开降中加黄芩以清里热，牛、薄、杏、橘等以透表邪。

二诊：前药得汗，热仍未退，而舌黄干燥少津，热已灼津，病情非轻。

处方：光杏仁6g，焦山栀6g，苏薄荷4.5g，玉桔梗6g，青连翘6g，生甘草4.5g，肥知母9g，炒黄芩6g，天花粉12g，寸麦冬12g，竹叶卷心10片，活水芦芽30g。

按：身热不为汗解，舌黄干燥少津，此为热邪炽盛，劫灼津液之象，故用凉膈散以清其上焦无形之邪热，并加入知母、麦冬、花粉、芦根以生津保液。

十四、温邪内陷，神呆泄泻

案 丁某，男，25岁，农民。

舌白干燥，神呆耳聋，大便泄泻而不自知起身，此乃温邪内陷，移热于大肠所致。证重且险。

处方：银花炭15g，土炒黄芩9g，冬桑叶9g，天花粉15g，土炒川连3g，制半夏 6g，广郁金 6g，鸡苏散（包）12g，广陈皮 6g，赤茯苓 12g，丝通草24g，车前子（包）12g。

按：此证乃外感温热失治传里，以致热邪留连肺胃，上扰神明则神呆耳聋，下移大肠则大便泄泻。至于舌白干燥，乃热灼津伤之象。故主以苦寒燥湿，稍兼银花、花粉之凉润。又舌红干燥，津液已伤，纵然大便泄泻，分利之品亦属在禁。

二诊：病情未有进退，原法扩充备之。

处方：川雅连（半夏 4.5g 煎水炒）3g，冬桑叶 9g，炒黄芩 6g，鸡苏散（辰砂 0.3g 拌，包）12g，上广皮 6g，银花炭 9g，光杏仁 9g，天花粉 12g，赤茯苓12g，天竺黄 9g，九节菖蒲 6g，丝通草 1.5g，青荷叶 1 角。

按：于前药中加入开窍豁痰的竺黄、菖蒲，确为温病神呆下利之不二法门。若见大热大渴，目赤舌绛，气粗烦躁，甚则神昏谵语，下利黄水者，则为热毒深入阳明营分，宜用犀角、鲜生地、赤芍、丹皮、玄参、人中黄、浙贝、连翘之属，庶可挽回危局。

三诊：泄泻已止，神志大清，证已脱险，不反为要。前方减桑叶、杏仁、竺黄、菖蒲，加南沙参 12g，知母 9g，寸麦冬 9g。

按：神清泻止，热邪已净，加入沙、麦、知母者，系本"温病顾津液"之旨。

十五、邪动惊风，神昏谵语

案 韩某，男，8 岁。

始先头痛，继之呕逆，刻则因呕而神昏谵语，四肢抽搐，此在中医称之为惊风，而在西医则称之为脑膜炎。但以温邪内动，致令体温集中于里以谋救济，失其卫外功能，故四肢反冷，脉搏反伏，此即前人所谓之"热深厥也深"。证情危险，已达万分，勉方。

处方：冬桑叶 9g，杏仁泥 6g，焦山栀 4.5g，青连翘 6g，天竺黄 6g，香豆豉 4.5g，广郁金 6g，九节蒲 6g，姜汁炒蒌皮 6g，玉桔梗 6g，薄橘红 6g，姜汁炒竹茹 6g，枯荷叶 6g，鸡苏散（辰砂 0.3g 拌，包）12g。另至宝丹 1 粒。

按：苦辛开降以达邪，祛热涤痰以利窍。

二诊：药后脉起肢温，诚为幸事。究以肝风不靖而搐搦，心火内燔而神昏，再勉一方，不生歧变则佳。

处方：济银花 6g，浙贝母 6g，薄橘红 4.5g，青连翘 6g，焦山栀 6g，姜汁炒蒌皮 6g，鲜石斛 12g，双钩藤 12g，益元散（包）12g，广郁金 6g，姜汁炒竹茹 6g，天竺黄 6g，莲子心 3g，生石决明（先煎）24g。

按：脉起肢温，体温虽得外达，而风火内炽，痰热上扰，故用决、斛、钩藤以平肝风，银、翘、山栀以清气热，橘、茹、蒌、贝母、郁金以清降痰热。

三诊：神志已清，而风动发痉，舌苔灰黄，势非平肝息风不可。

处方：羚羊角尖（磨汁和服）0.9g，寸麦冬 9g，鲜生地 12g，杭菊花 9g，双钩藤 12g，宣木瓜 6g，甘蔗汁（和服）60g。

按：神志已清，痉犹不止，而舌苔灰黄，确属营阴大伤，肝木失养，因而火动风生之象，故用羚羊角、菊花平肝息风，生地、麦冬生津保液，钩藤、木瓜舒筋活络。《内经》所谓"肝苦急，急食甘以缓之""风淫于内，治以甘寒"，故又用大剂甘蔗汁以缓肝息风。

四诊：肝风清息，痉已不作，转方甘寒育阴，以善其后。

处方：南沙参 9g，细生地 9g，炒黄芩 4.5g，寸麦冬 9g，肥知母 6g，青连翘 6g，天花粉 9g，鲜川斛 9g，生甘草 3g，鲜竹叶 5 片，粳米（代水）1 撮。

十六、邪入心营，神昏谵语

案 黄某，男，45 岁，农民。

素患脘痛，近加寒热，医与温补，演成胸痞呕呃，神昏谵语，舌绛面赤，足冷自汗，此温邪上受，得补而炽，挟固有之痰上熏心包。证危且险，最怕内陷。

处方：乌犀尖（磨汁和服）0.9g，川雅连 3g，生石膏（先煎）30g，青连翘 12g，代赭石（先煎）30g，旋覆花（包）9g，天竺黄 9g，黄郁金 9g，九节菖蒲 9g，制半夏 6g，竹沥 6g，姜汁炒竹茹 6g，薄橘皮 4.5g。

按：神昏谵语，舌绛面赤，固为邪入心营之象，但结合胸痞呕呃，分明又是痰火蕴胃，胃热上熏心包之征。故用黄连温胆加石膏以清胃热，犀角以清心热，旋覆花、代赭石以镇逆而止呕呃，菖蒲、郁金、竺黄以利窍而清痰火。痰火得清，昏谵自解，固不必用祛热利窍之牛黄、至宝，以免引邪深入。

十七、温邪化燥，神昏谵语

案　董某，男，3岁。

风温4日，误服辛温，以致温邪化燥，逼乱神明而为神昏谵语，劫夺津液而为唇干苔黄，所幸舌尖赤而不绛，微汗身热，邪尚未入营分，犹可从表而解。

处方：济银花6g，广郁金6g，焦山栀4.5g，青连翘6g，炒黄芩3g，杏仁泥4.5g，浙贝母6g，玉桔梗4.5g，九节菖蒲6g，鲜竹叶3片，益元散（包）9g。另牛黄清心丸。

按：热逼心包，神昏谵语，牛黄清心，洵为正治。但以苔黄尖赤，病邪尚在气营之间，故不用血药而主轻清，系守叶氏温邪"入营，犹可透热转气"之旨。

十八、邪陷窍闭，惊风神昏

案　姜某，女，3岁。

疮毒内闭，发生惊风，刻虽惊平，但神昏不语，四肢厥冷，舌苔黄，脉不起，此为邪陷窍闭，热深厥深之危象。所幸无气粗痰鸣见证，尚可背城借一。

处方：济银花6g，青连翘6g，广郁金4.5g，杏仁泥6g，浙贝母6g，玉桔梗4.5g，薄橘红4.5g，香豆豉3g，焦山栀4.5g，九节菖蒲6g，姜汁炒蒌皮6g，益元散（包）9g。另至宝丹1粒。

按：疮毒内逼，蒸液为痰，热痰蒙蔽心包则神昏不语，阳气不能外达则四肢厥冷，故主以苦辛开降，并结合至宝以祛痰利窍。与前董案的不同处，须仔细玩味。

第三节　湿温

一、湿阻气机，身重肢麻

案　吴某，男，25岁，农民。

寒热少汗，身重肢麻，苔白腻，脉沉细。此系湿阻气机，拟先宣达。

处方：光杏仁 12g，整豆蔻 1.2g，鸡苏散（包）12g，薏仁米 12g，制川朴 4.5g，制茅术 4.5g，大豆卷 12g，广藿叶 4.5g，炒枳桔各 4.5g，木防己 9g，赤茯苓 12g，广橘皮 6g，丝瓜络 6g。

按：于三仁汤中加入豆卷、茅术、木防己、丝瓜络等，系为身重肢麻而设。

二诊：药后得汗，肢麻身重均退，热势亦减，务忘慎重调摄，不致反复为要。

处方：光杏仁 12g，大豆卷 12g，鸡苏散（包）12g，白蔻皮 3g，制川朴 3g，薄橘皮 6g，薏仁米 12g，玉桔梗 6g，炒黄芩 6g，赤茯苓 12g，丝通草 2.4g，丝瓜络 4.5g，青藿香叶 8 片。

三诊：复感，寒热，两腿酸痛异常，仍主宣化，速解方吉。

处方：光杏仁 12g，大豆卷 12g，白蔻衣 3g，鸡苏散（包）12g，薄橘红 6g，炒茅术 6g，木防己 9g，生薏米 12g，赤茯苓 12g，丝通草 2.4g，丝瓜络 4.5g，赤小豆（代水）60g，鲜车前叶 1 棵。

四诊：腹痛呕逆。

处方：白豆蔻 2 粒，炒川楝 12g，广藿梗 6g，制半夏 6g，广陈皮 6g，姜汁炒竹茹 4.5g，云茯苓 9g，川枳朴 4.5g。

五诊：腹痛大减，而寒热往来，身出红点，舌白，渴不喜饮，频频作呕，此湿郁卫分，汗出不彻之象。势必点透热解，方有把握。

处方：光杏仁 12g，制卷朴（黄芩 2.4g 煎水炒）4.5g，白蔻球 2 粒，大豆卷 12g，鸡苏散（包）12g，上陈皮 6g，法半夏 6g，玉桔梗 6g，生薏仁 12g，赤茯苓 12g，姜汁炒竹茹 6g，丝通草 2.4g。

六诊：痦点透而不齐，心烦口渴，溲涩，舌白苔黄，脉濡而数，时时作呕，仍拟辛开苦降，以希点齐热解。

处方：光杏仁 12g，制川朴 3g，白蔻球 2 粒，炒黄芩 6g，大豆卷 12g，鸡苏散（包）12g，法半夏 6g，玉桔梗 6g，猪赤苓各 12g，姜汁炒竹茹 6g，丝通草 2.4g，薄橘红 4.5g，广郁金 6g，广藿梗 6g，姜汁炒川连 1.2g。

按：宣化方中佐芩、连者，盖守"湿证……宣之未愈，待其化热而后清，清而后愈"之旨。且芩、连苦寒，有促进化燥的作用。

七诊：药后痦点透多，脉稍静，中黄苔退，惟脘闷，神烦作呕，腹胀溲涩，渴而不饮，手麻足冷，此属湿邪遏伏，气机不宣之象。证势颇为缠绵，欲速则不达。原方继服一帖。

八诊：点已欲齐，而寒热往来，有汗不解，似属邪由太阳传入少阳之象，用小柴胡汤加味。

处方：春柴胡 4.5g，炒黄芩 4.5g，鸡苏散（包）12g，法半夏 4.5g，青蒿珠 12g，大豆卷 12g，白蔻衣 2.4g，肥知母 6g，炒枳实 4.5g，川朴花 3g，瓜蒌皮 6g，丝通草 2.4g，青藿叶 10 片，青荷叶 1 角。

按：迭进宣达，仍寒热往来，痦透未齐，确属邪郁少阳半表半里之间，故主以和解。于小柴胡中加入青蒿、知母、蒌皮者，因青蒿可补柴胡之不足，知母可佐黄芩之不足，蒌皮则佐半夏以荡涤热痰。此外犹参入蔻衣、豆卷、朴花者，因非宣达不足使痦齐热透。

九诊：身重体热，有汗不解，舌白脉沉，证已 10 日之久，痦点透满周身，此湿郁化热之象，拟以苍术白虎加味。

处方：制苍术 9g，生石膏 12g，肥知母 9g，制半夏 6g，白蔻衣 3g，光杏仁 12g，大豆卷 9g，生薏仁 12g，益元散 12g，丝通草 2.4g，丝瓜络 6g，青荷叶 1 角。

按：身热不为汗解，可考虑邪入阳明，但舌白脉沉，又为湿遏之象，故用白虎加苍术以去湿清热。又汪昂《医方集解》谓苍术白虎汤治湿温身热体重、脉沉细者，真是先得我心，不谋而合。

十诊：芳香醒胃，借以善后。

十一诊：昨日忽作胸闷泛恶，肠鸣泄泻，据述由进食腥腻而发。

处方：广藿梗 6g，制川朴 4.5g，焦楂肉 9g，宣木瓜 6g，法半夏 4.5g，白扁豆 12g，广郁金 6g，炒枳壳 4.5g，猪赤苓各 9g，建泽泻 6g，青荷叶 1 角，广陈皮 6g。

按：此即《内经》所谓"食复"。良由大病之后，全身功能未能恢复，脾胃消化尤为薄弱，一经厚味填补，伤胃则胸闷泛恶，伤脾则肠鸣泄泻，故用焦楂消食积，扁豆和中宫，半夏、藿、朴以驱阴霾，郁金、枳、陈以调中气，猪苓、泽泻以利小水，因湿多成五泻，治湿不利小便，非其治也。又热病初愈，调理不易，如风寒外袭，情志内伤，操劳过度或入房太早，均能令病复，尤以病后贪食，最易偾事。食复证，轻则呕泻胀痛，重则昏谵或窍闭不语而死，因无形之邪焰，每假有形之食、痰上蒙心包、逼乱神明之故。所谓"热病少愈，食肉则复，多食则遗"，就是这个道理。对于缺乏病后调理知识的病人，我们应晓以利害，以便知所戒惧！

十二诊：复感，头痛心烦，腿足酸痛，用宣痹法。

处方：木防己 6g，光杏仁 12g，连翘心 6g，焦栀皮 6g，法半夏 4.5g，鸡苏散（包）12g，晚蚕沙 12g，生薏米 12g，川草薢 12g，赤茯苓 12g，海桐皮 6g，丝瓜络 4.5g，赤小豆（代水）60g。

按：此即吴鞠通所谓"湿痹"。因湿热蕴于经络，则腿足酸痛，故治以宣痹汤宣其经络痹阻之湿。考方中防己急走经络之湿，杏仁开肺气之先，连翘清气分之湿热，赤小豆清血分之湿热，山栀泻湿中之热，滑石清热中之湿，半夏辛平而主寒热，蚕沙化浊中清气，薏仁合草薢、赤苓则渗湿而主祛痹，另加的薄荷疏表以治头痛，桐皮、瓜络则宣络而止酸痛。

二、暑湿病久，骨节疼痛

案 吴某，女，42 岁，农民。

身热脘痛，梦寐多言，周身骨节疼痛，此湿热余波未清，耗津灼液，当予加减复脉。

处方：大麦冬 12g，西洋参（另煎和服）6g，鲜生地 12g，肥知母 12g，九节菖蒲 4.5g，天竺黄 12g，济银花 12g，云苓神各 12g，宣木瓜 9g，薏仁米 12g，益元散（包）12g，广郁金 6g，鲜竹叶 20 片，鲜莲子 6g。

按：暑湿病久，津液受伤，周身筋脉失于濡养，是以骨节疼痛，加减复脉确为对证良方。惟以痰热未清，梦寐多言，故佐以郁、菖、竺黄。

三、湿温内陷，少阳阳明合病

案 江某，女，65 岁，农民。

湿温内陷，舌后灰黑，前半无苔而干，热汗不解，神志不清，高年患此，证涉险途。

处方：广藿香 6g，炒黄芩 6g，姜汁炒川连 1.8g，制半夏 4.5g，广郁金 6g，姜汁炒菱皮 6g，光杏仁 12g，白蔻衣 3g，鸡苏散（包）12g，天竺黄 6g，赤茯苓 12g，姜汁炒竹茹 6g，青荷叶 1 角。

按：身热有汗不解，舌苔灰黑而干，系湿温化燥，劫灼津液之象，故于苦辛开降中参入竺黄、郁金以祛痰利窍而治神昏。

二诊：药后舌后黑苔较小，但热而神昏，依然如故。据述昨暮形寒而战，此乃湿温内陷，少阳阳明合病之象，能可化疟则幸。

处方：醋制柴胡3g，淡黄芩6g，姜汁炒蒌皮12g，广郁金6g，炒枳壳6g，广陈皮6g，广藿香6g，川黄连1.2g，鸡苏散（包）12g，京赤芍12g，肥知母12g，赤茯苓12g，鲜竹茹6g，车前叶4片。另燕医生补丸3粒。

按：身热神昏为阳明病，暮寒而战为少阳病，且自卧病以来，大便从未一解，舌后苔黑，显然里有实邪，证属少阳阳明合病，故取大柴胡汤一以和解少阳，一以荡涤阳明。至于以燕医生补丸易大黄，系因高年正虚，不耐大黄苦寒之故。

三诊：前进苦辛通降法，身得大汗，更衣4次，业已身凉神清，并能进食。无如今日午前复热无汗，昏睡少神，脉数舌干，究属热踞痰贮，津液未复之象。证仍涉险，幸勿轻视。

处方：鲜薤白12g，川黄连1.5g，姜汁炒蒌皮12g，广藿香6g，炒黄芩6g，益元散（包）12g，浙贝母12g，肥知母12g，法半夏4.5g，寸麦冬12g，青连翘12g，广郁金4.5g，赤茯苓12g，芦芽根12g，鲜竹茹6g。

按：昏睡少神为痰贮，舌干无汗为津伤，确为邪虚病停之证，故治以清降痰热与滋液生津并重。

四、湿遏暑伏，咳逆头昏

案　蒋某，男，13岁。

抱恙两旬余，依然身热不为汗解，每一咳逆则头昏，每一头昏则气厥，移时复苏，日必数次。恙系湿遏暑伏，肺气逆而不降，气逆则热上冲脑，脑神经受其刺激，失去知觉作用，因而咳则昏厥。《内经》谓："血之与气并走于上，则为大厥，气复返则生。"殆指此证而言。治非清降，不能挽回。

处方：焦山栀6g，广郁金6g，姜汁炒蒌皮12g，香豆豉4.5g，炒黄芩6g，杏苡仁各12g，浙贝母9g，冬桑叶6g，薄橘红4.5g，冬瓜子12g，桃仁泥12g，益元散（包）12g，广橘络3g，鲜芦芽24g，青枇杷叶2片。

按：昏厥因于咳逆，证为肺热可知。故用千金芦苇合桑杏汤以清泄肺热。

二诊：咳逆大减，昏厥几无发作。原方继服。

按：此证诚属少见，但据证遣药，竟获奇效，据此可见辨证施治之妙。

五、正虚邪陷，阳证阴脉

案 柳某，男，27岁，职工。

身热自汗，神昏气促，干呕，脉小，正虚邪陷，危甚。

处方：西洋参（另煎和服）3g，生石膏30g，肥知母9g，淡黄芩9g，制半夏4.5g，粉甘草3g，鲜竹茹6g，姜汁炒川连1.2g，粳米（代水）1撮，广陈皮4.5g。

按：阳证而见阴脉，确属正虚邪陷，故治主人参白虎以清热祛邪、补气救脱。但病情至此，殊难挽回。

六、暑湿遏伏，扰乱神明

案 唐某，男，39岁，农民。

暑热内伏，寒凉外加，身热无汗，胸腹胀闷，神昏谵语，苔白不渴。证恐内陷，拟方宣达，汗解则吉。

处方：光杏仁12g，广藿香（川连0.9g煎水炒）6g，白蔻仁0.6g，制卷朴（黄芩3g煎水炒）4.5g，大豆卷12g，广郁金9g，制半夏4.5g，广橘皮6g，广橘络4.5g，炒枳桔各6g，赤茯苓12g，丝通草2.4g，鸡苏散（包）12g，鲜蒲草6g，降香汁炒车前草4片。

按：身热无汗，神昏谵语，良由暑湿遏伏，肺气不宣，体温不能向外放散，因而扰乱神明所致。倘得宣达汗解，则内陷之邪当可乘机外达，故不治昏谵而谵语自止。方中之芩、朴，系为胸腹胀闷而设。因湿热造成的腹中胀痛及二便难解（属于初起而未化热者）的证候，投以芩、朴，无不获效。又温热证最多神昏谵语，考其原因，大约有五。

（1）表热内闭，宜宣达透热，为三仁汤合泻心、温胆、太乙玉枢丹之类。

（2）邪入心包，宜祛热利窍。如因邪火而舌赤者，用紫雪、牛黄、神犀及牛犀、地黄之类；如因痰湿甚而舌腻者，用至宝、菖蒲、郁金、竺黄、瓜蒌、胆星、枳实之类。

（3）邪入阳明经分，宜清热达邪，如白虎汤或加桂枝及苍术之类。

（4）邪入阳明腑分，宜急下存阴，如五承气之类。

（5）热入血室，如属邪热迫血妄行者，用玉女煎清热安营；如属血舍空虚者，用犀角地黄汤清热养营；如属热邪与血搏结不行者，用桃仁承气清热破瘀。

总之，就神昏谵语而言，湿温与风温的治法，各有不同。风温为温热之气，首先犯肺，最易逆传心包，故多用至宝、牛黄、紫雪辈；湿温乃秽浊之邪，其病在胃，往往留连不解，故多用白虎、承气之类。至于郁金、菖蒲、竺黄、胆星、太乙玉枢丹等，则因证制宜，不拘一格。若邪久不解，深入下焦，或用黄连阿胶汤，或用大、小定风珠，斯病灶既同，则治法当无二致。

七、暑温夹湿，延久内陷

案　祝某，男，47岁，农民。

暑温夹湿，延久内陷，身热少汗，神烦妄语，舌心焦黑而干燥，白痦透达而未齐，证情险恶，未可轻视。

处方：制苍术 6g，生石膏 15g，肥知母 12g，光杏仁 12g，大豆卷 12g，炒黄芩 3g，广郁金 6g，浙贝母 12g，瓜蒌皮 12g，玉桔梗 6g，鸡苏散（辰砂 0.3g 拌，包）12g，青连翘 12g，鲜蒲草 3g，鲜竹叶 30 片。

按：此证若投清凉，则身热少汗，郁遏其表；若投宣化，则舌焦神烦，更速其死。故用苍术白虎加减，蔗无偏弊。

二诊：黑苔已消，而舌前干燥，后根苔黄厚，时有谵妄，大便不通，此阳明积聚化燥之象。用宣白承气法，不变则吉。

处方：生石膏 15g，杏仁泥 12g，酒制大黄 12g，肥知母 9g，寸麦冬 12g，蒌皮仁各 12g，广郁金 6g，青连翘 12g，炒黄芩 6g，浙贝母 12g，粉甘草 3g，芦芽 12g，甘蔗汁（和服）1 杯。

按：暑湿顺传阳明，津液被劫，舌干便秘，妄语时作，此为阳明经腑合病之象。宣白承气，确是对证，尤妙在方中使用大黄。因病邪与肠中宿食结聚不下，津液日耗，大有土燥水竭之虑；仅以膏、知扬汤止沸，而不以大黄去火抽薪，是不可能保持津液的。所谓"急下存阴"，即是此意。

三诊：下后，腹中仍然如焚，舌根苔黄而腻厚，此肠中积垢尚未全净，谨防生变。

处方：细生地 12g，京玄参 12g，酒制大黄 12g，寸麦冬 12g，光杏仁 12g，蒌皮仁各 12g，炒枳实 6g，粉甘草 3g，生石膏 12g，皂子仁（焙存性）7 粒。

按：下后，腹中仍然如焚，足见邪火内炽，顽固不解之势，故不得不再下之。于前方中合增液承气，系守"益水行舟"之旨。

四诊：大致已退，宜慎调养。

处方：鲜薤白 12g，南沙参 12g，肥知母 9g，整瓜蒌 12g，寸麦冬 12g，炒黄芩 6g，广郁金 6g，制半夏 3g，寸贝母 12g，青连翘 12g，甘蔗汁 1 杯，鲜藕肉（入壶）60g。

按：甘寒育阴，参以清热化痰，恐"炉烟虽熄，灰中有火"。

八、湿郁卫分，汗出不彻

案　赵某，男，32 岁，农民。

舌腻白，脉濡数，寒热无汗，脘闷身重，头则昏而且重，所谓"因于湿，首如裹"是也。证属湿邪，法当宣通。

处方：杏仁泥 12g，整豆蔻 1.2g，大豆卷 12g，制川朴 4.5g，制半夏 6g，化橘红 6g，炒枳桔各 4.5g，鸡苏散（包）12g，炒薏仁 12g，赤茯苓 12g，丝瓜络 4.5g，丝通草 2.4g，青蒿叶 10 片。

按：方用三仁汤加味，取杏、蔻、橘、桔、豆卷以开肺气而达表邪，枳、夏、川朴、薏仁以开脘闷而除身重，鸡苏、赤苓、通草则急开支河以分其势，使湿由小便下行。

二诊：仍守原方，再服一帖。

三诊：两进药后，白㾦外透，而苔仍腻白，口仍不渴，湿邪尚未宣化，仍非宣达不可。

处方：光杏仁 12g，白蔻衣 2.4g，川朴花 3g，大豆卷 12g，橘皮络各 4.5g，赤茯苓 12g，广郁金 6g，玉桔梗 4.5g，丝通草 2.4g，薏仁米 12g，鸡苏散（包）12g，炒冬瓜子 12g，丝瓜络 4.5g，荷叶络 6g。

按：一路宣达，白㾦始透，系湿邪外出之佳象。但以汗液之已出汗腺者不得蒸发，而未出汗腺者阻于腺口，以致㾦点透而不齐。立方仍主宣达，系守叶氏白㾦乃"湿郁卫分，汗出不彻"之旨。

四诊：前方去朴花。

五诊：服药以来，诸恙均退，惟余邪未清，心烦胸痞，拟半夏泻心汤加减。

处方：法半夏 4.5g，广藿香（川连 0.9g 煎水炒）4.5g，炒黄芩 4.5g，炒枳壳 4.5g，姜汁炒蒌皮 4.5g，薄橘红 4.5g，光杏仁 12g，大豆卷 9g，白蔻衣 2.4g，鸡苏散（包）12g，姜汁炒竹茹 6g，丝通草 2.4g，清荷梗尺许。

按：痞点透而不齐，则热邪不能全部出表，势必与痰湿相搏，从而出现心烦胸痞，口渴苔黄的现象。故主以半夏泻心汤，结合小陷胸之蒌皮，温胆之竹、枳，苦以降痰，辛以宣湿。另加杏、蔻、藿、卷以开上，鸡苏、通草以导下，这是湿温的第二步治法。

六诊：刻下痞欲透齐而热不解，咽干痛，心烦热，此暑湿遏伏逐渐化热之象。

处方：杏仁泥 12g，广藿香（川连 0.9g 煎水炒）6g，大豆卷 12g，炒黄芩 6g，法半夏 6g，嫩射干 12g，玉桔梗 6g，橘红络各 4.5g，炒枳壳 3g，鸡苏散（包）12g，姜汁炒竹茹 6g，青荷叶 1 角，丝通草 1.8g。

按：此方与前大致相同，惟因咽痛而干，故加入射干以清热利咽而止痛。

七诊：痞点透齐，身热微汗，心烦口渴，脉数，苔白浮灰，拟苍术白虎汤加味。

处方：炒茅术 6g，制半夏 4.5g，广郁金 4.5g，生石膏 12g，广藿香（川连 0.9g 煎水炒）6g，光杏仁 6g，炒黄芩 6g，益元散（包）12g，大豆卷 9g，肥知母 9g，薄橘皮 4.5g，赤茯苓 9g，鲜竹叶 20 片，粳米（代水）1 撮。

按：痞点透齐而身热不为汗解，心烦口渴，苔灰脉数，确属内热炽盛，津液被劫之征，若不及早清热保津，将有"燎原莫救"之势。故于清热保津的白虎汤中加入苍术以理太阴之湿，合入泻心以泻少阴之热，复加杏、橘、卷、玉、益元、赤苓以透表渗湿。倘得热清湿行，病自向愈。

八诊：芳香醒胃，借以善后。

处方：米炒南沙参 12g，浙贝母 9g，广郁金 4.5g，香佩兰梗 6g，炒薏仁 9g，半夏曲 4.5g，广皮白 4.5g，炒冬瓜子 9g，生谷芽 12g，赤茯苓 9g，青荷叶包陈饭 1 团。

按：芳香法，举凡外感、杂证的善后，均可应用。本案因兼痰湿，故方中掺入半、贝、瓜、薏之品。

九、湿遏暑伏，郁久化燥

案 丁某，男，9 岁，学生。

脉至滑数无伦，舌苔腻黄浮灰，白㾦隐息，亢热无汗，项强脊痛，左肢痿废，头昏心乱，不能自主，舌强言謇，神志时昧，此湿遏暑伏，郁久化燥之象。船小载重，希勿轻视。

处方：木防己 12g，生石膏 18g，益元散（包）12g，川桂枝 3g，肥知母 12g，法半夏 4.5g，炒黄芩 6g，赤茯苓 12g，广橘皮 4.5g，广橘络 3g，瓜蒌皮 12g，杏苡仁各 12g，广藿香 6g，川雅连 1.5g，丝瓜络 9g，炒竹茹 3g，青荷叶 1 角，青荷梗尺许。另玉枢丹 2 粒。

按：左肢痿废，故用木防己汤；神志时昧，故用泻心汤；舌强言謇，故用玉枢丹。

十、湿遏于外，热伏于内

案 孙某，男，42 岁，农民。

恙本湿温，十有余日，身热无汗，面红目赤，此乃湿遏于外，体温不能向外放射所致。但神志糊涂，两耳失聪，则又为热伏于内，扰乱神明使然。况舌苔灰黄，脉至濡数，证在欲陷未陷之际，法当苦辛开降，以希神志清明。

处方：法半夏 6g，广藿梗（川连 1.5g 煎水炒）6g，炒黄芩 6g，白蔻皮 3g，杏薏仁各 12g，大豆卷 12g，薄橘红 6g，天竺黄 9g，广郁金 6g，益元散（西辰砂 0.3g 拌）12g，赤茯苓 12g，炒枳桔各 4.5g，鲜蒲草 2.4g，车前叶 5 片。另太乙玉枢丹 2 粒，磨汁先服。

按：此证着眼在神志糊涂，两耳失聪。因湿遏于外，体温不能外达，势必热伏于内，扰乱神明，因而出现了神志糊涂，两耳失聪的病象。前人说"耳聋治肺"，是说温病耳聋不同于伤寒耳聋，须用和解少阳的方法。其实温病之用分消上下，也就等于伤寒的和解表里。故立法于半夏泻心汤中加入杏、蔻、卷、藿、枳、桔以泻湿于热外，苡、苓、滑石、车前以渗湿于热下，使湿与热不致互相搏结，就便于"各个击破"，促使病情好转。至于选用较苏合而不温，较至宝而不凉的太乙玉枢丹以祛热利窍，更是恰到好处。

二诊：昨药得微汗，脉转滑数，灰黄苔亦渐退，足见玄府开通，体温得以向外放射，诚为可喜。究以湿为黏滞之邪，不易宣达，故虽汗出而热不解；且热邪内扰神明，故神志时明时昧，伴有耳聋。昨方既合效机，兹仍率由旧章。

上方减去蔻皮，加入姜汁炒蒌皮6g，姜汁炒竹茹3g。

按：药后微汗不解，恙情如昨，故仍守原法。但减去蔻皮而加入姜皮、竹茹，一变宣开而为苦降，系取苦寒助之化燥之意。

三诊：灰黄舌苔已消，而舌根苔厚如故。神志时明时昧，痰热内蕴，仍守原法加减。

处方：鲜薤白12g，法半夏6g，姜汁炒蒌皮12g，炒黄芩6g，广藿香（川连1.2g煎水炒）6g，橘皮络各3g，天竺黄12g，广郁金6g，炒枳桔各4.5g，青蒿珠4.5g，大豆卷9g，鲜蒲叶3g，姜竹茹3g，莲子心3g。另辰砂0.6g，真血珀1.8g，共研细末，二次分服，药汁送下。

按：处方大致同前。惟不用玉枢丹而用辰砂、血珀研末和服，这是治疗神昏的又一方法。

四诊：舌不灰而白苔满布，脉数不滑，身热不高，证情似已告退，究以神志未清，时明时昧，两耳依然欠聪，大便欲解未解。痰热内蕴，机窍不灵。拟以祛热利窍法，以希神清。

处方：鲜薤白15g，法半夏6g，蒌皮仁各12g，焦山栀6g，广郁金6g，橘皮络各4.5g，浙贝母12g，天竺黄12g，炒枳实4.5g，玉桔梗6g，炒黄芩6g，益元散（包）12g，姜竹茹4.5g，鲜蒲草2.4g。

按：恙情依然与前相似，且大便欲解未解，故仍主清气化痰之法，而参入蒌仁、枳实以微通其腑气。

五诊：刻诊脉舌均佳，汗少，身热亦不甚高，但神志依然如故，口渴喜得冷饮，周身透发白㾦颇多，显属湿遏热伏逐渐化燥之象，先用苦辛寒法，进步再议。

处方：制苍术3g，生石膏9g，知贝母各9g，炒蒌皮9g，炒黄芩6g，炒枳桔各4.5g，光杏仁12g，广郁金6g，益元散（包）12g，大豆卷9g，焦山栀6g，橘红络4.5g，鲜蒲草2.4g，枇杷叶（刷去毛）2片，竹茹4.5g，粳米1撮。

按：白㾦透发，虽是湿邪外去之象，但神志依然不清，口渴喜得冷饮，此乃湿邪化燥，热邪盘踞阳明之征，决不能因其身不甚热，汗不大出，脉不洪数，就怀疑不是白虎汤证。

六诊：前进苍术加白虎，神志业已清明，刻则汗止腰上，白痦遍身，而矢气频转，大便未通，舌苔薄而少津，渴尚未减，痰热内蕴，津气受伤。转方治阳明之腑，取急下存阴之意。

处方：鲜薤白 12g，瓜蒌仁 18g，知贝母各 12g，炒黄芩 6g，炒银花 12g，炒枳实 4.5g，大豆卷 9g，天花粉 12g，竹茹 4.5g，焦山栀 6g，益元散（辰砂 0.3g 拌）12g，枇杷叶（刷去毛）2 片，粳米（代水）1 撮，番泻叶（另煎和服）12g。

按：神志虽清，而汗止腰上，渴尚未减，何不于通降之中佐以清胃之品？盖因当时正值隆冬，群医均说白虎不能再用，而病家又畏白虎之寒，故不得已仅用通降之法。汪廷珍说"茯苓甘草，误用亦能杀人；巴豆砒霜，对病即能起死。"不识但知议药而不知议病的人，对汪氏这段话究竟有何感触？！

七诊：迩来神志已清，耳聋渐聪，但舌苔忽黑，舌尖尤甚，询由昨日烦恼而起，此真阴不足，壮火内燃所致。平素体丰多痰，于泻南补北中，参以清泻痰火之品。

处方：川雅连 1.8g，淡黄芩 6g，炒白芍 9g，炒蒌皮 9g，广郁金 6g，知贝母各 9g，京玄参 6g，清阿胶（蛤粉拌炒珠）9g，细生地 9g，天花粉 9g，橘红络各 4.5g，姜竹茹 4.5g，枇杷叶 9g，鸡子黄（布包悬煎）2 枚。

按：神志已清，两耳失和，足见邪热已有退象，但何以舌苔忽黑，舌尖尤甚？因舌为心之苗，心热则舌赤，而黑乃热极，如焚木成炭而黑。无苔而黑，因非痰热内蕴；中心不厚，又非土燥水竭；舌尖独甚，则为津枯火炽显见无疑。倘不急用黄连阿胶鸡子黄汤以泻南补北，只恐一变而为心火自焚，便难救药。

八诊：舌已不黑，而后半苔厚灰黄，微觉少津，足见肾水上承，心火业经就息，斯为可喜。究以湿郁阳明，经腑两病，上则渴喜冷饮，下则便坠不解，按法当用宣白承气。

处方：瓜蒌仁 18g，生石膏 15g，知贝母各 9g，寸麦冬 9g，细生地 9g，京玄参 9g，天花粉 9g，鲜薤白 9g，炒枳壳 4.5g，济银花 12g，竹茹 6g，皂子仁 7 粒，番泻叶 6g。

按：一路清凉，渴尚未减，大便欲解未解，其为邪蕴阳明经腑两病，显然如见，用宣白承气自属对证之方。但以真阴不足，津液欠充，故又合入增液承气。其他如蒌、贝、枳、茹，则降胃中之浊而化痰，知、银、花粉，则清气中之热而生津，并加皂子以通利肠中之气。

九诊：余邪未清，则午后身热，面赤颊红；阴津欠充，则舌苔白腐，剥蚀不匀。育阴达邪，是其治也。

处方：青蒿珠 6g，生鳖甲 15g，知贝母各 9g，炒蒌皮 9g，细生地 9g，湖丹皮 4.5g，广郁金 6g，炒枳实 3g，炒黄芩 4.5g，鲜薤白 12g，佩兰梗 6g，橘红络各 4.5g，鲜竹茹 4.5g，金橘饼 9g。

按：午后蒸热，面颊红赤，乃余邪留恋阴分，阴液不充之象。故方用青蒿鳖甲以清阴分之伏热，而达阴分之余邪。

十诊：脉证如昨，率由旧章。

处方：青蒿珠 6g，生鳖甲 15g，佩兰梗 4.5g，肥知母 9g，湖丹皮 9g，炒黄芩 4.5g，生地炭 9g，广郁金 6g，生石决明 15g，新神曲 4.5g，鲜竹茹 4.5g，米炒麦冬 6g，焦山栀 4.5g，生谷芽 9g。

按：立方大致与前方相同。惟前方佐以蒌皮、薤白等，重在降浊化痰；此则佐用麦冬、谷芽等，旨在醒胃生津。

十一诊：服药以来，诸恙均退，但舌苔薄白，前半少津。睡熟则口中干渴异常，此为肺津不足。

处方：米炒南沙参 9g，鲜石斛 15g，知贝母各 9g，米炒大麦冬 9g，肥玉竹 6g，炒黄芩 4.5g，米炒橘红 4.5g，天花粉 9g，生谷芽 9g，朱染茯苓 9g，炙甘草 3g，佩兰梗 6g，枇杷叶 9g，福橘（剥开入煎）1 枚。

按：舌薄白而干，系胃津伤而气不化液之象，滋润药中加甘草，本"甘守津还"之义。

十一、湿袭少阳，两耳雷鸣

案 王某，男，50 岁，工人。

昨药得汗，热仍不退，且头部不清，两耳雷鸣，舌白中罩黄苔，此邪湿袭于少阳之分，引起相火上炎所致。用和解法。

处方：醋炙柴胡 3g，炒黄芩 4.5g，杏苡仁各 12g，法半夏 6g，薄橘红 6g，鸡苏散（包）12g，青蒿珠 6g，大豆卷 12g，姜汁炒蒌皮 6g，广郁金 6g，苦丁茶 12g，炒枳桔各 6g，广藿梗 6g，赤茯苓 9g，青菊叶 5 片，鲜夏枯花 2.4g。

按：此证着眼在头部不清，两耳雷鸣，故重以清泻少阳。若从汗出不畅考虑，而予以宣化，诚恐愈宣愈燥，变生不测。

二诊：昨药服后，脉静身凉，惟以病退太速，舌苔未消，大致虽减，病根未除，希善调摄，不反为要。

处方：青蒿珠 4.5g，光杏仁 9g，法半夏 4.5g，炒黄芩 4.5g，鲜薤白 9g，炒桔枳各 6g，浙贝母 4.5g，广郁金 6g，姜汁炒蒌皮 9g，广藿香 6g，橘红络各 3g，赤茯苓 9g，鸡苏散（包）12g，枇杷叶 9g，车前草 1 棵。

按：虽然脉静身凉，但是舌苔未消，表明中宫湿痰尚未廓清，故蒌、贝等药仍在必用之列。

四诊：芳香醒胃，佐以甘寒。

处方：南沙参 9g，香佩兰 6g，冬瓜子 9g，鲜川斛 9g，广郁金 4.5g，薏仁米 9g，浙贝母 9g，瓜蒌皮 6g，炒黄芩 4.5g，赤茯苓 9g，青蒿珠 3g，橘红络各 3g，青荷叶 1 角，金橘饼 2 枚，法半夏 4.5g。

十二、暑风壅遏，咽喉肿闭

案 方某，女，17 岁，学生。

暑风壅遏，咽喉肿闭，寒热少汗，证勿轻视。

处方：西香薷 3g，冬桑叶 12g，苏薄荷 6g，嫩射干 9g，光杏仁 12g，杭菊花 9g，炒牛蒡 12g，玉桔梗 6g，益元散（甘草 3g 拌，包）12g，京赤芍 6g，土贝母 9g，青藿叶 5 片，青荷叶 1 角。

按：暑风相搏，内袭于肺，肺气不宣，则寒热少汗；热毒上熏，则咽喉肿闭。此时辛温发汗固非所宜，清凉解热尤在禁例。故用桑菊饮加减以辛凉解表，佐以芍、干、土贝等以清其局部热毒而散瘀血，此为治疗暑风或风热初起的咽喉肿痛之不二法门。香薷味辛微温，最能发汗祛暑，倘与桑菊合用，对暑风尤为适宜。但使用香薷时必须慎重，如系阴虚之体或身热汗出之症，皆不可轻试。

十三、湿温来派，鼻衄泄泻

案 周某，男，35 岁，农民。

湿温来派，速解则吉。

处方：光杏仁 12g，制苍术 6g，川朴花 4.5g，白豆蔻 2 粒，大豆卷 12g，炒枳桔各 6g，广橘皮 3g，赤茯苓 12g，薏仁米 12g，丝通草 2.4g，丝瓜络 6g，青藿香叶 8 片。

按：此三仁汤法。因身重恶寒甚，故加入苍术、豆卷、丝瓜络等药。

二诊：前药服后，汗出不彻，以致身热不为汗解。且气热逼血上行，从而导致鼻衄。法拟辛凉解表，能得汗解则佳。

处方：霜桑叶 12g，杏仁泥 12g，酒炒黄芩 4.5g，杭菊花 12g，炒牛蒡 12g，益元散（包）12g，玉桔梗 6g，焦栀皮 6g，苏薄荷 4.5g，青连翘 9g，白茅根 15g，青荷叶 1 角。

按：三仁辛温，最易动血，不得不因证制宜，改用桑菊饮以辛凉解表，兼栀、芩、茅根以清气热而止鼻衄。

三诊：衄血已止，而心胸烦闷，大便泄泻，此乃肺热下移大肠使然。

处方：土炒川连 1.8g，制半夏 6g，银花炭 12g，广陈皮 6g，土炒黄芩 4.5g，天花粉 12g，白蔻皮 3g，光杏仁 12g，大豆卷 12g，赤茯苓 12g，丝通草 1.8g，鸡苏散（包）12g，鲜车前叶 6 片，青荷叶包陈饭 1 团。

按：心烦（由肺热引起者）泄泻，方书一般称之为肺热下移大肠。故用半夏泻心汤，取半夏、广皮以和胃燥湿，芩连土炒以敦厚肠胃。并加银花、花粉以清肺热，其实清肺即所以清肠，即所谓"源清流自洁"。至于杏、蔻、豆卷开泄中上，苏、苓、车前利其小水（立方大致可与"温热·肺气怫郁"中吴案参看）。

四诊：泄泻已止，身热未解，口中黏腻，食入脘胀，得嗳则舒，显属湿热蕴热中焦，气机失于展化所致。拟苦辛开降为主。

处方：法半夏 6g，广藿香（川连 1.2g 煎水炒）6g，炒黄芩 6g，姜汁炒蒌皮 9g，光杏仁 12g，广陈皮 6g，鸡苏散（包）12g，白蔻衣 3g，大豆卷 12g，制卷朴 3g，赤茯苓 12g，丝通草 2.4g，鲜车前叶 8 片，荞饼 9g。

按：温病（无论湿温、风温）泄泻，皆由肺热下移大肠所致。故治以苦寒燥湿，凉润滋液为主，若苦降之蒌皮则在所禁用。然当泄泻时固忌之，如泻止后湿热（或痰热）内蕴，而出现苔厚、脘闷、大便难解见证者，则又非蒌皮苦泄不可。

五诊：药后，白㾦外达，脘腹不胀，而口觉黏腻，渴喜热饮，舌苔薄白，脉至滑数，究属湿热余邪遏伏未达之象。仍主宣达，以望㾦齐。

处方：光杏仁 12g，大豆卷 9g，法半夏 4.5g，白蔻衣 2.4g，薄橘红 6g，炒黄芩 4.5g，广藿香 6g，冬瓜子 12g，薏仁米 12g，赤茯苓 12g，丝通草 2.4g，鸡苏散（包）12g，车前叶 8 片，青荷叶 1 角。

按：邪去八九，忽然白㾦外出，此为里邪还表，故因势利导，主以清宣。减黄连加荷叶者，因舌白热饮，里热减而表邪盛之故。

六诊：㾦已透齐，热未全解，再方清宣，以逐余邪。

处方：光杏仁 12g，炒豆卷 9g，炒黄芩 6g，白蔻衣 2.4g，冬桑叶 6g，焦栀皮 6g，青连翘 6g，薏仁米 12g，益元散（包）12g，赤茯苓 12g，丝通草 2.4g，鲜竹叶 20 片，粳米（代水）1 撮。

按：㾦齐而热未全解，故佐以栀、翘以清余热，竹、粳以生津液。

七诊：脉静身凉，证已告愈，芳香醒胃，以善后焉。

十四、热邪炽盛，势欲内陷

案 张某，女，19 岁，学生。

湿温十余日，身热少汗，心胸烦乱，鼻衄，舌苔灰黄，脉至濡数，证能不陷，方称佳吉。

处方：广藿梗 6g，法半夏 6g，姜汁炒川连 1.5g，炒黄芩 6g，光杏仁 12g，鸡苏散（包）12g，白蔻衣 3g，广郁金 6g，姜汁炒蒌皮 12g，薄橘皮 6g，天竺黄 4.5g，赤茯苓 12g，大豆卷 9g，车前叶 9g，鲜蒲草 3g。

按：湿温十余日，仍然身热少汗，足见湿郁卫分，汗出不彻。但以心胸烦乱，鼻衄，苔黄脉数，又为热邪炽盛，势欲内陷之象，此时宣之不可，清之不能，惟有采用辛开苦降，祛湿透热之法。至于蒌皮、竺黄、郁金、蒲叶，则为心胸痰热而设。因热疾蒙窍，最易内陷，用蒌皮等药，取未雨绸缪之意。又湿病鼻衄，俗称红汗，一般认为出红汗后不会透发白㾦，即或有之，亦必稀少，因毒势业已随血外泄之故。

二诊：去竺黄、蒲叶，加燕医生补丸。

按：二诊即下，系守温病"下不厌早"之旨。若迟疑不果，则里热猖炽，津液受劫，必致变证丛生。

十五、暑湿遏伏，头痛鼻衄

案 康某，女，32岁，农民。

暑湿遏伏，肺气不宣，寒热微汗，头中昏痛，鼻衄，右胁作痛，苔腻浮黄，脉至弦数，证势颇重，进不化疟则幸。

处方：冬桑叶9g，杭菊花6g，焦山栀6g，光杏仁12g，大豆卷12g，苦丁茶4.5g，炒黄芩6g，粉丹皮6g，玉桔梗4.5g，广郁金6g，薄橘红6g，鸡苏散（包）12g，丝通草3g，白茅根12g，青荷叶1角。

按：开战汗之门户，为化疟之丹头。

十六、暑风袭肺，呛咳鼻衄

案 徐某，男，35岁，农民。

暑风袭肺，呛咳鼻衄，头痛，身热少汗，苔白不燥，拟辛凉解表法。

处方：冬桑叶9g，光杏仁12g，苏薄荷6g，杭菊花6g，苦丁茶9g，玉桔梗4.5g，焦山栀6g，湖丹皮6g，薄橘红4.5g，丝通草1.8g，白茅根15g，飞滑石（包）12g，青荷叶1角。

按：暑风咳呛，用桑菊饮辛凉轻清，固可。另佐丹、栀以清血热而止鼻衄，丁茶清泄少阳而治头痛，则更为周匝。

十七、暑湿内伏，鼻衄盈碗

案 翟某，男，32岁，干部。

湿温9日，身热自汗，苔黄口渴，鼻衄盈碗，此暑湿内伏，血随火溢，势非辛凉清润不可。

处方：生石膏15g，肥知母12g，鲜生地12g，京玄参12g，粉丹皮6g，京赤芍6g，杏仁泥12g，青连翘12g，广郁金4.5g，焦山栀9g，炒黄芩9g，益元散（包）12g，嫩芦芽12g，白茅根9g。

按：阳明多气多血，热邪久郁不解，逆入营中，逼血上循清道，则鼻衄盈碗，此即所谓"气血两燔"之证，故用玉女煎去牛膝加元、芍、栀、丹以清血热，翘、芩、茅根以清气热。

十八、湿热遏伏，鼻衄鲜红

案 金某，男，42岁，农民。

舌苔黄灰，脉至滑数，身热，脘痞作呕，鼻衄鲜红，渴欲冷饮，种种现象，都由湿热遏伏，郁久化热所致。汗之不可，清之不能，法当苦辛开降。

处方：法半夏 6g，焦山栀 6g，炒枳桔各 4.5g，姜汁炒黄连 1.8g，广藿香 6g，姜汁炒竹茹 6g，炒黄芩 6g，杏仁泥 12g，薄橘皮 4.5g，大豆卷 12g，鸡苏散（辰砂 0.6g 拌，包）12g，广郁金 6g，炒蒌皮 12g，广橘络 3g，赤茯苓 9g，降香汁炒车前叶 5 片。

按：湿遏热伏，故进苦辛开降法以泄湿透热。

二诊：服药后，热减烦定，呕止痞开，更得通夜安眠，大致退矣。但以灰黄舌苔未消，口渴仍欲冷饮，胸背发现赤白痦点。仍属湿遏热伏之象，再方苦辛开降，善调为要。上方去焦栀、车前叶，加嫩芦芽 12g。

十九、湿遏暑伏，咳痰带血

案 夏某，男，34岁，教师。

湿遏暑伏，肺气不宣，致令身热无汗，心烦脘痛，咳痰带血，苔白口渴，拟微辛以宣开，微苦以轻降。

处方：冬桑叶 6g，焦山栀 6g，姜汁炒蒌皮 9g，杏仁泥 12g，香豆豉 9g，广郁金 6g，薄橘红 6g，冬瓜子 12g，炒枳桔各 4.5g，薏仁米 12g，赤茯苓 12g，鸡苏散（包）12g，青荷叶 1 角，枇杷叶 9g，浙贝母 9g。另苏合丸 1 粒。

按：此为暑瘵证，效仿用《温病条辨·上焦篇》三十二条治法。

二十、暑湿遏伏，咳逆胁痛

案 芦某，男，46岁，农民。

暑湿遏伏，肺气不宣，遂致寒热少汗，头痛身痛，咳逆胁痛，碍难转侧，平卧尤甚，苔腻白，脉濡数，姑拟宣化，渐退不变为吉。

处方：杏苡仁各 12g，白豆蔻 2 粒，鸡苏散（包）12g，大豆卷 12g，法半夏 6g，炒枳桔各 4.5g，橘红络各 4.5g，赤茯苓 12g，丝瓜络 4.5g，川朴花 3g，广郁金 6g，青荷梗 3 寸，鲜慈姑芽 3 支，丝通草 2.4g。另苏合香丸 1 粒。

按：此为暑湿遏伏，肺气不宣的初期病象，进以三仁，自可缓解。但右胁作痛，碍难平卧，因佐以芳香入络、宣气定痛之苏合香丸。

二诊：近来身热自汗依然不解，上午轻而下午重，脘腹气逆，咳嗽气促，平卧则剧，起坐稍减，舌黄滑，脉濡数，诊属暑湿遏伏，肺胃气机失于宣化之象。势非轻宣不克有效，若云止咳，则恐锢邪，姑明其理，以备选择。

处方：杏苡仁各12g，焦山栀6g，炒黄芩4.5g，冬桑叶9g，香豆豉12g，姜汁炒蒌皮9g，桃仁泥9g，冬瓜子12g，法半夏4.5g，薄橘红6g，广橘络3g，益元散（包）12g，浙贝母12g，广郁金6g，丝瓜络4.5g，慈姑芽3支，芦芽15g。

按：脘腹气逆，咳嗽气促，平卧则剧，起坐稍减，可见此证的着眼是气喘。但气喘有寒有热，此证身热不为汗解，则内热上集于肺，借口鼻以谋出路，故气喘不宁。因在苦辛开降的基础上，配合千金苇茎以宣肺化痰，清热降气。

三诊：仍守原方，再服一帖。

四诊：两进清降，喘逆已平，身热亦减，诚为可喜。惟咳嗽黄痰，不易出，脘腹且感不舒，痰热内阻，肺气不宣。转方清肃余邪，不生歧变为要。

处方：炒黄芩6g，法半夏6g，杏苡仁各12g，广郁金6g，浙贝母9g，姜汁炒蒌皮9g，玉桔梗6g，炒牛蒡12g，薄橘红4.5g，赤茯苓12g，丝通草2.4g，益元散（包）9g，丝瓜络6g，枇杷叶1片。

按：轻清以展气化，掺入化痰之品，喘证善后，一般如此。至于滑、通、赤苓等药，取渗湿于热下之意。

二十一、暑湿遏伏，咳引胸痛

案　陈某，男，27岁，农民。

身热少汗，心烦口渴，咳引胸痛，呼吸维艰，苔腻黄，脉濡数。此暑湿遏伏，肺气不宣之象，拟辛开苦降法，不生喘急，方可无忧。

处方：光杏仁12g，白豆蔻2粒，法半夏4.5g，川朴花3g，广藿香6g，川雅连1.2g，炒黄芩6g，广郁金6g，炒枳桔各4.5g，赤茯苓12g，丝通草2.4g，橘红络各4.5g，鸡苏散（包）12g，姜汁炒竹茹6g，鲜荷叶1角。另苏合香丸1粒。

按：脉证与前芦案初诊大致相似。惟本案苔黄烦渴，湿热将欲化燥，故增入泻心之苦寒以助之化燥。

二十二、暑风夹湿，喉痒咳嗽

案 朱某，男，35岁，教师。

喉痒咳嗽，胸胁不舒，内热无汗，小便短赤，证系暑风夹湿，阻遏肺气所致。

处方：西香薷 3g，广藿梗 9g，炒桔枳各 6g，光杏仁 12g，白豆蔻 2 粒，鸡苏散（包）12g，冬瓜子 12g，赤茯苓 12g，川朴花 3g，丝通草 2.4g，薄橘红 6g，紫苏梗 6g，法半夏 6g，慈姑芽 4 支。

按：《证治歌诀》附《医级》摘要云："暑风咳，藿薷最效。"本案立法本此。

二诊：药后得微汗，诸症减轻。上方减苏梗，加枇杷叶 1 片。

按：如此加减，于降逆更进一层。

三诊：大致已退，仍守原法加减。

处方：西香薷 1.8g，广藿香 3g，白蔻衣 3g，冬桑叶 9g，大豆卷 9g，浙贝母 6g，玉桔梗 6g，鸡苏散（包）12g，生薏仁 9g，化橘红 6g，冬瓜子 9g，赤茯苓 12g，丝通草 1.8g，枇杷叶 1 片。

二十三、湿温阻遏，咳急作呕

案 曹某，女，62岁，农民。

三进宣化，身热自汗依然不解，且气息短促，咳急作呕，证为湿温阻遏肺气，郁久化热之象，最恐演为喘脱。

处方：霜桑叶 12g，光杏仁 12g，姜汁炒蒌皮 12g，白蔻衣 3g，大豆卷 12g，玉桔梗 4.5g，广郁金 6g，冬瓜子 12g，益元散（包）12g，薄橘红 6g，浙贝母 12g，生薏仁 12g，桃仁泥 6g，鲜芦根 15g，枇杷叶 2 片。

按：咳逆证先宣后降，一完成法。但气息短促，审属肺热血郁，故借苇茎汤中之桃仁以散血中之结热。余均辛开苦降之品。

五诊：表邪已解，余证依然。

处方：光杏仁 12g，炒黄芩 6g，炒白苏子 6g，薄橘红 6g，瓜蒌皮 12g，葶芳子（包）12g，浙贝母 12g，广郁金 6g，益元散（包）12g，肥知母 9g，冬瓜子 12g，生薏仁 12g，桃仁泥 4.5g，鲜芦根 12g，枇杷叶 3 片。

按：表解，因去蔻衣、豆卷。另加黄芩、知母以清热，葶苈子、苏子以降气。

六诊：两进清降，喘息已平，但以咳逆连声，痰不易出，舌后苔黄，此乃痰热内阻，肺气不宣之象。能无歧变，方可无忧。

处方：光杏仁 12g，生薏仁 12g，姜汁炒蒌皮 9g，整豆蔻仁 2 粒，川朴花 3g，赤白苓各 6g，浙贝母 9g，化橘红 6g，制半夏 4.5g，玉桔梗 6g，冬瓜子 12g，炒白苏子 4.5g，丝瓜络 9g，枇杷叶 1 片。

按：清降后，仍然咳逆痰不易出，足见湿为黏腻之邪，非清降所能解决，故转方予以宣达。

七诊：芳香醒胃，调理善后。

处方：佩兰梗 6g，广郁金 6g，生薏仁 12g，光杏仁 9g，浙贝母 6g，炒冬瓜子 12g，广陈皮 6g，白茯苓 9g，法半夏 4.5g，生谷芽 12g，荞饼 1 角，陈佛手 4.5g。

二十四、湿热内阻，神昏肢痉

案 薛某，女，46 岁，农民。

湿温 1 周，身热自汗，腹中频痛，前以过服温燥，遂致神昏肢痉，刻诊苔白滑，脉弦数，证势颇剧，不变为佳。

处方：法半夏 4.5g，炒黄芩 6g，广藿香 4.5g，薄橘皮 4.5g，制川朴 3g，川黄连 1.8g，光杏仁 12g，白蔻衣 3g，大豆卷 4 卷，广郁金 6g，益元散（辰砂 1.5g 拌，包）12g，天竺黄 9g，赤茯苓 12g，鲜蒲叶 3g，车前叶（降香汁炒）4 片。

二诊：药后身热减低，神志稍清，但腹痛增剧，脉至弦数，苔白中罩灰黄，口渴喜饮，牙关不利，查自卧病以来，大便从未一解，显系少阳阳明合病之象，拟苦辛通降法。

处方：醋炙柴胡 3g，炒黄芩 6g，汉箱黄（后下）9g，炒枳实 4.5g，京赤芍 12g，法半夏 4.5g，青蒿珠 12g，肥知母 12g，姜汁炒全瓜蒌 12g，制川朴 3g，姜汁炒竹茹 6g，赤茯苓 12g。另燕医生补丸 2 粒。

按：方为大柴胡汤加味，因腹痛增剧，且病后大便从未一解，故仿用通则不痛法。另加燕医生补丸以增强通降之力。

三诊：大便通畅，腹痛告愈，惟以湿热内阻，小便不利，用清利法。

处方：细生地炭9g，炒栀子6g，盐水炒木通4.5g，粉草薢9g，肥知母6g，黄芩柏各4.5g，甘草梢4.5g，佩兰梗6g，赤茯苓12g，薄橘皮6g，建泽泻6g，车前叶1棵，真血珀粉（米饭为丸先服）1.8g，鲜萹蓄12g。

按：大便畅通，邪有出路，故腹痛告愈。惟以湿热内蕴膀胱，小便涩滞难行，故主以导赤各半汤，又此法为治湿温病小便难之不二法门。

四诊：腹痛作而又愈，而左肢偏废，时作疼痛，真是一波未平，一波又起。再方舒筋活络，能可不生枝节则幸。

处方：木防己9g，海桐皮6g，晚蚕沙（包）12g，薏苡仁12g，宣木瓜6g，苍白术各4.5g，左秦艽6g，威灵仙9g，赤茯苓12g，川牛膝12g，广陈皮6g，丝瓜络9g，桑枝头10枚，车前叶4片。另活络丹1粒，陈酒送服。

按：腹痛溲难告愈，而左肢偏废，此属湿热深入经络，故用宣痹汤宣经络之湿而止痛。加入秦艽、木瓜、牛膝以助宣痹之力。

五诊：服药后，肢痛又止。惟近日以来，始则伤于面食，继则误服药酒，演成心烦头晕，干呕不已，脉至不平，病体未复，迭经变幻，此固正虚招病，亦由护理失慎所致，拟苦辛开降法，总以不变为佳。

处方：炒黄芩6g，法半夏6g，姜汁炒川连1.5g，光杏仁9g，广陈皮6g，姜汁炒蒌皮12g，广藿香6g，浙贝母9g，姜汁炒竹茹6g，炒白芍9g，炒枳壳6g，赤茯苓12g，枇杷叶2片。

六诊：益气养血，佐以舒络。

处方：潞党参9g，炒白芍12g，宣木瓜9g，焦贡术9g，左秦艽9g，绵杜仲6g，当归身6g，怀牛膝6g，广皮白6g，赤白苓各6g，软白薇12g，生谷芽12g，玉红枣3枚，荸荠1角。

按：病瘥而肢痿，故主以气血两补。

二十五、外感暑湿，左胁疼痛

案 季某，男，35岁，农民。

左胁疼痛，咳嗽率引倍剧，心胸烦闷，时有寒热，舌白，证为肝气抑郁于内，暑湿感受于外之象。

处方：杏仁泥 12g，广橘皮 6g，炒桔枳各 4.5g，白蔻仁 1.8g，广橘络 3g，制半夏 4.5g，广郁金 6g，广藿香（川连 0.9g 煎水炒）6g，炒川楝 12g，川朴花（黄芩 4.5g 煎水炒）3g，陈佛手 6g，赤茯苓 12g，鸡苏散（包）12g，赤茯苓 12g，丝通草 2.4g，青荷梗 6g。

按：急则治标，故予宣化。

二十六、暑湿遏伏，白痦泄泻

案 杜某，男，15 岁，学生。

抱病以来，十有八日，表则身热有汗，白痦透而不多，里则腹胀而鸣，大便泄泻不已，此乃暑湿遏伏，气机不化之象，所谓"湿多成五泻"是也。姑拟一法，以希戈获。

处方：杏仁泥 9g，白蔻衣 3g，土炒川连 1.8g，大豆卷 9g，银花炭 12g，土炒黄芩 6g，天花粉 12g，广藿香 6g，法半夏 4.5g，上广皮 6g，宣木瓜 6g，炒白扁豆 12g，猪赤苓各 12g，建泽泻 6g，青荷叶 1 角。

按：立方以杏、蔻、豆卷宣化透痦，芩、连、银炭、花粉坚阴燥湿，陈、半、藿香理气化湿，扁豆、木瓜和中驱暑，二苓、泽泻则甘淡渗湿，利小水即所以实大肠。

二诊：药后，泻止胀轻，热减痦透，究以暑湿余邪未清，每际午后热势猖炽，系湿旺于阴之故。再方清宣，不变为佳。

处方：广藿梗 6g，制半夏 4.5g，土炒黄芩 6g，白蔻衣 3g，米炒广皮 6g，土炒川连 1.5g，赤茯苓 12g，丝通草 2.4g，鸡苏散（包）12g，青荷叶 1 角。

三诊：痦透满身，并且解凉，大致已退。刻惟脘腹饱闷，饮食少纳，此病后胃气未醒。希慎调摄，不反为要。

处方：川朴花 2.4g，广藿香（黄芩 3g 煎水炒）6g，半夏曲 6g，白扁豆 12g，米炒广皮 4.5g，炒谷芽 12g，炒神曲 12g，炒冬瓜子 12g，炒薏仁 12g，赤茯苓 12g，青荷叶 1 角。

按：芳香醒胃，确为湿病善后之定法。

二十七、热病甫愈，因气而复

案 高某，男，38 岁，农民。

前进苍术白虎，业已热退身凉，饮食加餐。原为恼怒之下，冷汗如雨，左脉不平。按冷汗一症，分郁火、极寒两途，此证之属于郁火不言而喻。拟以泻南补北之法，总以不变为佳。

处方：川雅连 1.2g，炒白芍 12g，焦远志 4.5g，炒黄芩 6g，左牡蛎 12g，朱染茯神 9g，细生地 9g，清阿胶（蛤粉 6g 拌炒珠）9g，酸枣仁 12g，莲子心 3g，鲜竹叶 10 片，鸡子黄（布包悬煎）2 枚。

按：此为气复病。热病甫愈，因气而复，郁火内燃，逼液外泄，以致冷汗如雨，左脉不平，审系肝经郁火，主以泻南补北，本"实则泻其子，虚则补其母"之旨。若误作寒证而投以热剂，则祸不旋踵。毫厘千里，不可不慎。

二十八、暑湿内蕴，小便癃闭

案 齐某，男，42 岁，农民。

暑湿遏伏于肺，则寒热无汗；湿热下流膀胱，则小便癃闭。脉浮苔白，拟宣利法。

处方：西香薷 3g，大豆卷 12g，白蔻衣 4.5g，光杏仁 12g，玉桔梗 3g，薄橘红 4.5g，粉甘草 3g，丝通草 3g，猪赤苓各 12g，海金沙 12g，飞滑石 12g，苏薄荷 4.5g，车前叶 1 棵，青藿香叶 10 片。

二诊：身热少汗，淋痛，苔薄，两关脉数，究系暑湿内蕴，表里两病之象。仍守原法加减治之。

处方：西香薷 2.4g，春柴胡 2.4g，六一散（包）12g，广藿香 9g，炒黄芩 6g，猪赤苓各 12g，川草薢 9g，炒茅术 6g，潼木通 6g，建泽泻 9g，车前叶 6 片，陈小麦秸 12g。

按：用宣利法后，外邪递解，但其脉两关独数，确系下焦湿热，故选用柴胡、茅术、木通、草薢等品。

三诊：外感已解，淋痛未痊，转方清利之。

处方：龙胆草 12g，春柴胡 9g，炒黄芩 4.5g，焦山栀 6g，炒黄柏 9g，潼木通 4.5g，粉草梢 3g，川草薢 12g，赤茯苓 12g，建泽泻 9g，瞿麦穗 12g，车前叶 1 棵。

按：表邪解而淋痛不已，此肝经湿热下注之象，故用龙胆泻肝汤。

二十九、暑湿遏伏，周身浮肿

案 庄某，女，16 岁，学生。

暑湿遏伏，周身浮肿。

处方：西香薷 2.4g，白蔻衣 3g，炒苍术 4.5g，光杏仁 12g，大豆卷 12g，鸡苏散（包）12g，广陈皮 6g，玉桔梗 6g，冬瓜子 12g，炒薏仁 12g，赤苓皮 12g，丝通草 2.4g，生姜衣 1.5g，青蒿叶 8 片。

按：开鬼门以取汗，洁净腑以利小便，为治水肿之正法。所谓"湿壅三焦，分消是拟"，亦是此意。

三十、暑湿遏伏，寒热自汗

案 潘某，男，45 岁，农民。

寒热自汗，脘腹烦闷，视舌白底浮黄，诊脉左数右伏，恙系暑湿遏伏，肺气不宣之象。拟方，痦透热减则顺。

处方：光杏仁 12g，白蔻衣 3g，法半夏 4.5g，广郁金 6g，化橘红 6g，鸡苏散（包）12g，川朴花 3g，大豆卷 12g，玉桔梗 4.5g，丝通草 3g，广藿香（川连 0.6g 煎水炒）4.5g，赤茯苓 12g，丝瓜络 6g，青荷叶 1 角。

二诊：昨药服后，脉起苔化，痦点且透达，湿邪有外出之机矣。仍抱原方加减，以希痦点透齐。

处方：光杏仁 12g，白蔻衣 3g，法半夏 4.5g，大豆卷 12g，化橘红 6g，鸡苏散（包）12g，炒黄芩 6g，广郁金 6g，赤茯苓 12g，川朴花 2.4g，广藿香（川连 0.9g 煎水炒）4.5g，丝通草 2.4g。

按：透痦法大抵如此。

三诊：痦已透出十之七八，但身热汗多，脘腹窒塞，舌苔后根灰黑，种种都由湿遏热伏所致。能无歧变，方可无忧。

处方：白蔻衣 2.4g，光杏仁 12g，法半夏 4.5g，大豆卷 9g，广藿梗（姜汁炒川连 1.2g 煎水炒）6g，炒黄芩 6g，广郁金 6g，鸡苏散（荷叶包）12g，赤茯苓 12g，丝通草 2.4g，广橘皮 4.5g，广橘络 3g，菖蒲根 2.4g，姜汁炒竹茹 6g，炒蒌皮 6g，青荷梗 9g，苹果（剖开入煎）1 枚。

按：痦未齐而身热，苔根灰黑，表里俱急，故方清之宣之。

四诊：痦齐热解，诚为可喜。惟舌根黑苔尚未全消，且左胁作痛，碍难转侧，究属湿热内阻所致。再方辛开苦降，善调不变为要。

处方：鲜薤白 12g，炒黄芩 6g，姜汁炒蒌皮 12g，广郁金 6g，光杏仁 12g，法半夏 4.5g，大豆卷 12g，赤茯苓 12g，炒枳壳 4.5g，橘红络各 4.5g，广藿梗（姜汁炒川连 1.2g 煎水炒）4.5g，青荷梗 9g，益元散（包）12g，姜汁炒竹茹 6g。

按：舌根黑苔未消，胁痛碍难转侧，显属痰热内阻，气滞不畅所致。故取蒌皮苦以降痰，薤白辛以宣气。

五诊：昨药未服，偶尔冒风，遂致身复亢热无汗，心烦口渴，若得热饮，显系暑风外袭，腠理闭塞，体温不能向外放射所致。亟应宣达，以免内陷。

处方：光杏仁 12g，川朴花 2.4g，法半夏 6g，白蔻衣 2.4g，大豆卷 12g，鸡苏散（包）12g，广橘皮 6g，广橘络 3g，广郁金 6g，炒黄芩 6g，广藿香（姜汁炒川连 1.2g 煎水炒）4.5g，赤茯苓 12g，丝通草 1.8g，鲜薄荷叶 6 片，青荷叶 1 角。

按：此属复感，急则治标，故主以宣达。

六诊：痦点透齐，身热微汗，心烦口渴，脉数，苔白浮灰，拟苍术白虎加味。

处方：生石膏 12g，肥知母 9g，炒苍术 4.5g，炒黄芩 6g，炒川连 1.2g，益元散（包）12g，光杏仁 12g，大豆卷 9g，法半夏 4.5g，竹叶 4 片，广郁金 6g，赤茯苓 9g，薄橘皮 4.5g，粳米（代水）1 撮。

按：本诊应与前"湿郁卫分，汗出不彻"之赵案七诊参看。

七诊：痦已透齐，而心胸烦热，大便不通，下肢尤为烦热异常，舌根苔黑，显属热邪蕴蓄下焦所致，非苦寒通降不可。

处方：生石膏 12g，木防己（桂枝 0.6g 煎水炒）9g，杏仁泥 12g，瓜蒌仁 12g，酒制大黄 12g，寒水石 12g，京赤芍 6g，黄芩柏各 4.5g，炒枳壳 6g，赤茯苓 12g，槟榔汁（和服）6g，丝瓜络 6g，皂子仁（焙存性）7 粒。

按：痦齐而热不减，心烦便结，下肢烦热，确系湿热不攘，深蕴经络之象。故用木防己汤合宣白承气法。

八诊：便通，下肢烦热遽减，刻惟舌根灰黄未消，入夜烦躁，不能熟眠，此乃真阴不足，壮火内燃使然。予泻南补北法。

处方：青蒿珠 6g，生鳖甲 12g，炒川连 1.8g，细生地 12g，肥知母 12g，粉丹皮 12g，炒黄芩 6g，清阿胶（蛤粉 6g 拌炒珠）9g，生白芍 12g，朱茯神 12g，竹叶卷心 30 片，鸡子黄（布包悬煎）2 枚。

按：便通，邪热得以下行，故下肢烦热遽减；入夜烦躁，为阴虚火炎，故主以青蒿鳖甲合黄连阿胶。

九诊：灰苔渐消，躁烦大减，但左胁有动气，间或上攻作痛，小便时茎中反复热痛，还是湿热余邪深入下焦。

处方：细生地炭 6g，肥知母 6g，米炒南沙参 12g，川雅连（吴萸 0.9g 煎水炒）1.5g，米炒大麦冬 12g，飞滑石（包）12g，粉草梢 4.5g，盐水炒木通 4.5g，川楝子 9g，炒枳壳 3g，鲜薤白 12g，瓜蒌皮 12g，川百合 12g，莲子心 3g，竹叶心 30 片，金橘饼 2 枚。

按：病后调理，大致如此。因胁痛故合左金，因小便热痛故伍导赤。

十诊：甘寒育阴，佐以舒气。

处方：米炒沙参 9g，肥玉竹 6g，姜汁炒蒌皮 12g，米炒麦冬 9g，知贝母各 6g，益元散（包）12g，鲜川斛 9g，鲜薤白 12g，醋炒青陈皮各 6g，左牡蛎 12g，玉苏子 3g，降香屑 4.5g，广郁金 6g，桃仁泥 6g，藕节 2 枚。

按：苏子、郁金、降香、桃仁治胁痛，系缪仲醇法。更兼薤白、瓜蒌，又合苦辛开降。

三十一、暑热内伏，睾丸肿痛

案　黄某，男，47 岁，农民。

脉数无伦，舌苔白腻，亢热无汗，神志糊涂，睾丸红肿作痛，证为暑热内伏，湿邪外加，行将化为囊痈之象。第以来势凶恶，诚恐邪陷，姑方宣达，以冀挽回。

处方：光杏仁 12g，白蔻衣 3g，川朴花 4.5g，大豆卷 12g，法半夏 6g，炒黄芩 4.5g，焦栀子 6g，赤茯苓 12g，盐水炒木通 6g，广皮白 6g，鸡苏散（辰砂 0.3g 拌，包）12g，丝瓜络 6g，广藿香（川连 1.5g 煎水炒）6g，车前叶 1 棵，青荷叶 1 角。

按：湿温并发囊痈，证在病急，况神志糊涂，势将内陷，故当先顾其表而用泄湿透热法。

二诊：服药得汗，热仍不解，舌苔黄腻，脉至滑数，心烦脘闷，神志不清，睾丸仍然红肿，证属湿温，显见无疑。能无歧变，方有生机。

处方：光杏仁 12g，炒黄芩（川朴 1.2g 煎水炒）6g，白豆蔻 2 粒，广藿香（川连 1.2g 煎水炒）6g，大豆卷 12g，广郁金 6g，鸡苏散（包）12g，法半夏 6g，丝通草 3g，广橘皮 4.5g，猪赤苓各 12g，酒炒木通 4.5g，车前叶 1 棵，姜水炒竹茹 3g。

按：恙情未退，故仍主宣达。

三诊：表邪渐退，余证如常。

处方：法半夏 6g，广藿香（川连 1.5g 煎水炒）6g，炒黄芩 6g，飞滑石（甘草梢 3g 拌，包）12g，川草薢 12g，福泽泻 6g，姜汁炒萋皮 9g，赤苓皮 9g，潼木通 4.5g，丝瓜络 2 寸，盐水炒黄柏炭 6g，荷叶 1 角，车前叶 1 棵，杏苡仁各 12g，白蔻衣 3g，鲜萹蓄 9g。

按：表邪渐退，应以囊痈为先，故加用清利湿热药物。

四诊：上方去蔻衣、丝瓜络，加赤芍 9g，栝楼根 12g。

按：加入赤芍以散血，楼根以败毒，此疡科之要法。

五诊：表邪大退，痦透热清。但外肾依然红肿作痛，入夜神烦失眠，此湿热内蕴，心肾不交所致。拟方先清湿热。

处方：川雅连 1.5g，大豆卷 12g，焦山栀 4.5g，细生地 9g，飞滑石（辰砂 0.3g 拌，包）12g，粉草梢 3g，姜汁炒萋皮 12g，盐水炒木通 4.5g，盐水炒黄芩 6g，盐水炒黄柏 6g，鲜竹叶 20 片，青荷叶 1 角，鲜车前叶 1 棵，真血珀（米饭为丸先服）1.5g，赤芍苓各 12g。

按：囊痈未退，入夜神烦失眠，乃湿热深入下焦，阴阳不能和谐，故主以导赤泻心汤。盖泻阳之有余，即所以补阴之不足。

六诊：脉静身凉，表邪已解，但以外肾红肿尚未全消，此肝经湿热未得清肃所致。拟以龙胆泻肝为主。

处方：龙胆草 6g，细生地 12g，黄芩柏各 6g，焦山栀 6g，湖丹皮 6g，盐水炒木通 4.5g，川楝子 12g，川草薢 12g，益元散（包）12g，粉草梢 3g，赤茯苓 12g，连心麦冬 12g，鲜萹蓄 12g，车前叶 1 棵。

按：表解而外肾依然红肿，里急治里，故用龙胆泻肝急泻肝经之湿热。

七诊：囊痛已退，再方，清利湿热，佐以舒气。

处方：广橘皮6g，小青皮6g，醋制香附6g，广橘核12g，川楝子12g，台乌药4.5g，川萆薢12g，石菖蒲3g，盐水炒黄芩6g，赤茯苓12g，青木香3g，盐水炒黄柏6g，香橼核6g，荔枝核9g，六一散（包）12g，香橼皮6g，车前叶1棵。

八诊：据述，前以起身冒风，遂浑身发暴热，旋得大汗，热势方退，刻诊脉仍滑数，苔白而滑，周身微微发热，白㾦隐隐外达，此属前病余邪未清，因感复聚，亟应宣化，以希肃清。

处方：白蔻衣3g，川楝子12g，炒枳桔各4.5g，光杏仁12g，川萆薢6g，盐水炒黄芩6g，大豆卷12g，丝通草1.8g，盐水炒黄柏6g，赤茯苓12g，广藿香（川连1.2g煎水炒）6g，香橼皮9g，六一散（苏荷6g拌，包）12g，香橼核9g，车前叶1棵，荷叶1角，橘皮核各9g。

按：复感主以开降，解表于清里并重。否则一味宣化，恐有化燥之虑。

九诊：清肃余邪，借以善后。

处方：青蒿珠9g，佩兰梗6g，知贝母各6g，淡黄芩6g，广郁金6g，醋炒川楝12g，炒䒷皮12g，赤茯苓12g，法半夏4.5g，远志炭6g，广橘核12g，广橘皮4.5g，益元散（辰砂0.3g拌，包）12g，朱染莲心1.8g，香橼皮6g，香橼核9g。

十诊：冒风病反，形寒蒸热，有汗不解，脘腹烦闷，肾囊胀痛，脉至浮滑而数，显见前病邪去正虚，刻复因虚感邪，湿遏热伏，肺气不宣之象。亟应宣达，以免纠缠。

处方：白蔻衣3g，广藿香（川连1.2g煎水炒）6g，光杏仁12g，炒黄芩6g，鸡苏散（包）12g，大豆卷12g，赤茯苓12g，炒桔枳各4.5g，广陈皮6g，丝通草1.8g，川朴花4.5g，法半夏6g，丝瓜络2寸，青荷叶1角。

按：此方与八诊方大致相同，唯表药较重。所以然此，因彼时热为汗解，此则虽有汗而热不解。

十一诊：前药服后，热随汗解，白㾦并且透发。但以胃气未苏，余邪未清，脘腹微闷，间或心烦，舌薄黄，再方以清涤余邪。

处方：白蔻衣2.4g，广藿香（川连1.2g煎水炒）6g，光杏仁12g，大豆卷12g，法半夏4.5g，炒黄芩6g，川楝子9g，炒枳壳4.5g，炒䒷皮9g，赤茯苓9g，鸡苏散（包）12g，丝通草1.5g，荔枝核2枚，姜汁炒竹茹3g。

十二诊：芳香醒胃，佐以理气。

处方：米炒南沙参 12g，广郁金 6g，云茯苓 9g，醋制香附 6g，浙贝母 9g，半夏曲 6g，广橘核 12g，佩兰梗 6g，川楝子 12g，小青皮 4.5g，香橼核 9g，广木香 3g，米炒荷蒂 2 枚，广橘皮 6g，香橼皮 6g，荔枝核 2 枚。

三十二、邪入阳明，烦渴呕蚘

案 白某，男，16 岁，学生。

痦齐而身热自汗，烦渴呕蚘，舌黄，证已化燥，谨防歧变。

处方：生石膏 12g，炒黄芩 6g，制苍术 4.5g，法半夏 6g，广藿香（川连 1.5g 煎水炒）6g，薄橘红 6g，杏薏仁各 12g，姜汁炒蒌皮 12g，赤茯苓 12g，知贝母各 6g，鸡苏散（包）12g，炒桔枳各 6g，青荷叶 1 角，姜汁炒竹茹 3g。

按：痦齐而身热自汗，烦渴舌黄，为邪入阳明耗津灼液之象，故用知母、石膏清阳明独胜之热，合泻心、小陷胸、温胆等以苦辛开降。

二诊：恙情略退，原法继进。上方去杏、薏仁、半夏，加鲜薤白 12g。

三十三、邪陷阳明，痦齐痞闷作痛

案 王某，女，16 岁，学生。

舌心焦黄，脉至滑数，痦点虽齐，身热未清，而周身汗少，小便独多，脘腹痞闷作痛，此暑湿遏伏，欲燥未燥，胃热气陷，津液不能四布之象。拟葛根白虎法。

处方：粉葛根 12g，生石膏 12g，姜汁炒蒌皮 12g，肥知母 9g，炒黄芩 6g，炒枳桔各 6g，法半夏 6g，鲜薤白 12g，光杏仁 12g，大豆卷 12g，姜汁炒竹茹 2.4g，广橘络 3g，广藿香（川连 1.2g 煎水炒）6g，广橘红 4.5g，鸡苏散（青荷叶包）12g，赤茯苓 12g，降香汁炒车前叶 4 片。

按：邪陷阳明，胃气不能上升以布津液而作汗，致令水液下趋膀胱，成为小便独多之证。于白虎中加入葛根，因葛根有生津止渴，鼓舞胃气上行之功。《潜斋医药丛书·消渴》中谓上消证饮多而小便亦多者，由水湿不能排泄于外，转以下陷使然，于白虎汤中加葛根以补清气。与本案有互通之处。

三十四、胸脘痞痛，下肢厥冷

案　姚某，女，35 岁，农民。

湿邪阻遏，肺气不宣，遂致胸脘痞痛，得暖稍快，渴饮作呕，气息短促。下肢厥冷，脉至不起，苔白，证势颇重，姑拟宣化一则，能得痛定肢温方吉。

处方：白豆蔻 2 粒，薄橘皮 6g，杏薏仁各 12g，广郁金 6g，川楝子 12g，制半夏 4.5g，赤茯苓 12g，冬瓜子 12g，炒枳桔各 6g，制川朴 4.5g，鸡苏散（包）12g，青荷梗 9g。

按：脘痛气短，下肢厥冷，系湿阻气机，阳气不能下达，治应宣气化湿。若兼见面色苍白，指甲青紫，则属虚寒气脱，危在旦夕，勉进理中、四逆，或可挽回于前一。

二诊：昨药进后，颇合病机，脘痛止，气息平，下肢转温，可喜可喜。刻惟身微恶寒，胸痞嗳噫，苔薄白，脉濡细，恙系湿邪阻遏气机，升降失司，仍主宣化。原方减川楝子，加大豆卷 12g。

按：因脘痛止，故减川楝；因恶寒胸痞，故加豆卷以宣湿发表。

三十五、湿郁化热，龋齿肢摇

案　杨某，男，25 岁，职工。

痞透欲齐，而热汗不已，舌白口渴，且龋齿肢摇，显系湿郁化热，热极生风之象。能不痉厥，方有生机。

处方：光杏仁 12g，生石膏 12g，制苍术 4.5g，生薏仁 12g，大豆卷 12g，碧玉散（包）12g，冬桑叶 12g，石决明 12g，肥知母 12g，白蒺藜 12g，双钩藤 12g，鲜竹叶 20 片，粳米（代水）1 撮。

按：此证痞透欲齐，而热汗不已，舌白口渴，且龋齿肢摇，显属表邪已透，里湿化热，热极生风，风摇木疾之象，势非清热理湿，平肝息风不可。故用石膏、知母清阳明独胜之热，苍术、豆卷理太阴在表之湿，决明、桑叶以平肝息风，钩藤、蒺藜以舒筋活络。此外，杏仁泄肺，薏仁利湿，碧玉散则清肝胆郁勃之热。

三十六、热炽伤阴，脉数无伦

案 缪某，男，56岁，农民。

暑湿内伏，热汗不已，神志糊涂，脉数无伦，舌黄而干，劳即气促，肢体震颤，证危且险，姑勉一方。

处方：广藿香 6g，薄橘红 6g，姜汁炒川连 1.5g，广郁金 6g，炒黄芩 6g，姜汁炒蒌皮 12g，天竺黄 6g，杏仁泥 12g，制半夏 4.5g，赤茯苓 12g，益元散（辰砂 0.3g 拌，包）12g，鲜蒲草 3g，降香汁炒车前叶 5 片。

按：此证热炽伤阴，脱在须臾。用人参白虎汤，或可救治于万一。

三十七、湿热遏伏，郁久化热

案 金某，男，42岁，农民。

舌苔黄灰，脉至滑数，身热，脘痞作呕，鼻衄鲜红，渴欲冷饮，种种现象，都由湿热遏伏，郁久化热所致。汗之不可，清之不能，法当苦辛开降。

处方：法半夏 6g，焦山栀 6g，炒枳桔各 4.5g，姜汁炒黄连 1.8g，广藿香 6g，姜汁炒竹茹 6g，炒黄芩 6g，杏仁泥 12g，薄橘皮 4.5g，大豆卷 12g，鸡苏散（辰砂 0.6g 拌，包）12g，广郁金 6g，炒蒌皮 12g，广橘络 3g，赤茯苓 9g，降香汁炒车前叶 5 片。

按：湿遏热伏，故进苦辛开降法以泄湿透热。

二诊：服药后，热减烦定，呕止痞开，更得通夜安眠，大致退矣。但以灰黄舌苔未消，口渴仍欲冷饮，胸背发现赤白痦点。仍属湿遏热伏之象，再方苦辛开降，善调为要。上方去焦栀、车前叶，加嫩芦芽 12g。

第四章 妇科

第一节 月经病

一、闭经

案 黄某，28 岁，农民。

寒湿内着，冲任不调，腹痛结块，经汛不潮，与温化通经法。

处方：当归尾 6g，抚川芎 3g，炒白芍 9g，吴茱萸 2.4g，桃仁泥 9g，干姜 3g，川楝子 12g，制香附 12g，制茅术 6g，青陈皮各 6g，怀牛膝 9g，五灵脂 12g，降香 3g，煨姜 1 块。

按：方从金匮温经汤化裁而出。

二、月经量少

案 1 丁某，19 岁，工人。

寒湿着于冲任，经来色黑而少，长此以往，颇有干血痨之忧。

处方：当归身 6g，炒白芍 12g，沉香片 0.9g，制香附 12g，抚川芎 2.4g，制茅术 6g，青陈皮各 6g，炒枳壳 4.5g，香砂米 2.4g，云茯苓 12g，醋炙柴胡 4.5g，降香 3g，采芸曲 12g，姜汁炒川楝 12g，姜汁炒延胡索 6g，荞饼 9g。

按：妇女先天不足，或后天戕贼太过，均可酿成干血痨证。但此证分虚实两种，虚为血海干枯，如上述"闭经"之黄案；实为子宫积瘀，如本案。本案经来色黑，尤为寒象（黑为寒水之色，与火郁反兼胜已之化者不同），故选用温化理气导血之品。至于干血痨重者则非大黄䗪虫丸不克有济。

二诊：经事停止，忽逾四月，寒湿凝阻，气滞血衍，证为一暴十寒，定必酿成干血。

处方：当归尾 6g，抚川芎 2.4g，桃仁泥 9g，制香附 12g，姜汁炒川楝 12g，延胡索 9g，焦山楂 12g，青陈皮各 6g，台乌药 9g，干姜 4.5g，制茅术 6g，炒枳壳 4.5g，赤茯苓 12g，降香 3g，荞饼 9g。

三诊：脉证如昨，率由旧章。

处方：当归尾 6g，抚川芎 2.4g，桃仁泥 9g，制香附 12g，延胡索 6g，安南桂 3g，台乌药 9g，范志神曲 12g，炒枳壳 6g，降香 4.5g，青陈皮各 6g，姜汁炒川楝 12g，荞饼 9g。

四诊：迭进理气破血，温中驱寒之品，经来色黑而少，且未满二日，即告停止，其为气滞血衍显见无疑。一暴十寒，断难根治，是非丸饵兼进，长期图治不可。予丸方。

处方：全当归 15g，抚川芎 12g，炒白芍 15g，湖丹皮 12g，大丹参 24g、醋炒柴胡 12g，川楝子 15g，延胡索 12g，制香附 30g，台乌药 15g，桃仁泥 12g，失笑散 15g，怀牛膝 15g，神曲 60g，降香丝 15g，干姜 15g。

按：丸方药品，与前方大致相同。

案 2 陈某，25 岁，农民。

营卫不调，内热肢倦，经汛短少。近且微感风寒，喉痒作咳，苔薄白，脉浮弦。

处方：当归身 6g，杭白芍 12g，焦白术 6g，炒枳壳 4.5g，浙贝母 6g，云茯苓 12g，湖丹皮 6g，软白薇 6g，炙甘草 1.8g，范志神曲 6g，广陈皮 6g，杏仁泥 9g，炒牛蒡 9g。

按：两和营卫，略参疏化，是标本兼治法。

二诊：减枳、术，加左牡蛎 12g。

三诊：减神曲加焦栀皮 6g。

按：前诊加牡蛎以平肝镇逆，此诊加栀皮以清热除蒸。

三、经行腹痛

案 1 白某，40 岁，农民。

冲任不调，血愆气阻，每际经汛来潮，必先腹痛蒸热，舌淡带青，苔净，脉弦，先用温经，借图缓效。

处方：当归 6g，赤芍 9g，丹皮参各 6g，桃仁泥 6g，川楝子 9g，延胡索 6g，制香附 9g，台乌药 6g，青陈皮各 6g，黄郁金 6g，降香丝 2.4g，藕节 12g。

按：此即所谓痛经。经至腹痛蒸热，是气滞血瘀，郁而化热的表现，故以理气活血，解郁泄热为主法。

案 2 钱某，17 岁，学生。

经水当期，脘胀，小腹冷痛，苔白脉涩，此属寒凝、气滞血瘀之象。拟温化通经法。

处方：当归尾 6g，炒川楝子 9g，青陈皮各 6g，肉桂心 4.5g，制香附 12g，桃仁泥 9g，怀牛膝 6g，玫瑰花 12g，抚川芎 3g，延胡索 9g，广木香 3g，台乌药 6g，五灵脂 9g，炮姜炭 4.5g，降香丝 2.4g。

按：论证遣药，与"闭经"之黄案、"月经量少"之丁案相似。

二诊：经事已通，腹中犹觉疼痛，此乃血虚气滞使然。

处方：箱当归 6g，炒白芍 9g，炒川楝 9g，制香附 9g，肉桂末 3g，炒枳壳 4.5g，醋洗川芎 2.4g，台乌药 6g，延胡索 9g，沉香曲 6g，广陈皮 6g，佛手柑 4.5g，金橘饼 6g。

按：经后腹痛，一般从血虚气滞辨证为多。

三诊：血虚气滞，经汛短期，每于夜间肠鸣腹痛，脘腹频闷，得嗳气即快然如衰，拟丸方缓图之。

处方：全当归 15g，广木香 6g，大丹参 9g，醋炒川楝 12g，醋制香附 12g，肉桂心 9g，云赤茯苓各 15g，炒白芍 15g，香砂仁 6g，抚川芎 4.5g，延胡索 15g，台乌药 9g，青陈皮各 9g，沉香曲 12g，生薏仁 18g，陈佛手 12g，陈香橼 12g，制苍术 9g。

按：丸方与前方的异同点，在于脘闷肠鸣，而加入辛香疏气之品。

四、月经先期

案 董某，35 岁，药师。

肝气抑郁不舒，血行失于常度，以致日晡形寒，胸腹极寒，经前腹中不舒，月事先期而至。拟八味逍遥加减。

处方：醋炙柴胡 3g，制香附 9g，当归身 6g，广郁金 6g，沉香曲 9g，佩兰梗 6g，丹皮参各 6g，炒白芍 9g，醋制川楝 6g，醋炒青陈皮各 6g，降香屑 2.4g，陈佛手 4.5g，金橘饼 2 枚。

按：本案的经汛先期，为肝气抑郁，血行乖常所致。故方宗八味逍遥理肝之气，和肝之血，并稍予清肝之热。若因气不摄血或血因火溢而致经汛先期者，又当另行论治。

二诊：平时日晡形寒，胸腹右侧极寒，迨至经前，则胀窒不舒，经来色紫而少，经期且超前 5 日，细察恙情，由于子宫积有瘀血，子宫何以积有瘀血，则由于肝气抑郁使然。盖气为血帅，率领血液以周行人身，如环无端，周而复始。苟襟怀失畅，卫阳不能畅达，则日晡形寒；阳气郁而不伸，则胸腹极寒。气机既然抑郁，血行因之愆常，故每际经前，腹胀不舒。至于经来色紫，乃因肝郁化热，消耗血液，血得热之煎熬，故血色由红变紫。血液既耗，经来故少。且血得热则妄行，经事因以超前 5 日，犹如釜中水沸，由于釜底薪燃，扬汤止沸，不如去火抽薪，所以欲求经事恢复常态，非疏通子宫之瘀血不可，欲通瘀血，又非条达气机不可。拟以丹栀逍遥加减配成丸剂，经常服用，以求缓效。

处方：全当归 60g，炒白芍 30g，抚川芎 9g，细生地（炒炭）30g，焦于术 24g，炙甘草 9g，丹皮参各 15g，焦山栀 15g，醋炙柴胡 12g，香苏梗 18g，左牡蛎 30g，醋制香附 60g，姜水炒川楝 30g，延胡索 15g，广郁金 15g，贡沉香（研末）3g，青陈皮各 12g，软白薇 15g，炒桃仁 18g，五灵脂 18g，云茯苓 18g，玫瑰花 10 朵，降香丝 9g，陈佛手 15g。水泛丸，每晨用藕汁送下 9g。

按：方用丹栀逍遥以疏肝，牡蛎、苏梗以理郁，桃仁、五灵脂、降香、玫瑰花等以疏子宫之瘀血。

五、经前头痛

案 于某，女，37 岁，1974 年 5 月 17 日初诊。

病人 2 年来每于经前 7~10 天开始头痛，随后逐步加重，自服"去痛片"可缓解片时。月经来潮后头痛递减，经净痛止。头痛期间，伴心烦失眠，面浮肢肿，烦躁易怒，恶心欲吐，腹胀胸闷，乳房胀痛等症。平素月经周期或提前，或错后，经前 5~7 日，经量偏多，色紫暗有块，舌偏红，苔薄，脉弦紧。末次月经为 4 月 25 日。某医院诊为经前期紧张症，辨证属肝郁气滞，用疏肝理气法。

处方：当归 6g，炒白芍 9g，川芎 3g，柴胡 1.5g，炒川楝 12g，醋制香附 12g，青陈皮各 6g，白蒺藜 12g，半夏 6g，苏梗 9g，茯苓 12g。3 剂，每日 1 剂，每剂水煎 2 次，共取汁 400ml，分两次服。

二诊（5 月 20 日）：服药后，腹胀胸闷及乳房胀痛均减，头痛依旧，但未加重。根据过去越近经期头痛越重的规律，拟加用导瘀镇痛之品。原方去茯苓，加红花 6g，川牛膝 9g，白芷 6g，菊花 12g。3 剂，煎、服法同前。

三诊（5 月 23 日）：前药进后，月经虽未来潮，但头痛大减，嘱继续服用二诊方 5 剂。

病人于 26 日月经来潮，经量中等。乃令病人于经前 2 周开始服二诊方，日 1 剂，至月经净止停服，可连续服几个周期。病人服 1 个周期后，头痛仅及过去 1/3；服 2 个周期后，头痛无发作；为巩固疗效，又连续服用 2 个周期。头痛告愈，经期、经量均趋正常。以后随访年余，亦未复发。

按："经前头痛"为妇科常见疾患。临床表现比较复杂，稍不注意，最易误诊。例如病人除头痛外，常兼有心烦失眠，面浮肢肿等见症，从西医学考虑，易误诊为"神经衰弱"；中医学易误认为"心脾两虚"（气血不能上荣，亦可造成头痛）。本案就诊前就曾经出现过这种情况。临床必须详询病史（特别是头痛与月经的关系），认真辨证，才能获得预期疗效。

《灵枢·经脉》篇："肝足厥阴之脉……过阴器，抵小腹，挟胃……上贯膈，布胁肋，循喉咙之后，上入颃颡，连目系，上出额，与督脉会于巅。"故肝郁气滞病人，影响经气运行时，就往往在本经经脉循行线上或邻近部位发生病理反应。本案就诊时，最突出的表现为头痛（肝脉"抵小腹"）胸闷，乳房胀痛（肝脉"上贯膈，布胁肋"）。尽管临床表现多样，但细按病机，仍不外肝郁气滞，循经扩散之象。肝性刚强，肝郁则表现为烦躁易怒，肝郁犯胃（肝脉"挟胃"），又可导致恶心欲吐，故辨证为肝郁气滞。药用楝、附、柴、青、白蒺藜以疏肝理气；二陈、苏梗以和胃宣中；复因肝体阴而用阳，喜柔恶刚，故又加入归、芍、川芎以和肝养血。二诊时，因月经将潮，加用川膝、红花以导瘀滞下行，寓"釜底抽薪""上病下取"之意；并因头痛依旧，加用白芷、菊花。白芷有较好的镇痛作用，惟性味辛温，对肝郁气滞者不宜（因"气有余便是火"），伍以甘凉之菊花，则不仅可以制约白芷燥烈之性，且可共奏止痛之功。

后用本方连续服用 4 个周期，"经前头痛"遂告痊愈。

六、经期头痛、腹痛

案 蔡某，女，37 岁，中国人民解放军某校教师，于 1977 年 11 月 8 日来信求医。

病人于 1973 年上半年开始头痛，每月发作 1~3 次，经期必痛。经期左侧头痛，经后右侧头痛。发作剧烈时，头痛如裂。伴有失眠、烦躁易怒、胸闷、无力、恶心呕吐、胃痛、小腹痛、腹胀等。月经提前 2~6 天，带经期 2 天，经量很少，色暗红，有血块。如呕吐、胃痛或月经量多些则头痛减轻。曾在某医院神经内科住院两个多月，做脑电图、心电图、照相等检查，均未发现器质性病变，诊为"神经血管性头痛"。

病人自 1977 年 5 月开始月经期腹痛加剧，左下腹剧痛难忍、拒按，持续 1 周，3 天不能下床。曾先后在几所大医院行妇科检查，发现子宫后穹窿处有 3~4 个结节，最大的如花生米大小，因此诊断为"子宫内膜异位症"。

病人多年来用过大量中西药及偏方，但疗效甚微。病人在《新中医》杂志 1977 年第 3 期上看到笔者治"经前头痛"的病例介绍，用原方试服 9 剂中药，收到很好效果。1977 年 11 月经期头痛没有发作，故此抱着很大希望于 1977 年 11 月 8 日来信求治。

1978 年 1 月 20 日复信如下：

根据医院诊断：①血管神经性头痛（诊断应为血管性头痛较恰当）。②子宫内膜异位症。

根据主要症状归纳为：①经期头痛（已 4 年余），伴有烦躁易怒、腹胀、月经量稍多，则头痛减轻。②经期腹痛剧烈，月经周期提前，带经期短（2 天），经量少有块。

辨证：肝郁化火，气滞血瘀，阴血不足。肝藏血，肝郁久则化火，血得热乃妄行，故月经提前；肝郁化火，阴血不足，故月经量少，烦躁易怒；月经欲行，而气机阻滞，故经期腹痛；气滞血瘀，故月经暗红，量少有血块。

立法：疏肝理气，养血清肝，兼似化瘀。

主方：丹栀逍遥丸加减。

处方：炒柴胡 4.5g，当归 9g，炒白芍 6g，醋制香附 12g，青陈皮各 6g，川牛膝 9g，五灵脂 9g，醋炒延胡索 9g，木香 6g，苏梗 6g，丹皮参各 6g，焦栀子 6g，旱莲草 9g，砂仁（后下）4.5g。月经前 1 周开始，每日 1 剂，水煎两次，分 2 次服，5 剂。月经来潮前两天，上方去丹皮、旱莲草，加乌药 9g，白芷 9g，菊花 9g，服至月经结束，6 剂，煎、服法同前。

病人于 1978 年 3 月 18 日第 2 次来信：

叙述于 1978 年 2 月 10 日开始服上药，效果显著，2 月 11 日经行腹痛明显减轻，头痛亦减轻，共连服 14 剂。3 月 12 日月经再次来潮（周期为 30 天），腹痛已基本消失，经量亦增多，暗红，基本无血块，带经 4 天。但经后睡眠不好，头痛仍有时发作（较前减轻），胸闷、气短、乏力。

1978 年 3 月 29 日复信如下：

笔者认为病人病已进入佳境，月经期已基本正常（30 天），带经期延长到 4 天（过去 2 天），经血量比过去增多（过去很少），行经期已不头痛，基本不腹痛。至于经后的睡眠欠佳，头痛（比过去减轻），胸闷气短，可能是因月经过后一时性血虚气少之故。

因为血虚不足以濡养心神，则睡眠不好；血虚不足以上充于脑，则头痛；血虚气少导致胸阳失于宣展，则胸闷气短。根据病机分析，治疗上应在月经过后加服补血补气药。仍以前信寄去的基本方为主方。经前、经期加减，煎服法同前。经后在基本方中加入炒熟地 9g，党参 9g，朱染茯苓神各 9g，白蒺藜 9g，炒枳壳 6g。连服 7~10 剂，煎、服法同前。

病人于 1979 年元月 15 日第 3 次来信：

自 1978 年 2 月 10 日开始服药至 10 月底，每月服 12 剂左右。自 11 月停药观察至今。在这一年期间月经周期正常，每次带经期 3~4 天，由"子宫内膜异位症"引起的经期剧烈腹痛消失，两胁胀痛亦除，头痛比过去减轻了好多（只要注意休息，适当控制看书时间就不发病）。目前，基本可以看书和坚持工作。

按：经期头痛、腹痛，为月经病常见证候。从本例临床表现而言，病变主要在肝，兼及心、胃。其发病固然和气滞血瘀分不开，然亦与血虚有关。

首先，本例经期必头痛，此乃血瘀之明证。盖头两侧为少阳经脉所过，厥阴与少阳相表里，血瘀不行，厥气上逆，从而引起头痛。月经量多则头痛减轻，显然是由于血瘀已行之故。在月经期中，肝气横逆，则胸闷、腹胀；犯胃则恶心呕吐、胃痛；郁而化火，伤及心阴，则失眠、烦躁易怒。经后头亦痛者，当责之血虚。因血虚不能上充于脑，经脉失养，头亦为之痛。所谓"不通则痛""不荣亦痛"是也。至于经期腹痛，伴见经量少，经色暗红，有血块，其为瘀血已不待言。

众所周知，丹栀逍遥散原为肝郁化火而设。本例主方用丹栀逍遥散中的柴胡疏肝解郁；当归、白芍补血和营；丹皮、栀子凉肝清热。此外，加香附、青皮、陈皮、木香、苏梗以增强疏肝理气的力量；加川牛膝、灵脂、延胡索、丹参活血化瘀，理气而又活血，则止痛作用显著。加旱莲草是助归、芍养血，佐砂仁是为了和中。尤其是在月经来潮前两天，去丹皮、旱莲，加乌药、白芷等，这更有利于行经止痛。

总之，通过疏肝气、清肝热、养肝血、化瘀血，通中有补，以通为主，从而使失调的气血获得新的协调，达到基本治愈的目的。

七、经前腰腹痛

案 杨某，36岁，工人。

肝气抑郁，冲任不调，此入夜内热，午后脘痛，每际期前腰腹作痛，平时则少腹下坠，白带淋漓之所由来也。恙已久延，须当缓治。当此天癸来潮，先用理气调血法。

处方：当归须9g，炒白芍12g，姜汁炒川楝子12g，醋制香附12g，台乌药9g，桃仁泥6g，丹皮参各6g，怀牛膝炭6g，抚川芎1.8g，陈佛手4.5g，陈香橼6g，降香屑3g，醋炒青陈皮各6g，姜汁炒延胡索9g，失笑散12g，荞饼9g。

按：凡妇女不论患有任何疾病，如果到了行经期，都应当暂置勿论，而以调经为当务之急。

二诊：经事甫过，诸恙若失，究以肝气抑郁，则脘腹频痛；营卫不和，则入夜内热；湿热下注，气机欠利，则少腹痛坠，白带淋漓。恙已久延，拟方次第调理之。

处方：软白薇 6g，丹皮参各 6g，醋炒川楝 12g，制香附 12g，焦山栀 6g，青陈皮各 6g，台乌药 6g，全当归 6g，姜汁炒延胡索 6g，炒白芍 12g，制苍术 4.5g，炒枳壳 4.5g，赤茯苓 12g，陈香橼 6g，车前子（包）12g，金橘饼 2 枚，盐水炒黄柏 4.5g。

按：经事甫过，而白带淋漓，故从理气导血中增用清利之品。

三诊：服药以来，脘痛已退，惟入夜内热口干，少腹痛坠，小溲时而欠利，白带绵互不已。完属肝气抑郁，冲任不调，湿热下注，营卫不和使然。恙宜潇洒性情为要。

处方：全当归 6g，炒白芍 12g，贡沉香片 1.5g，软白薇 6g，丹皮参各 6g，醋炒川楝 12g，醋制香附 12g，醋炒青陈皮各 6g，焦栀炭 4.5g，延胡索 6g，云茯苓 12g，台乌药 6g，车前子（包）9g，陈香橼 4.5g，肉桂 1.2g，盐水炒黄柏 4.5g，荞饼 9g。

四诊：刻诊经事如常，且无所苦，惟间或小腹痛坠，入夜内热，左目红而畏光，显属肝气抑郁于下，虚阳扰灼于上之象。拟平肝理气法。

处方：黑豆豉 12g，杭菊炭 2.4g，焦栀皮 6g，全当归 6g，炒白芍 12g，贡沉香片 1.2g，醋炒川楝 12g，软白薇 6g，丹皮参各 6g，延胡索 6g，台乌药 6g，云茯苓 9g，陈香橼 4.5g，车前子 9g，醋炒香附 12g，醋炒青陈皮各 6g，荞饼 9g。

按：虚阳扰灼于上，则左目红而畏光；肝气抑郁于下，则少腹痛坠内热，理气平肝，是一定的治疗法则。

五诊：拟以丸饵根治。

处方：全当归 18g，杭白芍 30g，炒枳壳 9g，焦山栀 12g，川楝子 18g，焦白术 15g，青陈皮各 9g，樗根皮 15g，伽南香 15g，西洋参 18g，炙远志 12g，茯苓神各 12g，左牡蛎 60g，清阿胶（蛤粉拌炒珠）24g，软白薇 15g，炙甘草 9g，酸枣仁 15g，丹皮参各 15g，炙乌贼骨 15g，台乌药 15g，黄柏炭 15g，醋炒延胡索 12g，醋香附 24g。

按：丸方大致与煎方相同，不过减去平肝息风之药，而加入固带止涩之品。

八、经前乳房胀痛

案 花某，34 岁，职工。

刻下经事将至，而乳房肿痛，腰痛，腹尤不舒，舌淡带青，苔薄，脉涩，此乃血瘀气滞之象，拟温经法。

处方：当归尾 6g，炒白芍 12g，桃仁泥 12g，怀牛膝 12g，炒川楝 12g，延胡索 6g，制香附 12g，台乌药 6g，青陈皮各 6g，丹皮参各 6g，红花 4.5g，广郁金 6g，降香 4.5g，荞饼 9g。

按：经前期而乳房肿痛，是血欲行而气机阻滞的征象。用温化调经法，亦"病在上，取之下"之义。

二诊：近来乳房依然肿痛，腰腹周身皆痛，显系肝气郁结所致。恙必缓图，庶乎有济。

处方：苏梗 6g，左牡蛎 12g，炒川楝 12g，制香附 12g，醋炒青皮 6g，橘红络各 4.5g，全当归 6g，赤白芍各 6g，土贝母 9g，丹皮参各 6g，台乌药 6g，广郁金 6g，陈佛手 6g，金橘饼 2 枚。

按：理气导血，乳房肿痛不退，显属肝气郁结之征，故改用疏肝理郁，软坚消块之法。

三诊：经事甫过，乳房仍痛，而结块拒按，显系肝气郁结不舒之象，证难根治。

处方：当归尾 6g，赤白芍各 6g，醋炒柴胡 3g，左牡蛎 12g，苏梗 6g，炒川楝 12g，延胡索 6g，青陈皮各 6g，丹皮参各 6g，制香附 12g，制乳没各 6g，土贝母 9g，香橼皮 6g，金橘饼 2 枚。

按：柴胡以疏肝解郁，加乳、没以理气定痛。

四诊：左乳房痛已减轻，右乳房依然作痛，坚硬拒按，迄今尚未软化，究属肝气郁久不舒，颇有乳岩之忧。前方加佛手 6g，蒲公英 6g。

按：左乳痛减，右乳依然，症势缠绵，万以想见，虽然加用佛手以理气，公英以败毒，恐亦难以奏效。

九、崩漏

案1 郑某，45 岁，工人。

肝脾失藏统之责，冲任无固摄之权，崩漏鲜红，忽逾旬日，内热头昏，心悸肢颤，周身筋脉酸痛，舌淡，苔薄，脉细缓。总缘去血过多，筋脉失养之故。颇虑血势狂澜，变生不测。

处方：潞党参 12g，炙黄芪 9g，焦于术 6g，清阿胶 9g，当归身 9g，炒白芍 12g，朱染茯神 12g，酸枣仁 12g，龙眼肉 4 枚，紫石英 9g，丹皮参各 4.5g，怀牛膝 9g，炒蒲黄 4.5g，童便 1 杯。

按：崩漏不止，应以止涩为主，但血脱气虚，益气尤为首要。至于用石英、杜仲等药，系守"强督肾以实漏矣"之义。

二诊：减丹参、怀膝、童便，加左牡蛎、龙骨、莲蓬炭。

按：加用龙牡等固涩药，以增强止血作用。

案2　孙某，45 岁，农民。

昨日崩漏鲜红血块甚多，今虽告止，而腰胀频痛，带下如注，口渴心烦，脉弦，苔薄，证属肝不藏血，冲任失司所致。久延有致败之虞。

处方：醋炙乌贼骨 9g，左牡蛎 12g，软白薇 9g，当归身 6g，杭白芍 9g，丹皮参各 4.5g，紫石英 9g，川楝子 6g，制香附 6g，白茯苓 9g，盐水炒黄柏 4.5g，莲肉（连心）8 粒，清阿胶（蛤粉 4.5g 拌炒珠）9g，童便 1 杯。

按：漏红虽止，带下如注，故从理气活血药中，加入止涩的乌贼、胶、蛎以固崩止带。

二诊：崩漏又发，而腰腹痛坠，证属体虚夹瘀，姑勉用寓泻于补一则以应之。

处方：熟地炭 12g，当归身 6g，盐水炒牛膝 6g，延胡索 6g，台乌药 6g，建泽泻 6g，丹皮参各 4.5g，川楝子 9g，桃仁泥 4.5g，制香附 4.5g，降香丝 2.4g，玫瑰花 4 朵。

按：崩漏腰痛，本是奇经受伤的特征。但腰痛而坠，又是里有积瘀亟欲下行的表现。在此情况下，只有用寓泻于补的方法，才能二者兼顾。

三诊：崩漏腰痛而坠，用寓泻于补法，积瘀下行通畅，今拟扶土温养法。

处方：太子参 9g，天生于术 6g，云茯苓 6g，当归身 6g，白芍 9g，杜仲 9g，沙苑子 6g，枸杞子 6g，炙桑螵蛸 9g，炙甘草 1.5g。

按：扶持中土，温养奇经，为崩漏虚极的主要治法。

四诊：脾肾两亏，赤白带下，腰腹痛坠，幸获暂止，近惟腹中不快，水泻，溲热难行，此属湿热，无他歧也。先拟分利阴阳，少佐固摄法。

处方：炙桑螵蛸 9g，天生于术 6g，全当归 6g，炒白芍 9g，香砂米 3g，乌贼骨 9g，建泽泻 6g，猪苓 9g，怀山药 9g，川楝子 9g，煨广木香 6g，炒黄柏 4.5g，青荷叶包陈饭根 1 团。

按：崩漏止而水泻，溲热，标急于本，故以分利阴阳为主法。

案 3 李某，33 岁，职工。

经来淋漓不断，已经月余，二便不利，口渴，腹中热，舌苔黄腻，脉沉实，此湿热壅滞，冲任不调所致。

处方：当归尾 9g，京赤芍 9g，川楝子 12g，延胡索 6g，制香附 12g，青陈皮各 6g，桃仁泥 12g，怀牛膝 12g，汉箱黄 9g，潼木通 3g，丹皮参各 6g，猪赤苓各 9g，降香 3g，车前子（布包）9g。

按：湿热壅滞膀胱，则小便不利，湿热盘踞大肠，则大便艰难，于理气导血中，加入清利之木通、通降之大黄，自可覆杯而起。

二诊：药后，二便爽，漏大减，痛止热退，黄腻苔减退大半，再抱原方加减。前方减大黄、木通、赤苓，加川芎、五灵脂、玫瑰花。

按：二便通行，漏反大减，足见血漏系湿热逼迫所致。转方用川芎、脂、瑰，虽曰通瘀，实所以止漏。

案 4 齐某，27 岁，农民。

暴崩，血尚未止，忽然大寒大热，汗出稍退，此乃血去气伤，抗力薄弱，以致外邪乘虚而入使然。欲求血止，先去寒热。盖天暑地热，则经水沸溢，所谓"血得热则妄行"是也。

处方：太子参 9g，野于术 6g，清阿胶（烊冲）9g，生蒲黄 4.5g，当归身 9g，白芍薇各 9g，丹皮参各 4.5g，煅龙牡各 9g，熟地炭 9g，炒黄芩 4.5g，青蒿 3g，炙甘草 3g，朱染茯苓神各 9g，益母膏（和服）30g，鳖血炙柴胡 3g，蚕茧（烧炭和服）9g。

按：此方重点在于用蒿、芩、鳖、柴以退寒热，余如补气补血，佐以固涩，乃治崩之常法。

二诊：夜来寒热未作，血亦不多，症已机转，似为可喜。但以舌苔厚腻，中心浮灰，暑湿热邪，遏伏中宫，颇虑发生歧变。

处方：青蒿珠 3g，生血鳖甲 15g，枯黄芩 4.5g，当归身 4.5g，炒白芍薇各 9g，丹皮参各 4.5g，太子参 9g，细生地（炒炭）9g，鳖血炙柴胡 2.4g，朱染茯苓神各 9g，益母膏（和服）30g，清阿胶（烊冲）9g，蚕茧（烧焦入煎）9g。

按：舌苔厚腻，中心浮灰，显属暑湿热邪为患之象。崩漏而兼暑湿，最易发生变故，应该引起密切注意。

三诊：崩后，午后寒热，舌苔白腻，此湿郁卫分之象。亟应宣开，徐议止血。

处方：杏仁泥 9g，厚朴花 4.5g，苏藿梗各 4.5g，大豆卷 9g，白蔻皮 3g，薄橘红 4.5g，广郁金 4.5g，炒枳壳各 4.5g，赤茯苓 9g，益元散（包）9g，丝通草 2.4g，青蒿拌炒黄芩 4.5g，荷叶 1 角。

按：亟予宣开，是急则治标法。又病人经服三诊方后，寒热肃清，腻苔亦化，以后转用补气血加固涩药次第调理而愈。

案 5　樊某，40 岁，工人。

肝不藏血，冲任失司，致令经汛短期，淋漓不断，周身脉络牵掣而痛，亦血不荣筋之故。症已久延，难求速效。

处方：全当归 6g，炒白芍 9g，绵杜仲 9g，左秦艽 6g，宣木瓜 6g，川楝子 6g，煅牡蛎 9g，苏梗 4.5g，黄芪 9g，白薇 9g，乌贼骨 9g，金橘饼 3 枚，玫瑰花 3 朵，清阿胶（蛤粉 4.5g 拌炒珠）6g。

按：漏血过多，筋脉失养，自应养血舒筋。

二诊：前药进后，颇合病机，筋脉畅而血摄，惟腰痛白带下注，缘为肝脾两虚所致。

处方：太子参 6g，炒于术 4.5g，黄芪 6g，当归 6g，绵杜仲 9g，川续断 9g，乌贼骨 9g，炒白芍 6g，清阿胶 6g，白薇 4.5g，莲子肉 6 枚。

按：漏止而腰痛带下，应辨证为肝脾两虚，方从归脾化裁而出。

案 6　李某，21 岁，未婚，工人。1974 年 2 月 23 日就诊。

病史：14 岁月经初潮，16 岁曾大出血 1 次，以后半年或 1 年发 1 次，一次要两个月余才结束，其中曾输血 400ml。平时月经周期不正常，经期 10 天左右。自今年 1 月 7 日月经来潮，持续不断，头晕眼花，因于 2 月 18 日经某医院诊为功能性子宫出血，收住院治疗，入院后经用己烯雌酚及止血药物效果不显，因而出院来本门诊部求治。

初诊时主症：月经来潮不断，近 50 日，心慌气短，动则加甚，无腹痛腹坠，无血块，舌淡红，苔少，脉沉细。

辨证：冲任不固，气血两虚。

治法：调补冲任，益气摄血。

处方：党参 15g，炙黄芪 15g，生白术 12g，山药 12g，芡实 9g，杜仲 6g，煅牡蛎 15g，阿胶（烊化）6g，赤石脂 9g，陈棕炭 9g，藕节炭 9g。4 剂，每日 1 剂，水煎 2 次，共取汁 400ml，早晚分两次服。

二诊（2 月 27 日）：上方进 4 剂，漏下如前，手足心热，口干，腹胀，前法参入养阴理气之药。

处方：生熟地各 9g，炒白芍 9g，当归 6g，川芎 2.4g，赤石脂 9g，藕节炭 12g，炒黄芩 9g，旱莲草 9g，血余炭 9g，蒲黄炭 6g，补骨脂 6g，川楝子 9g，白蒺藜 12g，制香附 9g。3 剂，煎、服法同前。

三诊（3 月 1 日）：昨日晚上血量较多，色紫黑有块，小腹胀甚，腰酸较重，据情似属周期月经。用疏肝调经法。

处方：柴胡 4.5g，炒白芍 6g，炒川楝子 9g，白蒺藜 6g，苏梗 6g，煅牡蛎 9g，党参 15g，黄芪 15g，制香附 9g，青陈皮各 6g，陈香橼 6g，乌药 6g。3 剂，煎、服法同前。

四诊（3 月 4 日）：4 日来漏下血量较多，颜色紫暗，微有血块，但腹不通不坠，头晕心悸，嗜睡无力。当以补气摄血为宜。

处方：黄芪 18g，党参 15g，生白术 9g，炙甘草 6g，煅龙牡各 24g、赤石脂 15g，芡实 9g，陈棕炭 9g，炮姜炭 2.4g，血余炭 9g，三七粉 3g（两次分冲）。3 剂，煎、服法同前。

五诊（3 月 6 日）：昨日血量逐渐减少，经量如继续减少，当属月经周期之象。现症：少腹胀，血紫黑，有块，仍遵前法。

处方：炙黄芪 2.4g，党参 12g，生白术 9g，制香附 9g，川楝子 9g，煅龙牡各 15g，陈棕炭 9g，蒲黄炭 9g，藕节炭 9g，炒白芍 12g，三七粉（两次分冲）3g。3 剂，煎、服法同前。

六诊（3 月 9 日）：上方进 3 剂，昨日上午漏血止，下午又稍有一点血，今日上午更少，看来符合月经周期之象，惟腰痛，腹有下坠感，益气养血，调补奇经。

处方：炙黄芪 15g，党参 12g，生白术 9g，炒白芍 9g，阿胶（烊化）6g，煅牡蛎 15g，赤石脂 15g，杜仲炭 12g，潼蒺藜 12g，蒲黄炭 9g，藕节炭 9g，升麻 4.5g，制香附 12g。6 剂，煎、服法同前。

七诊（3 月 15 日）：11 日上午漏血已止，小腹下坠感减轻，惟腰酸，活动甚则心悸，12 日复查血常规，白细胞 4.8×10^9/L，血红蛋白 115g/L，崩漏为气血不固，奇脉受损。

处方：炙黄芪 12g，党参 12g，白术 9g，阿胶 9g（烊化），当归 6g，炒白芍 9g，陈皮 9g，龙眼肉 9g，炒枣仁 9g，补骨脂 6g，杜仲 9g，川断 9g，潼蒺藜 9g，醋炙升麻 4.5g，醋炒柴胡 6g。7 剂，煎、服法同前。

八诊（3 月 23 日）：用调补奇脉益气养血法后，小腹已不下坠，心悸，腰酸均减，惟感气短，今查血常规，白细胞 6×10^9/L，血红蛋白 120g/L。

处方：太子参 15g，炙黄芪 15g，生白术 12g，杜仲 9g，川断 9g，炙甘草 6g，龙眼肉 9g，远志 9g，炒枣仁 9g，沙苑子 12g，陈皮 6g，茯苓 9g，阿胶（烊化）6g，炒白芍 9g。5 剂，煎、服法同前。

九诊（3 月 27 日）：昨日上午阴道少量出血，中午停止，但无月经来潮的表现，腰酸，周身倦怠，头晕失眠。仍以益气养血，调补奇经，上方再服 5 剂。

十诊（4 月 1 日）：漏血停止已 22 天，现在腰痛减轻，失眠多梦，调补奇经，以巩固疗效。

处方：川断 9g，杜仲 9g，菟丝子 9g，沙苑子 9g，枸杞子 9g，寄生 9g，丹参 6g，炒川楝子 9g，炒白芍 9g，阿胶 6g。3 剂，煎、服法同前。

十一诊（4 月 4 日）：昨日中午阴道出血，量少色淡，小腹作胀而坠，隐痛，据情当属月经来潮之象，疏肝气，调冲任。

处方：柴胡 6g，炒白芍 12g，青陈皮各 6g，炒川楝子 9g，制香附 9g，丹参 9g，红花 6g，川芎 3g，小茴香 4.5g，香橼 6g，佛手 6g，焦山楂 9g，党参 9g。5 剂，煎、服法同前。

十二诊（4 月 9 日）：3 日经潮，7 日经净，现在腰酸，白带多而清稀，小腹稍有坠感，肝郁不舒，脾虚生湿。疏肝解郁，化湿止带。

处方：柴胡 4.5g，白蒺藜 12g，茯苓 12g，泽泻 9g，山药 15g，生白术 12g，制香附 9g，青陈皮各 6g，煅牡蛎 15g，炒枣仁 9g，远志 9g，升麻 4.5g，炒川楝子 9g，白芍 12g。3 剂，煎、服法同前。

十三诊（4月12日）：药后腰痛减轻，白带未减。

处方：柴胡 6g，香附 9g，白术 12g，芡实 12g，乌贼骨 12g，白芍 6g，薏米 12g，泽泻 12g，煅牡蛎 15g，炒枣仁 9g，陈皮 6g，菟丝子 9g。6剂，煎、服法同前。

十四诊（4月18日）：白带极少，小腹下坠亦有好转，现症心悸气短。

处方：枣仁 15g，远志 9g，珍珠母 15g，党参 15g，煅牡蛎 15g，寄生 12g，菟丝子 9g，川断 12g，茯苓 12g，白术 9g，升麻 6g，芡实 9g，陈皮 6g。3剂，煎、服法同前。

十五诊（4月22日）：白带已止，小腹略坠，有时微感气短。本月3日月经来潮，目前以疏肝解郁，理气调经为主。

处方：柴胡 4.5g，炒白芍 9g，炒川楝子 9g，制香附 12g，青陈皮各 6g，芡实 9g，川断 9g，寄生 9g，川芎 3g，炒枣仁 9g，远志 9g，五灵脂 12g，玫瑰花 6g。7剂，煎、服法同前。

十六诊：病人于4月25日月经来潮，5月31日月经净，病人此次月经后，月经很快恢复正常，过去未有此象。嘱用丸方以巩固疗效。

处方：醋炒柴胡 30g，白蒺藜 45g，醋炒川楝子 45g，醋制香附 45g，青陈皮各 30g，当归 30g，炒白芍 45g，川芎 24g、潼蒺藜 45g，芡实 30g，菟丝子 30g，茯苓 45g，焦白术 30g，煅牡蛎 60g，川断 30g，杜仲 30g，泽泻 30g，椿根皮 30g，木香 18g。以上诸药共研细末，水泛丸，如绿豆大，晒干瓶存，每服 6g，一日两次，温开水送下。

按：功能性子宫出血属中医"崩漏"范畴。其证虽有血热、气虚和瘀血之别，但均与奇经八脉特别是冲任关系密切。本例初诊时漏下近50日，无腹痛，无血块，而心慌、气短、舌淡少苔，脉沉细，可知气血双亏，尤以气虚为重。所谓"脾不统血"即指此而言。故初诊用党参、黄芪、白术、山药等以益气摄血，乃属正治。二诊以四物汤为主，三诊以疏肝调气为大法，均未能遏止病势。四诊仍改为补气为主，参、芪、术、草之外，佐用赤石脂、炮姜炭、煅龙牡、三七粉等温涩止血之品，血量乃逐渐减少。以后诸诊，虽亦参用理气的香附、川楝，和血的蒲黄、当归，养心的元肉、枣仁，调补奇经的杜仲、潼蒺藜、补骨脂等药，然皆以益气为主，漏下由多而少，由少而止。说明治法得当，便能得心应手。十一诊月经来潮，量少色淡，腹坠胀而隐痛，改用逍遥散为主方以疏肝调经。十二诊经净，趋于正常。后面用药，虽有出入，要不离乎疏肝养血，调补奇经，终使数载痼疾，得竟全功。

案7　李某，女，35 岁，职工。1973 年 8 月 23 日初诊。

主诉：两年来，月经周期不正常，或提前，或错后，经期一般 7~10 天，曾服中西药调理，未见效果。本月 7 日月经来潮，今晨约 7~10 时又见来潮，月经量特多，4 个小时约出血 1500ml，头晕眼花，几乎不能站立，所在单位卫生所拟诊为功能性子宫出血。病人改来本部门诊。诊见：面色㿠白，言语低怯，舌淡，苔薄，脉细涩。此病属暴崩。《丁甘仁医案》谓："暴崩宜补宜摄。"即按其法治之。

处方：党参 24g、炙黄芪 24g、生白术 12g，炙甘草 6g，云茯苓 12g，芡实 12g，煅龙牡各（先煎半小时）30g，陈棕炭 6g，血余炭 6g。着服 3 剂，每剂二煎，2 日服完。

二诊（8 月 25 日）：病人自述服完上药后，出血量减少大半。乃于前方中加入蒲黄炭 6g，藕节炭 9g，以增强止血力量。服法同前，2 日尽 3 剂。

三诊（8 月 27 日）：病人崩血已止，惟感头晕心悸，周身无力。用气血双补法。

处方：党参 15g，炙黄芪 12g，生白术 12g，川芎 6g，当归身 9g，阿胶（烊冲）4.5g，炙甘草 6g，陈皮 6g。着 3 日服 3 剂，借以善后。愈后追访 5 个月，未见再患。

按：妇人冲任两脉虚损，不能固摄，"血非时而下，淋漓不断，谓之漏下"，若"不能约制其经血，故忽然暴下，谓之崩中"（巢元方《诸病源候论·卷三十八》）。结合本例辨证，诊为"暴崩"。对于暴崩的治疗，可按"先止血以塞其流"（《叶天士女科》）的急则治标原则，但欲达此目的，必须采用固气之法。吴鞠通《温病条辨·治血论》说："故善治血者，不求之有形之血，而求之无形之气。"张石顽说得更具体："若大脱血后，毋以脉诊，急用独参汤加当归救之。"（《张氏医通》）

本例初诊仿用张锡纯的固冲汤（《医学衷中参西录》）加减，取炙芪合四君以补气摄血，龙、牡、棕、余、芡实以收涩止血。但这里用的龙、牡，还有另一层意思。因血为气之母，血脱则气亦脱，如血去（或汗出）过多者，"则当虑其亡阳，故加潜阳之龙骨，佐以牡蛎，使阴阳相筦摄，不能脱离"（《增补评注温病条辨·卷三·下焦篇》第二条曹炳章眉评）。本例一诊服药后而血大止。二诊复参入蒲黄炭、藕节炭，使止血而不留瘀，投药后血全止，可见"血脱则挽回元气"（郭云台《证治歌诀·卷之一》）的治法，确是中医治血经验总结之一。至于三诊用气血双补法，乃是血证善后的必然步骤。

第二节　带下病

一、带下漏血

案　曹某，39岁，农民。

肝气抑郁，血行失常，腹中痛坠，赤白带下，日晡畏寒，拟逍遥法加减应之。

处方：炒白芍12g，醋炒柴胡2.4g，当归尾6g，抚川芎2.4g，炒川楝12g，延胡索6g，制香附12g，大丹参6g，安南桂3g，台乌药9g，云茯苓9g，青陈皮各4.5g，五灵脂12g，降香屑4.5g，藕节2枚。

按：理气导血，兼以疏肝。

二诊：腹痛漏血，均以告愈。但少腹胀满，微微下坠，白带则仍绵绵不断，此属肝气抑郁，湿热下注使然。

处方：杭白芍12g，春柴胡1.8g，当归尾6g，焦于术6g，川楝子12g，延胡索6g，制香附12g，台乌药6g，大丹参6g，炙甘草1.8g，青陈皮各4.5g，云茯苓各9g，福泽泻6g，车前子（包）9g，陈香橼6g，丝瓜络4.5g。

按：漏血告愈而白带绵绵，故转方以清利为主。

二、赤白带下，少腹痛坠

案　肖某，65岁，农民。

少腹痛坠，二便交阻，赤白带下，腰脊酸甚，此肝气抑郁，冲任不固，伤及奇经之象。老年气血两虚，难求捷效。

处方：全当归6g，炒白芍12g，大熟地12g，怀山药12g，焦于术6g，乌贼骨 12g，鹿角胶 12g，绵杜仲 12g，柏子仁 12g，肉苁蓉 12g，云苓神各 12g，沙蒺藜 9g，湖莲肉 9g，红白鸡冠花 9g。

按：补气血、补冲任、补奇经，高年气血两虚者，应当如此施治。

二诊：药后，腰痛较减，而便坠仍然，显见气血大虚，但攻之不能，补之不效，殊为棘手。惟有补中寓通一法，能得便畅，则幸甚矣。

处方：潞党参 12g，焦于术 6g，怀山药 12g，大熟地 12g，肉苁蓉 12g，川续断 12g，绵杜仲 12g，云苓神各 12g，全当归 6g，杭白芍 12g，川楝子 12g，制香附 12g，湖莲肉 12g，红白鸡冠花 9g。另燕医生补丸 3 粒（药前服 2 粒，便通则止服）。

按：二诊方意与初诊之异同点，在于用潞党参以固气，燕补丸以通便。

三诊：刻仍腰痛腹痛坠，赤白带下而味臭，此乃肝肾两伤，湿热内蕴之象。证必善调，方有生望。

处方：肉苁蓉 12g，枸杞子 12g，全当归 9g，安南桂 3g，沙蒺藜 12g，鹿角霜 12g，赤茯苓 12g，盐水炒黄柏 6g，怀牛膝炭 6g，制香附 12g，福泽泻 6g，川萆薢 12g。

按：肝肾两伤，湿热内蕴，病情极为复杂。用药虽曲尽心机，恐亦无能为力。

四诊：服全鹿丸。

按：全鹿丸温补奇经，具有一定效果，即所谓："栽培妙取有情"。不过用之于此案，不免有心余力绌之感。

三、赤带伴少腹坠痛

案　袁某，30 岁，工人。

经至饮冷，气滞血凝，少腹痛坠，赤带淋漓，此乃瘀血不去，新血不得归经之象，按法当用理气导瘀之品。但以口泛甜水，脘闷食少，暮且微有寒热，舌苔腻而浮灰，脉濡，此乃感受时令暑湿，遏伏不宣所致。急则治标，当先宣化。

处方：广藿梗 6g，炒茅术 6g，制川朴 6g，川楝子 12g，制香附 12g，香砂仁 3g，广木香 4.5g，青陈皮各 6g，抚川芎 2.4g，当归尾 6g，桃仁泥 9g，台乌药 6g，降香丝 3g，荞饼（入煎）9g。

按：既有痛坠之赤带，又有暑湿之新感，故处方用宣化者半、理经带者半。

二诊：药后，表邪已解，寒热肃清，饮食渐增，浮灰腻苔已净。究以气血瘀滞，留而不行，少腹右半坚硬结块，瘀痛绵绵，尤为据按，赤带且淋漓不断，及今图治，当用理气导瘀法。

处方：当归尾 6g，抚川芎 3g，桃仁泥 9g，炒怀牛膝 9g，五灵脂 12g，安南桂 3g，制香附 12g，延胡索 9g，青陈皮各 4.5g，广木香 3g，川楝子 12g，台乌药 9g，降香丝 3g，荞饼（入煎）9g。另妇科回生丹 1 粒，药汤送服。

按：表解治里，一定不移。于理气导血中加入五灵脂，因该药散瘀血颇为擅长。

三诊：刻下，赤带已经停止，腹痛亦大减轻，但少腹右半坚硬结块，尚未软化，显系气滞血瘀，结而为癥，蒂固根深，不易取效，欲速恐不达，惟有缓图而已。

处方：当归须 9g，小茴香 4.5g，川楝子 12g，延胡索 9g，制香附 12g，青陈皮各 6g，焦山楂 12g，台乌药 9g，橘核 12g，藏红花 2.4g，抚川芎 2.4g，炒白芍 6g，吴萸 1.2g，荔枝核 12g，降香丝 4.5g。

按：癥结治以橘核丸，是法外之法。经谓："任脉之为病，男子内结七疝，女子带下瘕聚。"橘核丸既能治疝，移治女子的癥瘕，看来亦未尝不可。

四诊：服药以来，腹痛已平，右半结块，亦且软化，但以湿流下腑，膀胱气机不化，致令小溲维艰，少腹膨胀，拟五苓散加减治之。

处方：炒茅术 3g，制川朴 4.5g，上官桂 2.4g，川草薢 12g，当归须 4.5g，小茴香 3g，川楝子 12g，青陈皮各 3g，台乌药 12g，大腹毛 6g，猪赤苓各 9g，建泽泻 9g，橘核 12g，荔枝核 12g，荞饼 9g。另益生膏 1 张（上放白芥子、肉桂末等份及当门子少许），贴于结块之上。

按：因湿流下焦，溲艰腹膨，故参用平胃、五苓。外治法亦双方兼顾。

五诊：迩日以来，诸恙均愈，惟以抱恙日久，气血两虚，带下稀水，不红不白，际此病退以后，法当两补气血。

处方：潞党参 9g，焦白术 6g，云茯苓 9g，炙甘草 3g，当归身 6g，炒白芍 9g，广陈皮 6g，川草薢 9g，益智仁 9g，香砂米 2.4g，制香附 4.5g，台乌药 4.5g，玉红枣 4 枚，金橘饼 6g。

按：气血两虚，带下不红不白，故于双补气血中，参入草薢分清以清利湿热，涩精固窍。

四、白带伴少腹痛坠

案　李某，35 岁，职工。

寒湿凝阻，气机不利，以致少腹右半痛坠，大便欠利，白带淋漓，舌淡苔薄白，脉沉细，先用理气化湿之法。

处方：制茅术 6g，香砂仁 3g，炒川楝 12g，制香附 12g，延胡索 6g，青陈皮 6g，广木香 4.5g，台乌药 9g，安桂心 3g，猪赤苓各 12g，福泽泻 9g，车前子（包）12g，荠饼 9g，煨姜 2 片。

按：温中即所以散寒，理气即所以化湿。对于白带淋漓，则有燥湿、利湿之品。

二诊：药后，大致已退，完以每次痛作，腹中冰冷，而大便则坠而难行。寒湿阻气，法应温通。

处方：台乌药 12g，海南子 12g，川楝子 12g，广木香 4.5g，焦山楂 12g，青陈皮各 6g，高良姜 4.5g，香砂仁 3g，肉桂心 6g，巴豆 4.5g，小茴香 6g，煨姜 4 片，荠饼 9g。另燕医生补丸（先服）3 粒。

按：本案的关键，在于痛作腹冷，大便坠而难行。故主以温通法，并加入通降之燕医生补丸，宜其一服而便通痛减。

三诊：煎药服后，大便畅行，痛坠大减。但不时痛作，气聚有形，白带淋漓下注，殆《内经》之所谓"任脉之为病，男子内结七疝，女子带下瘕聚"者耶？

处方：广橘皮 6g，橘核 12g，炒川楝子 12g，小茴香 3g，焦山楂 12g，香砂仁 3g，广木香 4.5g，安南桂 3g，台乌药 6g，制茅术 6g，猪苓 12g，赤苓 12g，建泽泻 6g，陈香橼皮 4.5g，香橼核 12g，荔枝核 6g，盐水炒黄柏 4.5g，荠饼 9g。

按：本案当与"赤带伴少腹痛坠"之袁案三诊参看。袁案属癥积，癥者，真也；本案属瘕聚，瘕者，假也。故均以橘核丸为主方，袁案多用破血药，本案则侧重于理气。

五、带下伴腰腹痛

案 吴某，32岁，农民。

素有带下，恶寒而发，腹、腰部剧烈作痛，痛甚则白带增多，亟应理气化湿，以冀痛平。

处方：醋制香附12g，台乌药6g，青陈皮各6g，香砂仁2.4g，广木香3g，延胡索6g，制苍术4.5g，炒枳壳4.5g，赤茯苓12g，车前子（包）12g，肉桂1.8g，建泽泻6g，香橼皮6g，香橼核12g，盐水炒黄柏4.5g，荞饼9g，姜汁炒川楝子12g

按：此诊应与"白带伴少腹痛坠"之李案首诊参看。

二诊：前方减枳壳、茅术、泽泻，加当归6g，小茴香3g，杭白芍12g。

按：减茅术、泽泻等药，系湿邪等已递减；加当归、白芍等药，系合逍遥散以条达肝气。

三诊：腹痛带下，均已就痊。刻惟少腹右侧，间或气聚不舒，原法继进。

处方：广橘皮6g，橘核12g，炒川楝12g，制香附12g，焦山楂12g，小茴香4.5g，延胡索9g，台乌药9g，青广木香各4.5g，香砂仁3g，炒白芍12g，全当归6g，醋炒青皮6g，香橼皮4.5g，香橼核12g，荞饼9g。

按：此诊应与前李案三诊合看。

六、赤带伴经前腹痛

案 边某，36岁，农民。

寒湿着于冲任，寒热腹痛，赤带淋漓，而每至经前，腹痛尤剧，舌淡苔净，脉弦，拟温中祛寒法。

处方：春柴胡3g，姜汁炒川楝子12g，当归6g，杭白芍12g，制香附12g，青陈皮各6g，香砂仁3g，神曲9g，制苍术4.5g，炒枳壳4.5g，赤茯苓12g，吴茱萸1.8g，制半夏9g，煨姜2片，荞饼1角。

按：肝气抑郁，则寒热腹痛；冲任不调，则赤带淋漓；经前痛甚，是血欲行而气阻之的表现。用逍遥加味，自属对症下药。至于用苍术易白术，因苍术对治经前腹痛而属湿郁者，尤为有效。其他若吴茱萸、半夏，则为胃寒吐酸而设。

二诊：大致已退，近因劳倦过度，致脘痛吐酸。温胃散寒，一定成法。

处方：制茅术9g，炒枳壳6g，制半夏9g，砂蔻仁各（后下）1.8g，公丁香4.5g，醋炒川楝子12g，制香附12g，台乌药6g，焦山楂9g，采芸曲12g，青陈皮各6g，吴茱萸2.4g，云茯苓12g，佛手柑3g，金橘饼1枚，煨姜1块。

按：此为胃寒吐酸证，故用辛香疏气之品以温胃散寒。若因热而吐（虚热内蕴者除外）者，则非左金丸或合丹、栀，泻心不克有济。

三诊：近则日晡恶寒，入夜发热无汗，得食则呕，味酸带冷，询由感寒而起，非药石之过也，宜抚躬而自省之。

处方：杏仁泥12g，白蔻球2粒，川朴花6g，广藿香6g，云茯苓12g，吴茱萸2.4g，沉香曲6g，广陈皮6g，干薤白9g，制半夏9g，炒枳桔各6g，炒川楝子12g，炮姜2.4g，香橼皮6g，荞饼9g，灶心土（代水）30g。

按：同一寒热，前为肝气郁滞，此为外感寒邪，临证时必须明辨。

四诊：刻诊寒热已解。但脘胁胀闷，食入则呕吐酸水，属胃寒为患。

处方：砂蔻仁各1.8g，广藿香6g，吴茱萸2.4g，公丁香4.5g，制半夏9g，青陈皮各6g，姜汁炒川楝子12g，制香附9g，炒枳壳6g，范志神曲12g，陈佛手6g，陈香橼6g，荞饼6g，煨姜3片。

按：表解治里，必然步骤。

五诊：温胃散寒，略佐镇静。

处方：醋煅代赭石15g，旋覆花（包）9g，制半夏6g，青陈皮各6g，云茯苓9g，干姜3g，公丁香3g，柿蒂4枚，荞饼9g。

按：温胃散寒，呕仍不止，加用旋覆、代赭与丁香、柿蒂，是一定的治疗法程。又本案经此次调治后，呕吐酸水逐告痊愈。

七、白带伴瘕聚

案　黄某，39岁，职工。

冲任不调，气滞血瘀，遂致日晡形寒，少腹冷痛瘕聚，经汛短期，白带下注，舌淡苔薄，脉弦紧，羌延数年，非朝夕所可奏功。

处方：全当归6g，炒白芍12g，春柴胡2.4g，丹皮参各6g，川楝子12g，延胡索6g，制香附12g，青陈皮各6g，广木香3g，台乌药6g，安南桂3g，乌

贼骨 9g，云茯苓 12g，香橼皮 6g，荞饼 9g

按：一般认为经汛短期属热，但亦有因肝气横逆而致者，此证即是。故用逍遥散以疏肝、金铃子散以理气；丹参、香附以调血；并用乌药、肉桂、木香以温中定痛，因气血得寒则凝，温则消而去之之故。

二诊：前药进后，腹痛不冷，但内热，白带。前方减肉桂加焦山栀、车前子、川草薢。

三诊：用丸方治之。

处方：全当归 15g，杭白芍 18g，醋炒柴胡 6g，丹皮参各 15g，焦栀皮 12g，醋炒川楝 15g，醋制香附 24g，醋炒延胡索 15g，青陈皮各 9g，炒于术 15g，乌贼骨 15g，台乌药 15g，广木香 6g，肉桂末 6g，白茯苓 15g，怀牛膝 15g，桃仁泥 12g，车前子 12g，焦山楂 12g，黄柏炭 9g，樗根白皮 12g，广郁金 15g，京三棱 15g，蓬莪术 15g，降香屑 9g。

按：较前方加棱、莪、桃、降、焦楂以破积聚，黄柏、樗根以止白带。又本案服丸方三料后，诸证霍然。

八、赤白带下，脘闷腹胀

案 梅某，35 岁，农民。

肝气郁滞，湿热下注，脘闷腹胀，赤白带下，苔色白，脉滑数，拟逍遥法。

处方：当归身 6g，炒白芍 12g，炒茅术 4.5g，焦栀炭 4.5g，炒黄柏 4.5g，川楝子 12g，建泽泻 6g，广陈皮 6g，制香附 12g，丹皮参各 4.5g，赤茯苓 12g，采芸曲 9g，枳壳 4.5g，荞饼 9g，车前子（布包）9g。

按：丹栀逍遥合二妙，确为治疗赤白带下的主要方法。又王孟英曰："带下为女子生而既有，津津常润，本非病也，但过多则为病矣。"其主要病因，不外寒热两端。因为胞宫蓄热或蕴寒，均能分泌多量之黏液，或黄或白，其色不一，夹血者则为赤色。属热者，小腹隐隐作痛，所下之物，或挟秽臭，阴道且有灼热感；属寒者，不痛不臭，所下之物，白色为多。

九、带下不断，营卫不和

案 杭某，28 岁，工人。

内热形寒，呛咳，带下不断，此营卫不和导致。

处方：焦于术 6g，云茯苓 9g，炙甘草 1.8g，当归身 6g，杭白芍 9g，软白薇 6g，广陈皮 6g，寇杏仁 9g，白苏子 4.5g，炒枳壳 4.5g，范志神曲 9g，玉红枣 4 枚，枇杷叶 1 片，米炒南沙参 12g，糯稻根须 9g。

按：此案见证，与"月经量少"之陈案相同。惟就咳嗽而言。一为外感，一为内伤。故在两和营卫中，陈案则加用疏风化痰之杏、贝、牛，此案则参入清金降逆之苏、枇、杏，这是它们的不同之处。

二诊：大致已退，仍守原方加味。

处方：焦于术 6g，炒枳壳 4.5g，米炒南沙参 9g，白茯苓 9g，炙甘草 1.5g，当归身 6g，炒白芍 9g，佩兰梗 6g，玉苏子 4.5g，沉香曲 6g，寇杏仁（去皮）9g，广郁金 4.5g，广陈皮 6g，冬瓜仁 9g，枇杷叶 1 片，金橘饼 2 枚。

按：较前加入兰、玉、瓜子，芳香醒胃，以善其后。

十、湿热下注，白带淋漓

案　徐某，35 岁，农民。

内热头昏，白带，溺赤而热，舌红苔黄，脉弦数，此为肝阳上扰，湿热下注之象。

处方：鲜石斛 9g，石决明 12g，焦山栀 6g，湖丹皮 6g，当归身 6g，杭白芍 9g，桃仁泥 9g，怀牛膝 9g，炒黄柏 6g，车前子 9g。

按：方宗八味逍遥加减。对于肝阳则有石斛、决明之清平，对于湿热则参入黄柏、车前以清利。

二诊：木火灼金，阴液受伤，以致月信不潮，白带淋漓，内热头晕，干咳咽燥，胸腹痛引腰背，间有恶寒，舌光红，脉弦数，盖宜屏除烦恼，谨慎风寒，为要。

处方：左牡蛎 12g，清阿胶 12g，当归身 9g，杭白芍 12g，大麦冬 9g，大生地 12g，湖丹皮 9g，软白薇 9g，川楝子 9g，橘皮白 3g，川贝母 6g，苏梗 6g，金橘叶 10 片，糯稻根须 12g。

按：肝阴不足，肝阳有余，治当育阴潜阳，平肝镇逆为主。

三诊：恙情如前，转方治之。

处方：鲜石斛 12g，左牡蛎 12g，大生地 15g，清阿胶 12g，天麦冬各 12g，京玄参 9g，白芍 12g，苦杏仁 9g，京川贝 6g，橘皮络各 4.5g，炙款冬 9g，川楝子 9g，莲子心 3g，鸡子黄（煎）1 枚。

按：较前方加鲜斛、鸡子黄以育阴除热，款冬、杏仁以润肺止咳，是木火刑金的进一步治法。

四诊：用丸饵治之。

处方：左牡蛎 24g、杭白芍 18g、天麦冬各 15g、清阿胶 15g、湖丹皮 12g、焦山栀 15g、当归身 12g、川贝母 9g、怀山药 15g、软白薇 12g、云茯神 12g、炙远志 9g、苦杏仁 18g、大生地（捣膏）12g、柏子仁（微焙）15g、生贡术（米泔水炒）6g、炼蜜 90g。泛丸，每晨空心服 9g。

按：丸方与煎方所异者，在于加丹、栀以清热平肝，术、药以崇土抑木。用蜜泛丸，系守"肝苦急，急食甘以缓之"之旨，也就是"缓肝急所以息风"的意思。

第三节　胎前病

一、恶阻

案　张某，25 岁，农民。

妊娠 2 月余，呕吐不止，此为恶阻。

处方：左牡蛎 12g，香苏梗 4.5g，抚川芎 3g，薄橘皮 4.5g，姜汁炒竹茹 3g。

按：方用牡蛎、苏梗以缓肝调气，橘皮、竹茹以降逆化痰，并用川芎以宣郁开滞，故恶阻可迎刃而解。

二、胎漏腹痛

案　赵某，30 岁，职工。

妊娠近 2 个月，腹痛漏红，急用固下益气，以防堕胎。

处方：潞党参 9g，云苓神各 9g，焦于术 9g，炙甘草 3g，炒归身 3g，熟地炭 9g，炒白芍 9g，香砂仁 3g，广陈皮 4.5g，建莲肉 4.5g，清苎根 15g，纹银 60g。

按：妊娠期间，气血趋护于胎。腹痛漏红，是气血不足的现象，往往因而堕胎。故用人参养营以大补气血；银、苎、建莲以安胎固下；砂仁既能调气，又能安胎。又《证治歌诀》云："腹痛多因，归地别具一法；胎漏宜补，营经风热须知。"胎漏腹痛，自应固下益气。若温病热入膀胱而尿血，不可用此法。用此法的辨证："一为溺则下血，一为不溺下血。"

三、妊娠蛕厥

案　孙某，24岁，农民。

妊娠5个月，胎气上冲，致令脘腹剧痛，气逆作呕，呕甚则出蛕虫，寒热往来，饮食不纳。羔如不退，虑成蛕厥。

处方：乌梅肉6g，川椒1.5g，川雅连1.5g，吴茱萸1.5g，杭白芍12g，柴胡2.4g，湖丹皮6g，川楝子9g，制香附9g，青陈皮各4.5g，台乌药6g，制半夏6g，抚川芎1.8g，云茯苓9g，姜汁炒竹茹6g，伏龙肝（代水）30g，荞饼（过口）6g。

按：胎气冲胃，腹痛吐蛕，用左金以伐肝和胃，梅、芍以酸敛杀虫，楝、附、青、陈、乌药、川芎以理气定痛。至于饮食不纳，系蛕扰所致，故又用川椒以伏蛕杀虫。

二诊：药后，痛止呕定，寒热亦退。刻惟胸膈闷塞，口泛甜水，仍属肝气犯胃，胃失下行之征。

处方：川雅连9g，吴茱萸0.6g，炒白芍9g，乌梅炭4.5g，广皮络各6g，法半夏4.5g，佩兰梗6g，炒枳壳4.5g，广郁金4.5g，川楝子6g，制香附9g，云茯苓9g，竹茹4.5g，荞饼（入煎）6g。

按：蛕止而胸膈闷塞，口泛甜水，此即方书所说的"脾瘅"，亦属肝胃不和，湿浊上溢所致。故主以连、萸、梅、芍以平肝，佩兰、二陈以和胃。

四、子淋

案　李某，25岁，职工。

妊娠8个月，小便淋黏难行，腹胀且坠，此为子淋，拟安荣散治之。

处方：大麦冬9g，潞党参9g，细辛3g，当归9g，茯苓9g，炙甘草1.8g，丝通草2.4g，萹蓄9g，车前子9g。

按：怀妊八月，气血欠充，以致胞系反戾，侵及膀胱，从而形成小便淋黏难行，腹胀且坠，故以潞党、当归补气补血。另用麦冬润肺燥，增其肃化之权；细辛润肾，烁其升举之力；通、苓、车、蓄以渗利水湿。

五、子肿

案 崔某，24岁，农民。

怀身7个月，周身浮肿，腹胀气急，良由脾虚湿胜，胞中有水使然，恙名子肿，谨防分娩生变。

处方：土炒党参9g，焦白术6g，上陈皮6g，大腹皮4.5g，赤苓皮12g，冬瓜子皮各12g，福泽泻4.5g，防己4.5g。

按：此为五术五皮饮法，有健脾利湿之功。惟此等病证，往往迁延难愈，难愈则正气日益困惫，一临产蓐，往往变生意外，不可不知。

六、妊娠腹坠

案 周某，35岁，农民。

重身腹坠，谨防堕胎，拟丸方缓备之。

处方：潞党参15g，炙甘草9g，焦白术15g，云苓神各15g，广陈皮15g，炒砂仁15g，炒黄芩18g，炮干姜9g，白归身15g，炒白芍18g，醋制香附24g、醋炒川楝子18g，青苎根60g

按：此为四君子合当归散法，有补气养元，维护胎盘的作用。之所以加用黄芩，乃因胎得凉则安，并能监制其他温药之故。

第四节　产后病

一、产后恶露不尽

案 王某，40岁，教师。

产后感寒，恶露不行，恶寒腹痛，拟生化汤加味。

处方：当归须4.5g，炮黑姜3g，抚川芎2.4g，肉桂心2.4g，桃仁9g，荆芥炭4.5g，川楝子12g，制香附12g，延胡索6g，藿香叶8片，焦山楂（赤砂水炒）12g。

按：因感寒而恶露不行，恶寒腹痛，当以理气活血、温中散寒为先。但同时必须结合消积。因为消积既可免邪伏之虑，又能收荡涤之效。故取荆芥以散血中之寒，桃仁以破血中之瘀。焦山楂本为中州消导之品，用赤砂水炒后，即可下行入血而祛恶露。

二、产后恶露不通

案　郭某，38岁，职工。

胎前伏暑夹湿，产后恶露不通，致令清浊混淆，升降失调，上则干呕，下则泄泻，少腹疼痛拒按，利下白脓，右膝屈而不伸，小肠痈势已成矣。迁延已久，正虚邪盛，先予益气扶胃，然后再议排脓。

处方：米炒潞党参9g，米炒广皮4.5g，广藿梗6g，川连0.9g，制半夏4.5g，白茯苓6g，白扁豆皮9g，川楝子9g，延胡索6g，姜汁炒竹茹4.5g，车前叶（降香汁炒）5片。

按：方书谓："胃不伤不呕，肠不伤不泄。"此症之所以呕泻，殆由胎前伏暑，胃肠受伤，产后体虚，中气无权使然。故方用人参益气扶胃，温胆以和胃止呕，芩、连以清肠止泻，藿香、白扁豆、茯苓、车前叶以祛暑渗湿，金铃子散以理气止痛。

二诊：药后，呕泻等已告止，腹痛利脓，依然如故。且因病久正虚，新寒又袭，以致头额冰冷，齿牙作痛。再方理气排脓，不必缕缕治之，盖所谓"先急后缓"也。

处方：米炒潞党参9g，箱归身9g，济银花9g，粉甘草4.5g，川楝子9g，延胡索6g，苡米30g，赤茯苓9g，车前叶3片，金橘叶8片。

按：党参、当归益气补血；金铃子、延胡索以理痛；银花、甘草以排脓。而重用苡米，不仅因其擅长破积毒、利肠胃，而且对于肠痈尤具特别效果。

三诊：减去金铃子、延胡索，加米炒南沙参9g，制乳没各4.5g。

按：加沙参以育阴；乳、没以止痛。

三、产后恶露不净

案 丁某，35 岁，工人。

产后，恶露不净，腹中胀痛。

处方：当归尾 12g，抚川芎 3g，炮黑姜 3g，桃仁泥 6g，怀牛膝 6g，延胡索 9g，香附子 9g，赤芍 9g，益母草 9g，焦山楂（赤砂水炒）12g。

按：此案与上王案基本相同，故亦主以生化汤。惟以腹中胀痛，因加入益母以祛瘀生新，怀牛膝以引血下行。

四、产后感寒，恶露停滞

案 金某，32 岁，干部。

产后感寒，恶露停滞，以致头昏内热，腹中疼痛而结块拒按。羌延已有两月之久，难求速效。

处方：当归尾 6g，杭白芍 12g，丹皮参各 6g，广木香 3g，油肉桂 3g，川楝子 12g，制香附 12g，延胡索 9g，青陈皮各 4.5g，台乌药 4.5g，桃仁 9g，焦山楂 12g，降香屑 4.5g，荞饼 12g。另妇科四生丹（陈酒送下）1 粒。

按：恶露瘕结，气血凝滞，则腹痛拒按；瘀血不去，新血不生，则内热头昏。羌延较久，非缓图不克有济。

五、产后恶露淋漓

案 麻某，41 岁，职工。

产后守温通之意，误服陈酒祛除恶露，遂致血得热则妄行，赤带淋漓；肝阴伤而阳升，头昏心乱，目不能开，舌光而干，拟养血平肝法。

处方：杭菊炭 4.5g，焦栀皮 4.5g，黑豆皮 9g，云苓神各 9g，酸枣仁 9g，清阿胶 9g，炒白芍 12g，双钩藤 9g，当归 6g，金钗 9g，石决明（先煎）12g，童便 1 盂。

按：方书谓"产后宜温"，意思是说产后体虚多寒，其实并不尽然，此人服陈酒驱瘀，遂致变证百出，可引为鉴戒。

六、产后脘腹痛坠

案 1　冯某，36 岁，农民。

产后过月，脘腹痛坠，自述腹中瘕块拒按，痛发必先寒热，白带绵绵而已。此为气血凝滞所致。

处方：全当归 6g，杭白芍 9g，广木香 3g，川楝子 9g，小茴香 3g，小青皮 6g，延胡索 6g，台乌药 9g，香砂仁 2.4g，橘皮 6g，橘核 12g，炒枳壳 6g，陈檀香 4.5g，荔枝核 9g，香橼皮 6g，焦山楂 9g，香橼核 12g，醋炒香附 12g，醋炒柴胡 6g，荞饼 6g。

按：本案辨证的关键系"瘕块拒按，痛发寒热"，其形成原因为气滞血凝。血何以凝，因气之滞。故主以理气破积法，取"气为血帅，气行而血亦行"之意。

二诊：拟丸方缓图之。

处方：当归身 15g，杭白芍 15g，焦山楂 12g，丹皮参各 12g，川楝子 12g，延胡索 12g，醋香附 15g，台乌药 15g，广木香 4.5g，云茯苓 12g，焦于术 12g，炙乌贼骨 15g，香橼皮核各 12g，青陈皮各 12g，醋炒柴胡 6g。

按：较前方加入山栀、丹皮、参，乃因气血郁久化热而为带下，故用之以清热止带。

案 2　宗某，40 岁，教师。

产后三朝，腹痛而坠，漏下瘀血兼块，头晕目眩，心悸，气血不固，颇虑致脱。

处方：潞党参 12g，全当归 6g，川芎 3g，赤白芍各 4.5g，云茯神 9g，川楝子 9g，制香附 12g，焦山楂 9g，桃仁 6g，广皮 6g，炮姜 3g，益母草 9g。

按：痛坠而漏下瘀块，足见里有积瘀，应以化瘀为主法。但眩晕心悸，势必防脱，故加潞党参以固气止脱，守"血脱益气"之意。

七、产后感寒，小腹作痛

案　倪某，38 岁，教师。

产后感寒，血凝气滞，遂致小腹左侧结块作痛，二便欠利，仿血得寒则凝，温则消而去之之旨立方。

处方：当归尾 6g，炮姜炭 6g，姜汁炒延胡索 9g，制香附 12g，乌药 9g，油肉桂 3g，川芎 3g，桃仁泥 12g，姜汁炒川楝子 12g，广木香 3g，焦山楂（赤砂水炒）12g，泽泻 9g，赤茯苓 12g，车前子（包）12g。另妇科四生丹 1 粒。

按：寒袭胞宫，结癥作痛，从而导致了前后不利，其原因在于寒积石化，气机痹阻。故采用理气导血，散寒利湿法。佐用妇科四生丹以助药力之不足，则收效更好。又此案的二便欠利，与实热、露寒、肺气不降、膀胱不化所致者有别，临证时必须仔细辨认。

二诊：药后，诸恙均愈，刻惟腹痛间作，得后与气则快然为衰，此乃寒袭子宫，气机呆滞使然。

处方：橘皮核 12g，散红花 3g，桃仁泥 6g，广木香 6g，焦山楂 12g，姜汁炒延胡索 9g，全当归 6g，小茴香 3g，姜汁炒川楝 12g，乌药 6g，小青皮 3g，醋制香附 12g，川芎 3g，香橼皮 6g，香橼核 12g，荞饼 12g，煨姜 2 片。

按：得后与气则快然为衰，亦通则不痛之义。于前方去妇科回生丹而加橘核，虽减少其制，而有以核治核之妙。

八、产后内热腹痛

案 周某，39 岁，农民。

产后，血虚肝郁，内热腹痛，头昏肢麻。

处方：全当归 6g，杭白芍 12g，炙柴胡 3g，湖丹皮 6g，焦山栀 6g，石决明 12g，云苓神 12g，杭白菊炭 4.5g，黑豆皮 12g，左秦艽 6g，宣木瓜 6g，川楝子 12g，制香附 12g，丝瓜络 1 段。

按：肝阴既亏，风由火出，则头昏肢麻；肝木下郁，血虚气滞，则内热腹痛。处方必须全面照顾，才能取得疗效。

九、产后少腹频痛

案 孔某，40 岁，工人。

少腹频痛，痛甚则泻，自产后以迄而今，等已举发 3 次。显系寒袭冲任，气机凝滞所致。证欲根治，须当缓图。

处方：制茅术 9g，广藿根 6g，香砂仁 4.5g，广木香 4.5g，安南桂 4.5g，青陈皮各 6g，采芸曲 9g，制川朴 6g，猪赤苓各 9g，福泽泻 6g，香橼皮 6g，荞饼9g。

按：温中以散寒，宣气以化湿，疏滞佐分利以止泻。

二诊：产后感寒，着于冲任，遂致腹部胀痛，痛甚则泻，手心觉热，白带下注。肝强脾弱，显见无疑。

处方：制茅术 6g，广藿梗 6g，广木香 3g，香砂仁 3g，全当归 6g，炒白芍9g，青陈皮各 4.5g，安南桂 3g，猪赤苓各 9g，制香附 9g，采芸曲 9g，建泽泻4.5g，香橼 6g，荞饼 9g。

按：仍守前方加减，为肝强脾弱之痛泻的一定治法。

三诊：减藿香、泽泻、当归、白芍，加枳壳、川楝子、乌药、炮姜。

按：痛甚则泻，痛为本，泻为标，故增枳壳、川楝、乌药、炮姜以理气定痛。

四诊：拟丸方缓图之。

处方：土炒苍白术各 18g，制川根朴 18g，广木香 6g，香砂仁 12g，安南桂 9g，广陈皮 12g，赤猪苓各 9g，建泽泻 9g，姜汁炒川楝 15g，醋制香附 15g，台乌药 15g，陈香橼 15g，白扁豆 30g，炒枳壳 9g，采芸曲 15g，炙甘草 6g，炒薏米 30g，炮姜炭 12g，秋桔梗 9g，广藿梗 18g。

按：丸方与煎方同意。为了实脾止泻，故加入白术、扁豆、苡仁、炙甘草。

十、产后内热头晕

案　何某，33 岁，工人。

产后血虚，肝阳挟卫气上逆，内热头晕，惊悸不眠，腹右动气上冲难忍。症重防脱。

处方：当归身 6g，湖丹皮 6g，生龙齿（先煎）12g，天麦冬各 9g，川楝子 12g，杭白芍 9g，云苓神各 12g，鲜金钗 12g，酸枣仁 12g，煅牡蛎（先煎）12g，石决明（先煎）12g，金器 1 具，童子溲 1 盆。

按：方用归、芍以补血；丹、溲以凉血；决、钗、龙、蛎、金器以平肝镇逆；枣仁、二冬以宁心安神。至于川楝则为腹右动气而设。

二诊：恙情较为好转，转方图之。

处方：市丁连 1.5g，焦远志 6g，白归身 6g，酸枣仁 12g，生龙齿 12g，炙甘草 3g，清阿胶 12g，云苓神 12g，杭白芍 12g，左牡蛎 12g，鲜金钗 12g，鸡子黄 1 枚，莲心 3g，金器 1 具，黄土（代水）30g。

按：用黄连阿胶鸡子黄汤，泻南方之火，补北方之水，以治产后真阴不足，壮火内燃之症，也是"实则泻其子，虚则补其母"的意思。俗传产后宜温宜补，看来这句话不能尽信。

十一、产后风动头晕

案 骆某，40 岁，工人。

产后血虚，风动头晕。

处方：石决明 12g，双钩藤 6g，明天麻 2.4g，白蒺藜 9g，杭菊花 4.5g，冬桑叶 6g，黑豆皮 9g，湖丹皮 6g，当归身 6g，杭白芍 12g，朱染灯芯 0.3g。

按：养血清热，平肝定风，为治疗血虚风动的一定法程。

十二、产后四肢痛麻

案 江某，28 岁，职工。

产后血虚，暑邪内伏，舌光中空，身热，口渴心烦，脘闷腹痛，四肢酸麻而痛，治以养阴透邪。

处方：醋炙柴胡 1.5g，炒枯黄芩 6g，肥知母 6g，青蒿 4.5g，湖丹皮 6g，鲜川斛 9g，白扁豆皮 9g，宣木瓜 6g，当归身 6g，炒白芍 9g，广皮白 4.5g，川楝子 6g，青荷叶 1 角，丝瓜叶 1 片。

按：因血虚而暑邪内伏，故用育阴达邪法。

十三、产后腹痛肢麻

案 方某，42 岁，农民。

产后感寒，头昏恶寒，腹痛肢麻，舌面紫斑，属血郁气滞使然。

处方：荆芥炭 3g，醋炒川芎 1.8g，苏薄荷 3g，白蒺藜 12g，左秦艽 6g，宣木瓜 6g，当归须 6g，炒白芍 12g，广木香 3g，广陈皮 6g，川厚朴 3g，白茯苓 9g，广藿梗 6g，丝瓜络 4.5g。

按：方用荆芥炭、苏薄荷以散风疏表，藿香、厚朴、木香、陈皮以理气定痛，当归、白芍、川芎、白蒺藜以散瘀血而舒筋脉。

十四、产后肩背疼痛

案　代某，42 岁，农民。

产后肩背疼痛，已 1 年余，宜用药酒治之，拟酒药方。

处方：当归身 15g，炒白芍 18g，生黄芪 15g，焦于术 12g，防风根 12g，宣木瓜 12g，左秦艽 15g，怀牛膝 15g，炒杜仲 15g，川续断 12g，金毛狗脊 15g，抚川芎 9g，青陈皮各 9g，丝瓜络 6g，桑枝头 60g。

按：于补血补气、行血行气药中，加入杜仲、续断、狗脊以强筋壮骨，庶可收敛。

十五、产后乳房肿痛

案　戚某，26 岁，工人。

新产以后，乳房肿痛，多因婴儿含乳入睡，热气吹入乳内，以致乳汁停滞不散，从而发生结核肿痛。但发病已经半月之久，而结核坚硬不软，日晡微寒微热，此时尚未化脓，仍可无形消散，拟牛蒡子散加味。

处方：柴胡 4.5g，炒牛蒡子 12g，当归尾 12g，京赤芍 12g，制乳没各 6g，制香附 9g，醋炒青皮 6g，橘红络各 6g，济银花 12g，土贝母 12g，蒲公英 12g，皂角刺 2.4g。另服青龙丸，外敷乌龙膏。

按：此即所谓"外吹"症，治以牛蒡子散，用柴胡、牛蒡子以解表；当归、赤芍、乳香、没药以活血；青皮、香附、橘络以理气；银花、土贝母、蒲公英、皂角刺以清热败毒散结。疡科初步治法，大抵如斯，不独此症为然。

二诊：前方连服两剂，日晡已无寒热，乳汁且有时外溢，结核亦缩小而渐软，是气血已有流通之象，断可不致化脓。再方，仍步原法进步。

处方：春柴胡 6g，醋制香附 12g，当归尾 12g，土贝母 12g，瓜蒌皮 6g，醋炒青皮 6g，制乳没各 6g，京赤芍 12g，橘红络各 4.5g，王不留行 12g，蒲公英 12g，忍冬藤 12g，金橘叶 10 片。

按：寒热已解，病有退象，仍用柴胡，意在疏肝。加入瓜蒌皮，旨在下之以折其势。

三诊：服药以来，诸恙均减，但乳房部位时觉畏寒，此为局部气血不舒，以致体温内郁，不能适应外界气温变化之故。仍当理气活血，微佐疏肝。

处方：醋制香附 12g，醋炒柴胡 2.4g，醋炒川楝 9g，双钩藤 12g，醋炒青陈皮各 6g，制乳没各 6g，夏枯草 12g，苏荷尖 6g，当归须 12g，京赤芍 12g，土贝母 12g，蒲公英 12g，金橘叶 10 片。

按：方中薄荷，不仅擅长解散，而且善消乳汁。

四诊：养血调气，藉以善后。

处方：当归身 6g，炒白芍 12g，川楝子 9g，制香附 9g，浙川贝各 4.5g，广皮络各 4.5g，湖丹皮 4.5g，香砂仁 1.5g，陈佛手 4.5g，远志 4.5g，金橘叶 10 片。

按：疡科善后，一般如此。

第五章 杂病

第一节 呼吸系统疾病

一、燥热咳嗽

案 李某，女，47 岁，1974 年 9 月 25 日初诊。

病史：病人于 1974 年 9 月 11 日突然头痛，恶寒，喉痒，咳嗽吐痰，甚则气喘，鼻塞流清涕，打喷嚏，但不发热。本门诊放射科胸透，提示：急性支气管炎。用西药抗生素及氨茶碱类，疗效不显著，因请用中医药治疗。

初诊主症：感冒两周，喉痒咳嗽，痰少、鼻塞、背寒，汗多，口干渴，舌红有裂纹，苔薄而燥，脉细数。

辨证：燥已热化，肺津被灼。

治法：辛凉甘润以清燥热，甘寒滋润以生肺津。

处方：桑叶 6g，杏仁 9g，薄荷 6g，橘红 6g，半夏 1.5g，南沙参 12g，麦冬 12g，石斛 12g，五味子 6g，大贝母 6g，芦根 15g，生梨肉（劈开入煎）60g。3 剂，每日 1 剂，水煎 2 次，共取汁 300ml，2 次分服。

二诊（9 月 28 日）：背寒消失，汗出减少，余症如前。再方清宣肺气，佐以益气生津。将前方加减，去薄荷，加白参（另煎冲服）6g，炒黄芩 6g，板蓝根 9g。8 剂，煎、服法同前。

三诊（10 月 5 日）：上方连服 8 剂，喉痒除，鼻塞通，自汗消失，咳嗽大减。但近两日来，入暮咳嗽，引右胁背作痛，食欲略减，腹胀，舌苔薄黄而燥，此肺气痹阻，脾胃不和之象。

处方：杏仁 9g，郁金 9g，橘红 6g，半夏 1.5g，枇杷叶 6g，川贝 1.5g，炒葽皮 6g，南沙参 12g，麦冬 12g，石斛 12g，焦山楂 6g，神曲 9g。3 剂，煎、服法同前。

四诊（10月8日）：腹胀又退，食欲较振，右胁背痛亦轻。唯入暮间或咳嗽几声，口干舌燥，欲饮水自救，仿用俞氏清燥救肺汤。

处方：杏仁6g，白糖炒石膏12g，桑叶9g，炙枇杷叶9g，南沙参12g，麦冬12g，石斛12g，半夏1.5g，郁金6g，川贝6g，炒瓜蒌皮9g，炒黄芩6g，板蓝根9g，生梨肉（劈开入煎）6g。6剂，煎、服法同前。

五诊（10月13日）：入暮不咳嗽，口舌不干燥，右胁背疼痛消失，二便饮食如常。甘寒育阴以善其后。

处方：沙参12g，麦冬12g，石斛12g，炙枇杷叶9g，川贝母6g，炒瓜蒌皮6g，橘红络各6g，炒黄芩6g，板蓝根9g，桑皮9g，茯苓9g。4剂，煎、服法同前。

按：据中医温病学，燥症有温燥、凉燥之分。温燥较暮春风温为重，凉燥较严冬风寒为轻。本例初起有头痛，恶寒喉痒，鼻塞流清涕，打喷嚏等近似风寒的某些症状，故可能属于凉燥。但到病人就诊时，除具有鼻塞、喉痒等表证外，兼见汗多、口渴、脉细数等热象，表明凉燥有化热之渐。病人舌红有裂纹，属阴虚体质，"阴虚者阳必凑"。"阳加于阴"，则自汗出，汗出过多，则不仅耗损阴津，抑且有伤阳气，背为阳位，阳气有伤则背寒。咳嗽痰少，口干，苔薄而燥，系肺燥清肃无权，气不布津之象。基于以上分析，本例病机确属燥已热化，肺津被灼。根据叶天士的"上燥治气"，以及章虚谷"肺位至高，肺津伤，必用轻清之品，方能达肺；若气味厚重而下走，则反无涉矣。故曰：'上者上之'也"的论点，故选用辛凉甘润的桑杏汤合甘寒滋润的麦门冬汤加减治之。二诊在前方的基础上加入白参，与原有的麦冬、五味子相伍，则成为益气生津的生脉散；并加黄芩、板蓝根以增强清热坚阴的作用。三诊时，因病人咳引右胁背作痛，考虑到系肺气痹阻，痰热壅滞肺络所致，故用杏仁、橘红、郁金、枇杷以宣降肺气；川贝、蒌皮以清化痰热。复因病人出现了食欲减退、腹胀，考虑到系肺气膹郁，导致脾胃不和之象，所以除"宣降肺气"外，又加用了半夏、山楂、神曲以调整脾胃功能。至于四诊仿用清燥救肺汤，系因病人口干舌燥，欲饮水自救，故用之以清燥化之火，而救肺伤之阴，这是燥热伤阴的进一层治法；五诊用甘寒育阴法，乃系一切热病阴津亏耗的善后之法，不独燥热为然。

总之"燥者润之""治燥必用甘寒"，这是治疗燥证的基本原则。本例经 5 次诊治，药味每有所变动，而属于甘寒的沙参、麦冬、石斛等濡润之品，依旧每方必用，其取义就在于此。但必须指出，本例曾多次使用苦寒的黄芩、板蓝根，似乎有悖于"治燥必用甘寒"之理。不过此二药均长于治疗"肺热咳嗽"。如果用于大剂量甘寒药中，足以矫正其苦寒之偏性，而使之发挥应该发挥的作用。试观本例曾经使用过的麦门冬汤，其中就有辛燥的半夏，未尝不与"燥者润之"相左，然而仍不失为治疗属于津枯液燥的肺痿的一首名方。由此可知，临证选方谴药，即使使用某些似乎"于理不合"的药物，主要配伍得当，不但不会相互轩轾，而且可收到相反相成之效。

二、湿热咳嗽

案　吴某，女，67 岁，1974 年 4 月 12 日来诊。

病史：有咳嗽史近 20 年，遇感增剧。曾在某医院胸透，提示：两侧慢性支气管炎，伴肺气肿，但心脏无改变。最近 10 天来，因头痛、恶寒发热引起咳嗽气喘，体温 39℃（腋下，下同），曾经某医院诊断为慢性支气管炎继发感染，连续肌内注射青、链霉素 1 周，发热不退，咳喘不减，故来本部请求诊治。

初诊主症：咳嗽气上，痰黄稠，不易吐出，难于平卧，身热（体温 38.6℃），脘闷，口干不欲饮，大便燥结，小便发黄，舌苔厚腻满布，上罩浮黄，脉滑数。

辨证：风邪外袭，肺气不宣，脾湿内动，郁遏化热。

治法：宣降肺气，清化湿热。

处方：杏仁 9g，白蔻 3g，橘红 6g，桔梗 9g，半夏 1.5g，厚朴 1.5g，苏梗 6g，藿香 6g，赤茯苓 15g，泽泻 9g，桑皮 12g，炒黄芩 9g。3 剂，每日 1 剂，水煎两次，共取汁 300ml，2 次分服。如药后诸症减轻，再服 3 剂。

二诊（4 月 18 日）：上药进 6 剂，体温减至 37.6℃，厚腻苔已后退，口干缓解，腑行不燥，咳喘均减，可以平卧。唯自觉夜间发热，手足心热，食后腹胀，矢气较多，此属湿遏热伏，脾肺气滞之象。药即应手，方向效边求。前方去桑皮、桔梗，藿香改藿梗，加炙枇杷叶 6g、姜汁炒瓜蒌皮 6g、郁金 6g。3 剂，煎、服法同前。

三诊（4 月 22 日）：夜间已不发热，手足心亦不热，咳痰中带有血丝，此乃湿热郁勃，灼伤营络所致。湿热为病之本，切勿见血治血。

处方：杏仁9g，白蔻3g，橘红6g，半夏1.5g，厚朴1.5g，茯苓15g，姜汁炒瓜蒌皮6g，炙枇杷叶9g，炒黄芩9g，桑皮12g，芦根15g，白茅根15g。3剂，煎、服法同前。

四诊（4月25日）：用清化湿热法，痰血消失，体温37.2℃，但仍咳嗽痰多，苔心厚腻，食欲不振，头晕，动则心悸，究属脾肺气滞，痰湿留恋之象。"脾为生痰之源，肺为贮痰之器"，宣肺运脾以化痰湿。

处方：杏仁9g，橘红9g，半夏9g，苍术6g，厚朴6g，白蔻3g，佩兰9g，藿香6g，炒黄芩6g，赤茯苓15g，薏苡仁12g，通草1.5g。3剂，煎、服法同前。

五诊（4月29日）：厚腻苔大退，食欲好转，头晕心悸均减，体温正常，唯睡觉时咳嗽几声，并吐白黏痰。上方半夏、橘红均减至6g，苍术、厚朴均减至1.5g，白蔻减至1.8g，并加桑皮12g。3剂，煎、服法同前。

六诊（5月3日）：腻苔化净，咳、痰均减，芳香醒胃，以善其后。

处方：橘红6g，半夏1.5g，茯苓12g，苏梗9g，藿香6g，佩兰6g，焦白术6g，炒黄芩6g，炒薏米9g，南沙参9g，川朴1.5g。3剂，煎、服法同前。

按：病人有20年的咳嗽史，表明有痰饮宿疾，遇到感冒加重，则是外感引动宿饮的应有表现。考痰饮的产生，大都由脾失健运，不能运输水液，以致水液凝滞、聚湿生痰而成。在通常情况下，可有轻微咳嗽或者不咳嗽。一旦感受外邪，则往往脾湿内动而咳嗽增剧。但本例病人就诊时，一方面外邪已罢（如恶寒、头痛消失）；另一方面湿渐化热，正如叶天士所说："湿必化热，熏蒸为嗽。"倘从临床证候分析，乃系湿热壅肺，肺失肃降，以致咳嗽气上，难于平卧，痰黄稠，不易吐出；热郁肌肤则身热，湿蔽清阳则脘闷；湿邪困乏脾阳，"脾不能为胃行其津液，津液无以上承，所以口干而不欲饮""脾土不能运旋鼓舞，而大便燥结"。肺与膀胱通气化，肺经湿热下注膀胱，则小便发黄。至于舌苔厚腻上罩浮黄，脉滑数，均属湿热熏蒸之象。然而细勘本例病情，咳嗽病因固属湿热，但重点在湿；咳嗽病机固属肺脾，但重心在肺。根据叶天士："热自湿中而来，徒进清热不应"和吴鞠通"肺主一身之气化，肺气化则湿亦化"的论点，因而采用宣降肺气，清化湿热的治法，取"轻苦微辛具流通之品"的杏仁、白蔻、橘红、桔梗，"宣通气滞以达归于肺"，藿、朴、夏、苏以芳香化湿，茯苓、泽泻以甘淡渗湿；复取甘苦合化之桑皮、黄芩以清化肺经湿热。必须这样，才能做到"以杜生痰之源，以清贮痰之器"。

二诊的辨证要点，系病人夜间发热及手足心热。一般认为这是阴虚发热的现象，但夜间属阴，湿为阴邪，湿邪自旺于阴分，固可以夜间发热；湿热郁遏不解，亦可以手足心热。所以，仍从湿热认证为妥。否则，误认阴虚发热，治以滋阴清热之剂，则未免"留湿致困"而恋邪不解。三诊的辨证要点，系痰中带血。如果考虑到前此病情，那就应该认为这是湿热郁勃，灼伤营络之象。否则，误认邪入营血，投以清营凉血之品，则不惟不能达到止血之目的，反而助痰浊为患，甚至造成血势狂澜。所以二、三诊临证处理，仍着眼于湿热，化湿为主，清热为辅，终于使上述证候迎刃而解。实践证明，这样的诊断和处理，是符合实际情况的。

五诊因腻苔大退，诸症递减，药随病变，只不过略减其制，六诊因腻苔化净，咳、痰均少，表明湿化热清，改用芳香醒胃法，湿病善后，大抵如斯。总之，"湿为黏腻之邪，最难骤化"，绝不能急切图功。从本例整个治程的处理来看，明显突出了这一点，这是我们最值得注意的问题。

三、大叶性肺炎致咳嗽

案 郑某，女，30岁，1973年12月14日诊。

病史：曾患浸润型肺结核，已硬结。近1周来患"感冒"，鼻塞流清涕，咳嗽痰多，胸部发闷，手足心热。4日来，每于凌晨1时许渐渐恶寒，继而发热，体温达39℃（腋下，下同），至早8时则降到38℃以下。今天经石家庄市某医院实验室查血常规：白细胞 15×10^9/L，中性粒细胞0.8，放射科胸透：提示右肺有大片阴影，因而被诊断为大叶性肺炎。由于本人对青、链霉素过敏，故请中医诊治。

初诊时主症：咳嗽痰多，鼻塞，胸闷，不思纳谷，口黏腻而苦，午夜后寒热类疟，晨起热势因汗而衰，大便干，小便黄，舌红，苔黄腻，脉弦数。

辨证：温邪留恋少阳，蕴湿于中焦。

治法：和解枢机以透邪，轻清展气以化湿。吴鞠通曰："肺主一身之气，气化则湿亦化。"

处方：青蒿12g，黄芩6g，桑叶皮各9g，杏仁9g，紫菀6g，百部15g，连翘9g，瓜蒌仁12g，板蓝根15g，枇杷叶12g，芦根15g。3剂，每日1剂，每剂二煎，于每晚 8 时、12 时各服一煎。

按：本案据中医辨证，当属风温夹湿，并有化疟之渐。故主以青蒿、黄芩清泄少阳，以利其枢机而透达温邪，复取杏、菀、枇、部轻开肺气，以行其治节而宣化蕴湿。《素问·脏气法时论》曰："肺苦气上逆，急食苦以泄之。"改用杏仁、枇杷叶。同时展气化以轻清，则有二桑（桑叶、皮）、蒌、苇，清温邪以解毒，则有连翘、板蓝根。药能对证，故 2 剂后寒热即退，体温趋于正常。

又风寒正疟，一般用柴胡、黄芩即小柴胡汤加减。本案乃风寒夹湿类疟，故主以蒿芩清胆汤之青蒿、黄芩，不用柴胡之升，而取青蒿之清。大柴胡汤少阳阳明之证候，外解少阳，内泻热结（热结指腹痛，大便不通）。王孟英说："风寒之疟，可以升散；暑湿之疟，必须清解。"本案立法仿此。

二诊（12 月 17 日）：上方进 1 剂后，午夜后之寒热有所减轻，进 2 剂后，寒热即退。晨起体温 36℃，下午 37.3℃。大便已不干，手足心热亦减（此手足心热系湿热蕴伏之象，与四诊之手足心热"阴虚"有别），唯咳嗽吐黄痰，鼻塞流浊涕，咽干，胸闷纳呆。舌暗红，苔黄腻中剥。前方去桑叶、瓜蒌仁，加荆芥 6g、竹茹 6g、厚朴花 1.5g。

按：唯其鼻塞流浊涕，故加荆芥以疏风散邪，惟其胸闷纳呆，故加朴花、竹茹以和胃化湿。

三诊（12 月 21 日）：服 12 月 17 日方 3 剂，咳嗽已退，胸闷亦减，纳谷较香，精神较振，下午体温在 37.1℃以下。20 日复经原医院胸透：报告为原右肺阴影已全部吸收。查血常规：白细胞 11×10^9/L。但仍鼻塞流浊涕（经询问无慢性鼻炎史），右胸微闷，口干喜凉饮，舌暗红，苔黄腻化而未净，脉弦细略数。温邪留恋，湿热未焚，依法再进一筹。

处方：青蒿 6g，黄芩 6g，桑皮 6g，连翘 9g，板蓝根 15g，竹茹 6g，姜汁炒蒌皮 9g，橘红 6g，薄荷 6g，炒牛蒡 9g，芦根 15g，滑石（布包）12g。

按：迭进清泄透邪，宣气化湿之气，仍然鼻塞流浊涕，右胸微闷，苔黄腻，确属温邪留恋，湿热未焚之象，故于前法中参入薄荷、牛蒡以透风于热外；参入滑石合芦根，以渗湿于热下，乃叶氏"使（湿）不与热相搏，势必孤矣"之旨。

四诊（1974 年 1 月 4 日）：自述前方服 4 剂后，鼻已不塞，胸闷亦解，查血常规：白细胞 6.6×10^9/L，中性粒细胞 0.7，已无任何不适矣。元旦吃了肉馅饺子后，当夜开始发热，持续两日，因自服去年 12 月 14 日初诊方 2 剂，热势因汗而解。刻下有低热感，手足心热，关节酸痛，食欲较差，舌红，脉细数。此《内经》所谓"病热少愈，食肉则复，多食则遗"是也。育阴达邪，佐以消导。

处方：青蒿 6g，黄芩 6g，桑叶 9g，杏仁 9g，沙参 12g，麦冬 9g，知母 9g，玉竹 12g，焦楂肉 9g，神曲 12g，扁豆 6g，青陈皮各 6g。3 剂。

按：本案病人系一文艺工作者，由于忙于新年的文艺节目，在患病期间丝毫没有休息，故此次发热，虽曰来自"食复"，但"劳复"亦不能除外。然而病人自己服用清泄宣化的初诊方后，热势已衰，只是残留了一些阴虚内热的征象。故用沙、冬、知、竹以育阴生津；蒿、芩、桑、杏以清泄达邪。余如楂、曲、青、陈、扁豆乃为消导和胃而设。

五诊（1 月 7 日）：据述昨晚不慎受风，致咳嗽，痰中带红，并牵引右胸作痛，易汗出。舌淡红，苔薄黄，脉细数，此属风热薄肺，肺络受灼所致。仿桑杏汤法。

处方：桑叶皮各 9g，焦山栀 6g、豆豉 1.5g，杏仁 9g，黄芩 9g，青蒿 6g，沙参 6g，大贝母 9g，郁金 6g，白茅根 15g。

按：肺失清肃，则咳嗽胸痛，肺络被灼，则痰中带红，都缘温病后体虚未复，复感风热之邪使然。治以桑杏汤参入桑皮、青蒿、黄芩、郁金、茅根辈，共成清泄风热，轻宣肺气之功，使表邪外达，则失红自止。对于这种证候，切不可一见失红而误认入营血，妄从清营凉血论治。否则有到邪深入，复生不测之弊。

六诊（1 月 11 日）：上方进 4 剂，咳嗽、胸痛均减，咳痰亦不带红，惟下午自觉身热（体温上午 36.5℃，下午 37℃），大便干，脉舌如前。因于上方中去山栀、茅根、青蒿、大贝，加入功劳叶 6g，枇杷叶 9g，姜汁炒竹茹 6g，川贝母 6g。令服 5 剂。至 1 月 15 日来述，下午已不觉身热，其余亦无任何不适。因嘱慎起居，节饮食，薄滋味，以善其后焉。

四、其他咳喘

案 1　吴某，男，40 岁。

喉痒，咳喘日久，近加寒热，急则虑成风温，缓则恐为痼疾。

处方：杏仁泥 9g，法半夏 6g，炒牛蒡 9g，橘红 6g，前胡 6g，瓜蒌皮 6g，枇杷叶 6g，苏子梗各 4.5g，浙贝母 9g，苏薄荷 4.5g，白桔梗 6g，白茯苓 9g，炒枳壳 6g，冬桑叶 9g。

二诊：寒热已解，余症依然。上方去桑叶、薄荷，加慈姑芽 3 枝。

三诊：刻感风邪，身复发热，急则治标，法当疏表。

处方：冬桑叶 9g，薄荷尖 6g，白蔻衣 3g，杏仁泥 12g，粉甘草 3g，丝通草 2.4g，青蒿叶 6 片，黄菊花 6g，炒牛蒡 9g，大豆卷 12g，白桔梗 6g，飞滑石（布包）9g，薄橘红 6g，丝瓜络 2 寸。

四诊：外邪又解矣，喉痒，早晚咳甚，究属风邪留恋肺络所致。

处方：金沸草 9g，炒牛蒡 9g、桔梗 6g，半贝散 9g，前胡 6g，枇杷叶 2 片，白苏子 3g，光杏仁 9g，薄橘红 6g，粉甘草 3g，云茯苓 9g，青荷叶 1 角。

案 2 朱某，女，38 岁。

咳喘痰多，呕逆，午后寒热少汗，口渴，症已经年，入春复发，姑先治标。

处方：光杏仁 12g，法半夏 6g，冬桑叶 9g，炒枳桔各 6g，白茯苓 12g，薄橘红 6g，苏子梗各 4.5g，浙贝母 9g，前胡 6g，旋覆花（包）9g，炒牛蒡 12g，慈姑芽 3 枝。

二诊：苏子 3g，苏梗 4.5g，桔梗 3g，前胡 6g，炒蒌皮 6g，薄橘红 4.5g，云茯苓 9g，光杏仁 12g，煅牡蛎 12g，浙贝母 9g，粉甘草 1.8g，法半夏 4.5g，浮小麦 9g。

三诊：咳系宿恙，感触举发者屡矣，如不善自珍摄，难免不入损途。

处方：苦杏仁 12g，薄橘红 4.5g，炒枳桔各 4.5g，半贝散 9g，鸡苏散 12g，赤茯苓 12g，苏子梗各 4.5g，整豆蔻（杵，后下）2 粒，白前胡 9g，广郁金 6g，厚朴花 2.4g，慈姑芽 3 枝，另苏合香丸 1 粒。

四诊：前药颇合病机，仍守原法加减。

处方：苦杏仁 6g，薄橘红 4.5g，炒枳桔各 4.5g，半贝散 12g，广郁金 4.5g，白茯苓 9g，苏子梗各 4.5g，旋覆花（包）6g，前胡 9g，鸡苏散（包）12g，薏苡仁 12g，冬瓜子 9g，枇杷叶 1 片，金橘叶 6 片。

案 3 苏某，女，45 岁。

风邪袭肺，肺气不宣，喉痒呛咳，吐衄鲜红，乃气逆血升所致。寒热自汗，舌苔薄白。治宜辛凉解表，勿见血治血。

处方：冬桑叶 12g，炒牛蒡 9g，杏仁泥 12g，前胡 6g，苏子 4.5g，粉甘草 2.4g，枇杷叶 2 片，杭菊花 12g，苏薄荷 6g，桔梗 4.5g，薄橘红 6g，浙贝母 9g，枯荷叶 1 角。

二诊：药后恶寒停，吐血止，呛咳变稀，唯身热胸闷，仍然如故，舌苔薄白。再方清之宣之。前方减苏子、薄荷，加姜汁炒蒌皮 6g，川郁金 6g，茯苓 12g，慈姑芽 3 枝。

三诊：新邪复感，气机不宣，遂致微寒恶热，脘腹胀痛，咳吐痰涎，舌苔薄腻，脉搏不起，予宣气化湿，为随机变法。

处方：冬桑叶 9g，整豆蔻 2 粒，法半夏 6g，薄橘红 6g，大豆卷 9g，白茯苓 12g，杏仁泥 12g，川朴花 3g，白桔梗 6g，广郁金 6g，鸡苏散（包）12g，广藿香 6g，丝瓜络 4.5g。

案 4 芦某，女，35 岁。

闷咳牵引腹痛，周身酸楚，口渴，苔黄，大便秘结，服三仁汤罔效。此燥热内蕴，肺气痹阻之象。拟辛开苦降法主之。

处方：光杏仁 12g，广郁金 6g，大豆卷 6g，整豆蔻 1.2g，炒枳桔各 6g，炙紫菀 9g，焦山栀子 9g，炒黄芩 9g，全瓜蒌 12g，枇杷叶 2 片。

案 5 祝某，男，32 岁。

胆火射肺，气逆不降，遂致喉痒呛咳，痰中带血。饮食少纳，苔白，脉弦。宜肃肺醒胃，以冀咳减食增。

处方：冬桑叶 4.5g，薄橘红络各 4.5g，丹皮 6g，冬瓜子 9g，薏苡仁 12g，生谷芽 9g，光杏仁 9g，炙前胡 6g，苏子 4.5g，浙贝母 9g，云茯神各 4.5g，粉甘草 1.8g，白扁豆衣 12g，枇杷叶 2 片。

二诊：前药服后颇为合机，究以喉痒作咳未能肃清，两手脉至不平，足见肺络之所以不清，实由胆火上炎所致，恙非慎加调摄不克。

处方：苏子 4.5g，广郁金 6g，茯苓神各 4.5g，焦山栀 6g，黑豆皮 12g，粉甘草 1.5g，光杏仁 12g，浙贝母 9g，丹皮参各 4.5g，牡蛎 12g，橘皮络各 3g，枇杷叶 1 片，糯稻根须 12g。

案 6 杭某，女，35 岁。

内热盗汗，呛咳便溏，左脉不平，此胆火上炎，肺脾两虚所致，据述前曾失血，恙有入损之虑。

处方：冬桑叶 4.5g，光杏仁 9g，浙贝母 6g，炙前胡 4.5g，炒薏苡仁 9g，白扁豆 9g，粉丹皮 6g，苏子 4.5g，橘络 3g，橘皮 4.5g，茯苓神各 6g，炙甘草 1.8g，枇杷叶 2 片，浮小麦 30g。

二诊：药后内热盗汗减退，唯喉痒咳吐白痰，大便微溏不已。治仍率由旧章，总以静养为佳。前方减扁豆，加冬瓜子 9g。

案 7 李某，男，42 岁。

胁痛，咳吐黄痰，眠食不安，此肝气痰热交阻之象。

处方：香苏梗 4.5g，浙贝母 6g，橘红 4.5g，醋青皮 4.5g，陈佛手 4.5g，紫花地丁 9g，生牡蛎 12g，姜汁炒瓜蒌皮 6g，金铃子 9g，醋制香附 6g，忍冬藤 9g，白芥子 6g，金橘叶 10 片。

案 8 孔某，男，39 岁。

肝气内扰，肺络不舒，胸胁频痛，咳吐浓痰，头部且时时作痛，颇恐失血。

处方：旋覆花（包）6g，冬桑叶 6g，杭菊花 6g，橘皮 4.5g，橘络 3g，白薇 6g，延胡索 6g，苏子 3g，苏梗 4.5g，丹皮参各 6g，广郁金 6g，石决明 12g，金铃子 9g，新绛 1.5g，青葱 4 寸，丝瓜络 4.5g。

二诊：药后头痛已退，唯胸胁痛剧，咳嗽不已，经谓："诸气膹郁，皆属于肺。"拟轻苦微辛法。

处方：光杏仁 9g，川厚朴花 3g，炒枳桔各 4.5g，冬瓜子 9g，赤茯苓 12g，青陈皮各 6g，荞饼 1 角，丝瓜络 4.5g，广郁金 6g，法半夏 6g，整豆蔻 2 粒，薏苡仁 12g。

三诊：近来咳嗽痰中带有淡红色之象，而胸胁间疼痛，仍属肺中余邪未清使然。

处方：旋覆花 6g（包）苏子梗各 4.5g，冬桑叶 9g，丹皮参各 6g，川郁金 6g，大贝母 9g，金铃子 9g，延胡索 6g，橘皮络各 4.5g，白薇 6g，新绛灰 2.4g，丝瓜络 4.5g。

四诊：服药以来，胸痛咯血已止，究以肝阳内扰未宁，午后身热，头晕而痛，右脉不清，转方平肝疏郁。

处方：生石决 12g，丹皮参各 6g、广郁金 6g，川楝子 9g，白薇 6g，橘红络各 4.5g，丝瓜络 4.5g，焦栀子 4.5g，苏子 1.5g，苏梗 3g，旋覆花（包）6g，延胡索 6g，浙贝母 6g，新绛 2.4g。

案 9　古某，男，49 岁。

舌前无苔，中后白微厚，喘咳上气，不能平卧，稍涉勉强，则喘逆更甚，甚则肾气不禁，小便自遗。证属内伤虚损，显然无疑。夫邪之所凑，其气必虚，虚处受邪，其病则实。故此次之喘咳暴作，虽由于外感，而实则因乎气虚。但单纯曰之为内伤虚损，故为不可，或仅二诊为风寒外客，亦属不能。进退维谷，殊感棘手。若求面面俱到，惟有玉竹饮子一法，或可有成。

处方：肥玉竹 9g，光杏仁 9g，苏子 6g，桑白皮 6g，款冬花 6g，浙贝母 9g，化橘红 6g，南北沙参各 9g，云茯苓 9g，金沸草 4.5g，怀山药 12g，胡桃肉 12g，枇杷叶 2 片，大熟地（炙磁石 9g 拌炒）12g。

案 10　储某，男，47 岁。

肺伤咳嗽，为时已久，痰出色黄，本为肺热。近来黄痰之中杂以黑色小点，此乃肾虚火浮，上灼肺金，蒸津液以成痰；黄中带黑者，内热极也。至于两颧发赤者，则为虚火上灼肺金，局部充血所致；肛门左边生疡者，则为肾虚不摄，湿热下注，局部因以瘀血使然。其本在肾，其标在肺，恙已久延，难期速效。姑拟滋阴潜阳，参以清肺化痰之品。

处方：大熟地（煅磁石 9g 拌炒）12g，杭白芍（沉香斗 1.5g 拌炒）12g，生牡蛎 15g，盐水炒胡桃肉 12g，怀山药 12g，云茯苓 12g，五味子 3g，米炒麦冬 12g，丹皮 6g，浙川贝母各 6g，光杏仁 12g，盐橘红 6g，橘络 3g，炒萎皮 6g，枇杷叶 1 片。

案 11　白某，男，29 岁。

内热呛咳，脘腹胀痛，入夜尤多梦遗。此肺脾心肾皆伤之象。失治虑成虚损，慎之慎之。

处方：潞党参 9g，炙甘草 2.4g，炙远志 4.5g，生牡蛎（苏梗 4.5g 煎水炒）

15g，怀山药 9g，朱茯神各 6g，青龙骨 12g，广皮络各 4.5g，广木香（磨斗和服）2.4g，陈佛手 4.5g，沉香汁（分两次和服）12g，真血琥珀（米饭为丸先服）1.5g，金橘饼（过口）2 枚。

案 12 穆某，男，40 岁。

肺肾两虚，水泛咳喘。

处方：杏仁泥 4.5g，苏子梗各 4.5g，桂枝尖 1.2g，炒白芍 9g，淡干姜 2.4g，北五味 2.4g，云茯苓 9g，法半夏 4.5g，橘红 4.5g，橘络 3g，炙甘草 1.8g。另金匮肾气丸 1 粒，空心淡盐水送下。

案 13 庄某，男，27 岁。

呛咳嘈杂，羔宜缓图。

处方：苏子 3g，香苏梗 4.5g，盐水炒橘红 4.5g，桔梗 3g，粉甘草 1.8g，白前胡 4.5g，浙贝母 6g，冬桑叶 6g，瓜蒌皮 6g，光杏仁 6g，炙紫菀 4.5g，丹皮 4.5g，生牡蛎 12g，青枇杷叶 1 片。

案 14 王某，女，30 岁。

苔黄而腻，脉滑数，呛咳，甚则呕逆痰涎。

拟方：光杏仁 9g，浙川贝母各 4.5g，苏子 4.5g，橘红 6g，云茯苓 12g，慈姑芽 4 枝，冬桑叶 4.5g，瓜蒌皮 1.8g，粉甘草 1.8g，炒枳桔各 4.5g，广郁金 4.5g，姜汁炒竹茹 4.5g。

二诊：近来午后恶寒，呛咳较剧，据述三四日前且咯血颇多。肺络已伤，病机深矣，慎之。

处方：苏梗 6g，苏子 4.5g，生牡蛎 12g，粉甘草 6g，丹皮 12g，南沙参 9g，当归身 4.5g，光杏仁 9g，广郁金 6g，冬桑叶 4.5g，山茶 2.4g，炒白芍 12g。

案 15 吴某，女，40 岁。

努力过度，血入气中，遂至呛咳带血，日晡寒热，宜图早治。

处方：苏子 4.5g，冬桑叶 6g，光杏仁 9g，当归尾 6g，橘红络各 4.5g，降香 2.4g，广郁金 9g，丹皮参各 4.5g，浙贝母 9g，桃仁泥 6g，茜草根 6g，玫瑰花 2 朵。

二诊：减玫瑰，加姜皮 6g。

三诊：南沙参 9g，光杏仁 9g，浙贝母 9g，苏子 4.5g，郁金 4.5g，桔梗 6g，丹皮 6g，黑豆皮 9g，橘红 6g，云茯苓 9g，炙甘草 2.4g，枇杷叶 2 片，青荷叶 1 角。

案 16　周某，男，36 岁。

失血后久咳，属肺热津伤。

处方：南沙参 9g，大麦冬 12g，光杏仁 9g，川贝母 6g，苏子 4.5g，橘红 6g，桑白皮 6g，地骨皮 4.5g，粉甘草 3g，马兜铃 6g，枇杷叶 2 片。

二诊：膏方。

处方：南北沙参各 15g，炙紫菀 30g，光杏仁 30g，炙桑白皮 30g，炒瓜蒌皮 24g，云茯苓 30g，丹皮参各 15g，薏苡仁 30g，浙贝 30g，川贝 15g，款冬花 30g，玉竹 45g，地骨皮 30g，蜜炙橘红 15g，炙甘草 12g，冬桑叶 15g，马兜铃 24g，大麦冬 30g，阿胶 24g、百合 30g，苏子 18g，五味子 12g，桔梗 12g，冬瓜子 24g，雪梨膏 60g，蜂蜜 30g，水收膏。

案 17　申某，女，33 岁。

咳急形寒，痰喘感触，多次复发，难以根治。

处方：杏仁 9g，白前胡 15g，炙甘草 1.8g，半夏 6g，五味子 1.8g，香橼皮 1.8g，苏子梗各 6g，炒枳桔各 4.5g，赤白芍各 6g，橘红 6g，干姜 1.5g，大枣 3 枚。

二诊：丸方。

处方：杏仁 18g，白前胡 15g，粉甘草 9g，化橘红 12g，干姜 6g，苏子 9g，苏梗 15g，桔梗 9g，炒枳壳 9g，法半夏 15g，五味子 9g，浙贝母 18g，白茯苓 18g，枇杷叶 18g，北射干 18g，金沸草 18g。以上共为细末水泛丸，每服 9g，日 2 次。

案 18　王某，女，34 岁。

呛咳，日晡寒热，此为营卫不和。

处方：光杏仁 12g，苏子 6g，南沙参 12g，怀山药 12g，炒白芍 12g，川贝母 9g，橘红 6g，云茯苓 12g，炙甘草 6g，炙紫菀 9g，白扁豆 12g，焦白术 9g。

案 19　徐某，女，43 岁。

肺气痰滞，咳嗽痰多，拟议丸方缓图之。

处方：光杏仁 18g，浙川贝母各 6g，炙冬花 12g，广陈皮 12g，炒薏苡仁 30g，炙甘草 6g，桔梗 6g，柏子仁 12g，炙前胡 12g，苏子梗各 9g，南沙参 15g，法半夏 12g，冬瓜籽 24g，云茯苓 12g，炒白扁豆 18g，炒白芍 9g，苍术 12g。以上为细末水泛丸，每服用 9g，日 2 次。

案 20 于某，男，41 岁。

气逆咳嗽，拟以丸剂治之。

处方：旋覆花 30g，制半夏 15g，白茯苓 15g，南沙参 15g，大贝母 15g，代赭石 30g，广陈皮 9g，杏仁 15g，瓜蒌皮 12g，苏子 6g，佛手 9g，炙紫菀 12g，款冬花 12g，姜汁炒竹茹 9g，枇杷叶 9g。以上为细末水泛丸，每服 9g，日 2 次。

按：咳喘是内科常见病证，一般分为虚实两类：实证多因外邪犯肺而起，挟有痰浊，亦有肝火所致；虚证多因肺虚、肾虚。治咳喘实证，要注意疏解外邪，外邪不解，其疾不愈。故诸案例中多用桑叶、薄荷、前胡、牛蒡子、菊花之类。这也说明由于风热犯肺者多。然而咳喘之作，乃肺气不得肃降，故始终要肃降肺气，所以杏仁、苏子、桔梗、旋覆花在所必用。至于化痰，如半夏、橘红、瓜蒌皮也不可少。而因肝胆之火犯肺而咳者，自有其特征。如案 5 祝某案中，气逆不降，痰中带血，脉弦是也。治疗当平肝凉肝，如桑叶、丹皮、郁金、青皮之类。肋痛者当化痰，用新绛、丹参。

至于治虚证，要分清在肺、在肾。在肺者，以沙参、川贝、玉竹、五味子、麦冬为宜；在肾者，则用熟地、胡桃肉、金匮肾气丸。熟地虽腻，得磁石拌炒，即可减其腻，又能重镇摄纳。

总之，咳喘之证，实证易治，虚证难治，用药须多用心思，从以上诸例中可见，处方精当之不易。

第二节　消化系统疾病

一、胃脘痛

案 1　赵某，男，30 岁，农民。

肝气犯胃，脘腹攻痛，食则气逆吐酸。左下肢痛麻，舌光，脉弦，拟两和肝胃法。

处方：煅牡蛎 12g，法半夏 6g，金铃子 9g，陈佛手 6g，炒枳壳 6g，青陈皮（醋炒）各 6g，香橼皮 6g，香苏梗 6g，杭白芍 6g，延胡索 6g，神曲 9g，赤茯苓 9g，宣木瓜 6g，香橘饼 2 枚。

案 2　崔某，女，35 岁，农民。

少腹鸣响，气逆上攻，胃脘热搅，时觉热下注腹中，隐隐作痛，每于平旦举发，得食稍减。肝经郁火，挟冲气上逆扰胃，用两和肝胃法，制丸常服之。

处方：黄连 6g，制半夏 9g，川楝子 12g，橘皮络各 9g，杭白芍 15g，延胡索 9g，小青皮 9g，沉香汁 2.4g，陈佛手 12g，当归身 9g，乌梅肉（炒炭）12g，瓜蒌皮 12g，广郁金 12g，白茯苓 6g，灵磁石 18g，降香 6g，金橘饼 2 枚。上为细末水泛丸，每服 9g，日 2 次。

案 3　松林和尚，男，45 岁。

胃部感痞满寒则痛，甚则泄泻，平时欲嗳作吐，喜热饮，舌白，脉濡。证属脾阳不振，痰浊互结所致。拟以枳实消痞法，制丸常服之。

处方：潞党参 12g，焦白术 12g，金铃子 12g，焦麦芽 12g，川朴 9g，广皮 9g，干姜 6g（黄连 0.6g 煎水炒）制香附 12g，广木香 6g，神曲 12g，炒枳实 9g，炙甘草 6g，云苓 12g，制半夏 9g，香砂仁 6g。上为末，水丸，每服 9g，日 2 次。

案 4　刘某，男，32 岁。

胃阴不足，头晕，舌光，内热盗汗，两脉细数，久延有入损之虑。

处方：南沙参 9g，生苡仁 12g，炙甘草 1.5g，粉丹皮 4.5g，黑豆皮 9g，青蒿叶 3 片，云苓神各 9g，白扁豆衣 9g，生白芍 6g，广皮白 4.5g，神曲 9g，青荷叶 1 角。

二诊：平肝醒胃，以求缓效。

处方：石决明 15g，生白芍 9g，丹皮 9g，焦白术 9g，炙甘草 1.5g，云苓神各 9g，杭菊炭 9g，当归身 9g，白薇 6g，佩兰梗 9g，广皮白 6g，荷叶 1 角包陈饭。

案 5 程某，女，26 岁。

肝气犯胃，逆而脘胀痛，心悸头晕，日晡寒热，拟喉中气室之丸方。

处方：吴茱萸（黄连 3g 煎水炒）6g，金铃子 15g，旋覆花 12g，神曲 18g，酸枣仁 12g，白薇 15g，焦栀 15g，法半夏 9g，延胡索 12g，醋炒青陈皮各 9g，生牡蛎 24g、炙远志 9g，当归身（炒）15g，丹皮 15g，炒枳壳 9g，香橼皮 15g，醋炒制香附 15g，云茯苓 15g，炒白芍 15g。上共为末，水丸，每服 9g，日 2 次。

二、腹痛

案 1 于某，女，29 岁，农民。

肝郁则脘腹胀闷，脾虚则腹痛泄泻。脉弱，日久虑其虚损。

处方：焦白术 6g，青皮 6g，泽泻 9g，金铃子 12g，赤猪苓 12g，香砂仁（后下）2.4g，藿梗 9g，云茯苓 15g，炒白芍 9g，制香附 9g，广木香 2.4g，肉桂心 6g。

二诊：肝强脾弱，腹痛暴起。

处方：炒白术 9g，广藿梗 9g，川楝子 12g，香砂仁 6g，炒枳壳 6g，白茯苓 12g，川朴 6g，大腹皮 9g，香橼皮 9g，青陈皮各 9g，广木香 6g，神曲 12g，泽泻 12g，荞饼 1 角。

附：秘方

炙黄芪 15g，大枣 6 枚，2 味每早空心服或加入以上药内服。

案 2 何某，女，32 岁。

肝火不退，则苔黄口渴，心悸怔忡。木气不疏，则寒热少汗，腹痛觉热。治宜柔肝疏郁潜阳。

处方：柴胡 2.4g，生决明 12g，杭白芍 12g，当归身 9g，焦山栀 9g，丹皮 9g，金铃子 9g，云苓神各 9g，广郁金 6g，橘皮络各 6g，莲子心 2.4g，制香附 9g，阿胶 9g，金橘饼 2 枚。

案 3　顾某，女，38 岁。

肝郁不舒，则日晡寒热，头痛腹痛，肺感风寒，则呛咳少痰，入夜尤剧。医治颇难，恐久延入损也。

处方：柴胡 6g，苏子梗各 9g，丹皮 9g，当归须 9g，金铃子 12g，延胡索 9g，枇杷叶 2 片，苏荷叶 6g，浙贝母 9g，焦栀皮 9g，炒白芍 9g，制香附 12g，青陈皮各 6g，藕节 4 个，荞饼 1 角。

二诊：近来咳嗽加剧，寒热少汗，舌苔黄，急则治标，暂以宣肺化痰之品。

处方：冬桑叶 9g，杏仁泥 9g，前胡 9g，石决明 9g，浙贝母 9g，粉甘草 1.8g，慈姑芽 9g，杭菊花 9g，炒牛蒡 6g，桔梗 6g，干石斛 12g，橘红 9g，枇杷叶 3 片。

三诊：舌苔转黄为淡白，而天癸适来，腹中频痛。借此大好良机，宜两和气血，不得见咳即治咳也。

处方：白薇 9g，制香附 12g，怀牛膝 9g，降香屑 6g，丹皮参各 9g，金铃子 12g，青陈皮各 6g，炒白芍 12g，延胡索 9g，青蒿梗 9g，玫瑰花 3 朵，当归须 9g，桃仁泥 9g。

四诊：经事已通，而苔微腻，呛咳气逆，干呕时头昏痛，胸脘闷，腹中痛。肝气扰肺，拟方缓缓图之。

处方：橘饼 1 枚、苏子 4.5g，苏梗 9g，川贝母 6g，广郁金 9g，杭白芍 9g，白薇 6g，慈姑芽 9g。

五诊：近来咳嗽较轻，而内热不已，脘腹跳痛。究属肝气抑郁，营卫不和所致。

处方：当归 6g，白薇 9g，焦白术 6g，牡蛎 12g，朱苓神（远志炭拌）9g，制香附 6g，炒白芍 12g，丹皮 9g，粉甘草 1.8g，阿胶（蛤粉拌）9g，炒枣仁

12g，延胡索 9g，金铃子 12g，鸡子黄 2 枚，莲心 2.4g，金橘饼 2 枚。

六诊：服药以来大致已退。仍头晕、心悸、骨节内热，脘腹动气，跳跃而痛，究以肝气内扰，营卫不和。

处方：当归身 6g，丹皮参各 6g，生牡蛎 12g，紫石英 12g，金铃子 9g，朱苓神各 9g，玫瑰花 3 朵，炒白芍 9g，黑豆皮 9g，阿胶 9g，制香附 9g，延胡索 9g，白薇 9g，金橘饼 2 枚。

七诊：近来咳热均减，肝气内扰，腹中动气跳跃不平，仍依原法调理，佐以丸饵，以冀全功。前方减香附、延胡索，加佛手 9g。

八诊：案载前方，兹不赘述。

处方：生牡蛎 12g，白薇 9g，生鳖甲 9g，朱苓神各 12g，金铃子 12g，白蒺藜 9g，阿胶 9g，青蒿 6g，肥知母 9g，鸡血藤 6g，莲子心 2.4g，金橘饼 1 枚。

九诊：头中晕痛，呛咳仍频，脘腹仍不时跳跃而痛。显见肝气左升太过，肺金右降不及所致。拟方次递调理之。

处方：生牡蛎 15g，苦杏仁 6g，瓜蒌皮 9g，炒白芍 9g，茯苓神各 6g，延胡索 6g，苏子梗各 9g，川贝母 6g，橘皮络各 2.4g，白薇 9g，金铃子 9g，枇杷叶 1 片，金橘饼 2 枚。

按：肝胃病又兼外感，则标本同病，治本必兼顾其标，故本例在疏肝和胃药中又用苏子梗、枇杷叶、贝母等宣散风寒之品。但标证突出时，必以治标为主，故二诊之法即因之而变。而三诊月经适来，则又调其经。最后仍归于治本。可见，治病当随机应变。

案 4 崔某，女，39 岁。

肝气郁结，冲任不调，日晡寒热，脘胁胀闷，咽喉气窒，小腹冷痛，天癸不一。法当调理肝木，以逍遥法应之。

处方：全当归 9g，金铃子 12g，制香附 9g，青陈皮各 9g，广木香 2.4g，丹皮参各 9g，杭白芍 12g，延胡索 9g，乌药 9g，陈佛手 6g，广郁金 9g，香橼皮 6g，神曲 12g，炒枳壳 6g。

二诊：往来寒热，腹痛大减，饮食过饱，则脘中气逆，上及咽喉，究属肝胃不和使然，再方抑木和中。

处方：全当归 9g，金铃子 9g，香苏梗 6g，制半夏 6g，青陈皮各 6g，炒枳壳 6g，香橼皮 6g，炒白芍 9g，延胡索 6g，旋覆花（布包）9g，炒香附 9g，陈佛手 6g，神曲 9g，金橘饼 2 枚。

案 5　刘某，女，36 岁。

肝气入络，午后寒热，腰背痛引四肢。冲任不调，拟白带下注之丸方。

处方：醋制柴胡 9g，炒白芍 18g，焦山栀 12g，秦艽 15g，川牛膝 15g，炙龟甲 15g，乌贼骨 15g，全当归片 18g，丹皮参各 15g，白蒺藜 15g，杜仲 9g，金毛狗脊 15g，虎骨 24g、苍术 9g，木防己 15g，制香附 18g，金铃子 15g，青陈皮各 15g，木瓜 12g，香橼皮 12g，香橼核 15g，川黄柏（盐水炒）9g，白薇 15g，丝瓜络 60g，桑枝头（代水）60g，薏仁米 30g，天仙藤 15g，赤白苓各 15g。以上共为细末水泛丸，每服 9g，日 2 次。

案 6　吴某，女，14 岁。

脘腹胀甚则吐蛔，此肝气犯胃，蛔痛使然。治以乌梅丸法，以希缓效。

处方：乌梅炭 6g，黄连 1.2g，杭白芍 9g，金铃子 9g，制香附 9g，青陈皮各 6g，炒枳壳 6g，制半夏 6g，延胡索 9g，广木香 2.4g，神曲 15g，白茯苓 6g，香橼皮 6g，荞饼 1 角。

二诊：脘腹胀减，还用原法。

处方：乌梅炭 6g，黄连（吴萸 0.9g 拌炒）1.2g，川楝子 12g，青陈皮各 4.5g，炒枳壳 4.5g，制香附 6g，白茯苓 12g，杭白芍（沉香汁 1.2g 拌炒）9g，广郁金 6g，玄胡片 9g，法半夏 3g，神曲 12g，香橼皮 4.5g，降香屑 2.4g。

三诊：丸方。

处方：当归 12g，白芍（醋炒柴胡 6g 煎水炒）6g，丹皮参各 9g，焦栀 9g，金铃子 6g，延胡索 12g，醋制香附 18g，炒枳壳 9g，半夏 18g，吴茱萸（川连 3g 煎水炒）9g，苏子梗 9g，焦山楂 12g，香橼皮 9g，乌梅炭 9g，川椒 3g，神曲 15g，乌药 18g，云苓 15g，青陈皮各 9g。以上共细末，水泛丸，每服 9g，日 2 次。

案 7　崔某，女，30 岁。

肝气犯胃，嘈杂呕逆，腹痛。拟左金加味，以图缓功。

处方：淡吴萸 1.2g，川楝 2.4g，延胡索 9g，炒白芍 9g，青陈皮各 9g，郁金 4.5g，金铃子 12g，乌梅肉（炒）9g，制香附 9g，木瓜 9g，竹茹（姜汁炒）9g，石榴树根（洗切炒焦）6g。

三、胁痛

案 1　刘某，女，28 岁，农民。

肝气横逆，两胁窜痛，痛时周身洒洒恶寒，脉弦。拟以逍遥散加减。

处方：醋炙柴胡 6g，当归须 6g，制香附 9g，青陈皮各 6g，陈佛手 6g，沉香曲 9g，炒杭白芍 12g，苏藿梗 9g，金铃子 9g，白蒺藜 9g，炒枳壳 6g，香橼皮 6g，金橘饼 2 枚。

二诊：两胁作痛较前大减，舌赤作痛，脘腹逆而欲呕，属肝郁已久，逐渐生热化火。拟逍遥合左金法。

处方：当归尾 6g，粉丹皮 9g，生决明 12g，陈佛手 9g，黄连 1.5g，柴胡 2.4g，香橼皮 9g，杭白芍 12g，焦栀皮 9g，金铃子 12g，瓜蒌皮 9g，吴茱萸 0.6g，青陈皮各 6g，金橘饼 2 枚。

三诊：服药以来诸证均减，但肝气抑郁不舒，右胁间或作痛，舌白，脉弦，恙以静养为先。

处方：生决明 12g，杭白芍 12g，香苏梗 6g，青皮 6g，新绛 2.4g，干石斛 12g，金铃子 12g，橘皮络各 6g，旋覆花（布包）9g，陈佛手 6g，丝瓜络 6g，金橘叶 8 片。

四诊：减决明、石斛，加山栀 9g，丹皮 9g，白薇 9g。

五诊：丸方。

处方：生牡蛎 30g，旋覆花 15g，青葱管 2 尺，当归身 15g，焦山栀 15g，广郁金 15g，金铃子 15g，香苏梗 15g，新绛 6g，陈佛手 15g，炒白芍 15g，丹皮参各 15g，延胡索 12g，橘皮络各 12g，青皮 15g，白薇 9g，炙甘草 9g，金橘叶 10 片，丝瓜络 2.4g，藕节 15g。以上共为细末，水泛丸，每服 9g，日 2 次。

按：肝病善痛，胃病善吐，故肝胃病以为痛与吐为其主症。胁为肝之分野，肝病则胁痛，且易郁热，故又常吐酸水。肝气当疏，胃气当和降，因此，以上诸案，均用川楝子、佛手、香橼皮、青皮、半夏、旋覆花、沉香之属。肝热则当清，故用左金丸以泄之。但又当用柔肝之法，方中用白芍、乌梅者为此。

案 2 徐某，女。

肝胃不和，气机抑郁，遂致脘胁作胀，得嗳则舒。脉弦，舌滑。久延有噎膈之忧。

处方：吴茱萸（川楝 9g 煎水炒）1.5g，法半夏 4.5g，青陈皮各 4.5g，川楝子 12g，醋制香附 9g，云茯苓 12g，旋覆花（布包）9g，炒枳壳 4.5g，神曲 12g，乌药片 9g，焦山楂 9g，香橼皮 9g，荞饼 1 角。

二诊：脘胁作胀，午后尤剧，甚则嗳腐。此属脾气虚，不能健运，因而消化不良，用枳术丸加味。

处方：麸炒枳壳 9g，陈皮 6g，制香附 12g，广木香 3g，神曲 12g，法半夏 6g，香橼皮 6g，焦白术 6g，云茯苓 12g，香砂仁 3g，金铃子 12g，鸡内金 6g，炒麦芽 6g，荞饼 1 角。

案 3 王某，女，25 岁。

冲气犯胃，胃气不降，遂致气自少腹上冲，脘胁胀痛，拟方平肝和胃为主。

处方：吴茱萸 6g，制半夏 6g，金铃子 9g，香砂仁 6g，炒枳壳 4.5g，云茯苓 12g，干姜 6g，制香附 9g，青陈皮各 4.5g，广木香 3g，神曲 12g，香橼皮 4.5g，荞饼 1 角。

助针：中脘、气海、足三里。

二诊：服药以来，胃脘痞满告退，但气自少腹上冲及乳，得嗳气后，气即衰，下肢畏寒，口燥，苔黄，脉弦。究属肝气挟寒横逆所致，恙宜丸饵缓图，方可根本解决。

处方：吴茱萸 2.4g，金铃子（姜汁炒拌）12g，制香附（醋炒拌）9g，青陈皮各 6g，炒枳壳 4.5g，云茯苓 9g，制半夏 4.5g，延胡索 6g，杭白芍（桂枝 2.4g 煎水炒）9g，木瓜 6g，炙甘草 1.8g，香橼皮 3g，香橼核 9g，煨姜 3 片，荞饼 1 角。

三诊：丸方。

处方：吴茱萸 2.4g，制半夏 15g，炮姜 15g，肉桂 9g，乌药 15g，金铃子 18g，制香附 24g、炙甘草 6g，橘皮络各 18g，延胡索 12g，陈皮 12g，香橼核皮各 15g，炒白芍 15g，当归 15g，桂枝 9g，云茯苓 15g。上共为末水丸，每服

9g，日2次。

按：本案气从少腹上冲，脘胁胀痛，乃古人所谓"奔豚气"病是也，此发作性疾患，实即西医学的神经官能症。治以平肝理气，兼用针灸，收效亦快。但不易除根，故以丸缓图。

案4 徐某，女，36岁。

肝气纵横胸间，四肢窜痛，口渴不寐，不鲜有出血之患。

处方：代水旋覆花（布包）9g，炒白芍9g，金铃子9g，广木香4.5g，柏子仁4.5g，佩兰梗各4.5g，龙爪葱18g，当归须6g，广郁金6g，桃仁泥6g，沉香汁9g，陈佛手6g，新绛1.2g，水煎分两次服。

四、呕吐

案1 王某，女，42岁。

肝气犯胃，脘胁胀痛，甚则呕逆不食，此恙难以根治。

处方：公丁香4.5g，金铃子（姜汁炒拌）12g，青陈皮各6g，六神曲12g，赤茯苓12g，陈香橼6g，白蔻仁1.8g，制香附12g，炒枳壳6g，焦山楂12g，广木香6g，荞饼1角。

二诊：鲜薤白9g，桂枝木3g，青陈皮各9g，金铃子（炒拌）12g，炒枳壳6g，鸡内金9g，瓜蒌仁（炒拌）9g，法半夏9g，赤茯苓12g，延胡索6g，桔梗6g，莱菔子12g，香橼皮6g，荞饼1角。

三诊：去蒌仁、菔子、桔梗，加砂仁6g，川朴6g。

四诊：鲜薤白12g，桂枝木9g，金铃子12g，青陈皮各4.5g，当归尾4.5g，醋制香附12g，瓜蒌皮9g，法半夏6g，延胡索6g，茯苓神各9g，桃仁泥4.5g，广郁金6g，降香6g，荞饼1角。

五诊：丸方。

处方：香砂仁12g，炒杭白芍18g，醋炒金铃子18g，香附18g，炙甘草9g，青陈皮各9g，鲜薤白18g，广木香15g，当归须15g，醋炒延胡索12g，炒枳壳12g，沉香汁6g，制半夏15g，姜汁炒瓜蒌皮15g，广郁金15g，白茯苓18g，旋覆花12g，青葱2尺，焦白术12g，陈佛手12g。上为细末水泛丸，每服9g，日2次。

案 2 常某，男，55 岁。

气逆作呕，随即臂指胀痛之丸方：

处方：旋覆花（代水注丸）30g，制半夏 30g，白茯苓 15g，炒白芍 24g、秦艽 15g，川牛膝 15g，广郁金 15g，代赭石 30g，广陈皮 15g，全当归 15g，炒白芍 24g，桂枝木 9g，木瓜 15g，炙甘草 12g，桑枝头 30g，竹沥姜汁各 1 匙。以上共为末，水丸，每服 9g，日 2 次。

按：肝胃病范围较广，概括很多种病证在内。就上述诸案而论，有以胁痛为主症者，有以脘痛为主症者，有以呕吐为主症者，有以泄泻为主症者，也有以气逆上冲为主症者。这在治疗上便不能一概而论，当区别寒热虚实。故案中有用吴萸、肉桂，有用黄连、丹皮，有时用黄芪、大枣。但总的来说，疏肝、平肝、柔肝、和胃、降逆、理气、和血乃基本治法。柴胡、青皮、川楝、香附疏其肝气也，但疏肝药，多能耗气，故案中常用白芍、甘草、石决明、牡蛎、木瓜，平其肝气也，然常与和胃药合用，如陈皮、藿香、砂仁、白术，疏肝既能理气，但香橼皮、金橘饼、佛手、白蒺藜疏肝而不耗气，故方中极为常用。气病又常导致血病，因而治肝胃病时，又往往结合新绛、降香、归须、丹参、鸡血藤之类。气血不可分，脏腑互相影响，于肝胃病中亦可知矣。

五、噎膈

案 1 朱某，男，50 岁，农民。

肝胃不和，脘痛食噎。

处方：旋覆花（布包）9g，吴萸子 0.9g，制香附 9g，陈佛手 6g，半夏曲 6g，炒枳壳 6g，沉香汁 1.2g，广郁金 6g，川楝子 6g，青陈皮各 6g，神曲 6g，香橼皮 9g。

二诊：丸方。

处方：黄连 6g，吴茱萸 1.5g，金铃子 15g，延胡索 12g，清半夏 9g，橘皮络各 9g，小青皮 9g，大白芍 18g，制香附 12g，陈佛手 12g，陈香橼皮 6g，云茯苓 12g，炒枳壳 6g，神曲 12g，广郁金 15g，焦山栀 12g，旋覆花 30g，沉香 2.4g。上共为细末，水丸，每服 9g，日 2 次。

案 2 赵某，男，50 岁。

肝郁，脘痛，咽中气窒，梅核气之象也。

处方：制半夏（姜汁炒拌杵）6g，川朴花 6g，白茯苓 12g，陈佛手 6g，金铃子（炒杵）12g，桔梗 6g，山茶花 2 朵，香苏梗 6g，沉香片 1.5g，旋覆花（包）9g，广郁金 6g，橘红络各 6g，杏仁 6g，金橘叶 8 片。

二诊：减杏、橘、沉、香，加丹参 9g，砂仁 6g。

三诊：丸方。

处方：生牡蛎 30g，旋覆花（包）15g，橘皮络各 12g，陈佛手 12g，冬瓜子 15g，沉香片 9g，炒白芍 18g，苏梗 9g，金铃子 12g，广郁金 12g，佩兰叶 12g，苡仁 24g，山茶花 8 朵，代代花 10 朵，金橘叶 16 片，清半夏 9g。代为水泛丸，每服 9g，日 2 次。

案 3 辛某，女，52 岁。

肝木犯胃，气机抑郁，脘腹闷痛，气逆作呕，饮后颇感困难，脉弦涩，症乃噎膈之象，难以根治。

处方：吴茱萸 15g，黄连 0.9g，延胡索 6g，法半夏 4.5g，炒白芍 9g，青陈皮各 6g，金铃子 12g，沉香片 1.2g，瓜蒌皮 9g，旋覆花（包）9g，白茯苓 9g，金橘饼 3 枚。

二诊：进上药后，咳呕幸平。唯自觉咽痛，妨碍饮食，颇有噎膈之忧，须以静养为妥。

处方：法半夏 4.5g，炒蒌皮 9g，旋覆花 9g，广郁金 6g，陈佛手 6g，炒白芍 12g，姜汁炒竹茹 6g，黄连 1.2g，橘皮白各 4.5g，川楝子 12g，沉香片 1.2g，焦山栀 6g，云茯苓 9g，金橘饼 2 枚。

案 4 陈某，女，32 岁。

平肝舒气，戒怒为要。

处方：香苏梗 6g，制香附 9g，青陈皮各（醋炒）9g，当归须 4.5g，旋覆花（包）6g，金橘饼 2 枚，生牡蛎 12g，沉香曲 9g，川楝子 9g，炒白芍 9g，陈佛手 4.5g。另左金丸 3g，分两次水药冲服。

案 5 冯某，男，60 岁。

木克土，噎膈症难获速效。

处方：香苏梗 6g，制半夏 6g，川楝子 9g，广郁金 6g，炒枳壳 6g，香橼皮 4.5g，大白芍 9g，煅牡蛎 12g，橘红络各 6g，大贝母 12g，赤茯苓 12g，炒粳米 9g。

二诊：佩兰梗 9g，煅牡蛎 12g，炒枳壳 9g，大白芍 9g，川贝 4.5g，降香 2.4g，制半夏 4.5g，瓜蒌皮 6g，苡仁 12g，广郁金 6g，金铃子 12g。

案 6　万某，女，32 岁。

肝气犯胃，气阻不降，脘冷痛，得呕则舒。盖气机抑郁，得涌则宣。宜宣不宜降。夏天发病，有汗不解，舌苔白滑，脉中取濡数，此为暑湿时气乘虚内袭，胃腑不和。"邪之所凑，其气必虚"，拟以祛暑化湿之法。

处方：杏仁泥 9g，青陈皮各 6g，川朴花 4.5g，川楝子 12g，赤茯苓 12g，鸡苏散 12g，青藿梗 6g，白豆蔻 4.5g，炒枳壳 6g，法半夏 4.5g，广郁金 6g，大豆卷 9g，通草 1.8g，陈香橼皮 6g，金橘饼 2 枚。

二诊：前药得汗，表邪既解。刻诊脉沉弦，舌苔右半白滑，脘腹痛。

处方：吴茱萸 3g，延胡索 4.5g，炒枳壳 4.5g，法半夏 4.5g，香橼皮 4.5g，沉香 2.4g，醋炒川楝子 9g，青陈皮各 4.5g，陈佛手 4.5g，旋覆花（布包）6g，醋制香附 9g，白茯苓 9g，金橘饼 2 枚，神曲 9g。

三诊：辛开苦降，以求缓效。

处方：薤白 9g，桂枝 3g，炒枳壳 4.5g，川楝子 9g，白茯苓 9g，制川朴 4.5g，荞饼 15g，瓜蒌仁 9g，制半夏 4.5g，青陈皮各 4.5g，制香附 9g，白蔻 4.5g，广木香 2.4g。

四诊：丸方。

处方：薤白 24g，桂枝 12g，青陈皮各 15g，炒川楝子 24g，白蔻 6g，制川朴 18g，制香附 60g，姜汁炒瓜蒌皮 18g，制半夏 30g，白茯苓 15g，醋炒延胡索 18g，苏藿梗各 15g，炒枳壳 18g，神曲 30g。上共为末，水丸，每服 9g，日 2 次。

案 7　万某，男，30 岁。

失血后，脘腹常痛，往往气在脐，上下冲撞，上逆犯胃。

处方：旋覆花 6g，制半夏 6g，云茯苓 9g，延胡索 6g，吴茱萸 1.5g，沉香汁 1.2g，代赭石 12g，青陈皮各 4.5g，醋炒川楝子 9g，炒枳壳 4.5g，香橼皮

4.5g，金橘饼 2 枚，神曲 9g。

二诊：冲气已不上逆，但脘腹频痛，喉间时时水响，（增）肝气犯胃，虑成噎膈。

处方：醋炒川楝子 9g，醋制香附 9g，制半夏 4.5g，北射干 9g，旋覆花（布包）9g，延胡索 9g，青陈皮各 4.5g，苏子 2.4g，沉香汁 1.2g，云茯苓 9g，金橘饼 2 枚，黄连 1.5g。

三诊：脘痛大减。

处方：旋覆花（布包）9g，延胡索 6g，制半夏 4.5g，醋制香附 9g，炒枳壳 4.5g，陈佛手 6g，金橘饼 2 枚，醋炒川楝子 9g，青陈皮各 4.5g，吴茱萸 1.5g，云茯苓 9g，沉香汁 1.2g，北射干 9g，神曲 9g。

四诊：近来，脘腹偶有痛感，好嗳气，吐沫，屡冲气挟饮邪上逆，胃气不能下降。

处方：旋覆花（布包）6g，制半夏 4.5g，醋炒川楝子 9g，广青皮 4.5g，炒枳壳 4.5g，神曲 9g，代赭石 15g，吴茱萸 1.5g，延胡索 6g，沉香汁 1.2g，云茯苓 12g，陈佛手 4.5g，金橘饼 2 枚。

五诊：丸方。

处方：旋覆花（包）24g，制半夏 15g，吴茱萸 4.5g，广青皮 9g，云茯苓 15g，代赭石 30g15g，苏子 9g，川楝子 15g，醋制香附 18g，炙甘草 9g，炒白芍 15g，沉香 6g，延胡索 24g，炒枳壳 9g，陈佛手 12g，香橼皮 12g，神曲 18g。上共为末，水丸，每服 9g，日 2 次。

按：噎膈之为病，乃内科疑难大症之一，其病多由气血痰之瘀凝而成。而其始则因气结，即肝气郁结不舒，继之则生痰凝。气结、痰凝，为本病之基本病理。故上述诸案，多以理气解郁为基本治法，用药如佛手、郁金、金橘叶、沉香片、金铃子。气逆者，必降气，如旋覆花、代赭石、苏子、枳壳等等。但痰凝者，又应软坚，如生牡蛎。如兼有时邪，则当兼顾其标，万案中用鸡苏散、藿梗、豆卷、通草，此治病随机应变之处，所谓药随证转是也。

六、肝炎

案 1 向某，女，1974 年 9 月 10 日就诊。

右胁痛，食欲不振，腹胀，肠鸣，大便每日 1~2 次，有时溏。舌尖有瘀点，苔中心腻而黄，脉弦。河北新医大学某医院检查肝功能：转氨酶 205 单位，黄疸指数 8 单位，麝浊 11.2 单位，麝絮（+++）。

证属：肝经湿热，脾胃不和。用药疏木和中。

处方：旋覆花（布包）9g，红花 9g，郁金 6g，泽兰 9g，苏梗 9g，茵陈 12g，炒黄芩 6g，板蓝根 9g，紫草 9g，银花藤 15g，川厚朴 4.5g，泽泻 9g，白术 6g。水煎两次分服，每日 1 剂，连服 16 剂。

二诊（10 月 12 日）：服上方 16 剂，肝功能复查结果正常：谷丙转氨酶低于 40 单位，黄疸指数低于 6 单位，麝浊 6 单位，麝絮（+）。右胁轻痛，睡眠欠佳，饮食二便均好。

处方：旋覆花（布包）9g，红花 9g，泽兰 9g，郁金 9g，延胡索 6g，青陈皮各 6g，苏梗 9g，银花藤 15g，炒川楝 9g，炒白芍 9g，云苓 12g。煎服法同前，连服 7 剂。无不良反应，可服 20 剂，以巩固疗效。

按：本例肝炎其病因为湿热，其病变则在肝与脾胃，湿热当清之利之，故用茵陈、板蓝根、黄芩、银花藤、紫草、泽泻之属。在肝当疏泄之，所以用旋覆花、郁金、苏梗。而在脾胃则应予调理，因而方中又用白术、厚朴，至于用红花、泽兰以配覆花，此《金匮要略》旋覆花汤意，取其疏肝以和血。板蓝根、黄芩、银花藤、茵陈均有降酶作用，茵陈还有退黄用，故 16 剂后，肝功能复查即趋正常。

案 2 王某，女，47 岁。1974 年 5 月 16 日初诊。

一个半月来，肝区不适，时有隐痛、发凉、恶心、纳呆，胃脘胀满，大便溏每日 1~3 次，疲乏无力，舌红，苔黄腻而干，脉弦细。

证属：肝脾不和，脾湿不化。

某医院查肝功能：麝浊 8.5 单位，麝絮（+），转氨酶 780 单位。

处方：苍白术各 9g，川朴 6g，青陈皮各 9g，茯苓 15g，泽泻 9g，郁金 9g，旋覆花（布包）9g，红花 9g，炒川楝子 9g，炒麦芽 9g，炒黄芩 9g，板蓝根 15g，茵陈 15g。水煎服两次分服，3 剂，2 天服完。

二诊（5 月 18 日）：肝区不适，时痛，发凉，恶心减轻，胃脘胀满，大苦，舌红，苔黄腻味，脉弦，治以疏肝健脾和胃法。

处方：旋覆花（布包）9g，郁金 9g，泽兰 9g，红花 9g，川朴 6g，苍白术各 6g，炒黄芩 9g，板蓝根 15g，茵陈 9g，银花藤 15g，茯苓 15g，泽泻 9g。3 剂，每剂水煎 2 次分服。

三诊（5 月 21 日）：口苦减轻、饮食增加，肝区不舒、恶心、脘胀，胃脘疼痛。大便每日 1 次，小便黄。舌红，苔黄腻。治以疏肝健脾，清理温热。

处方：旋覆花（布包）9g，郁金 9g，泽兰 9g，红花 9g，苍白术各 6g，炒黄芩 9g，板蓝根 15g，银花藤 15g，紫参 9g，川朴 6g，茯苓 15g，泽泻 9g，白茅根 15g。3 剂，煎、服法同前。

四诊（5 月 24 日）：脉证同前，治以疏肝和胃。

处方：旋覆花（布包）9g，郁金 9g，泽兰 9g，红花 9g，板蓝根 15g，紫参 9g，炒黄芩 6g，炒川楝子 12g，白蔻仁 2.4g，延胡索 6g，茯苓 15g，泽泻 9g，川朴 4.5g，银花藤 15g。3 剂，煎、服法同前。

五诊（5 月 27 日）：肝区不舒、时痛减轻，饮食增加，大便好，舌红，苔白腻，脉弦细无力。前方加减：去茯苓、银花藤，加苍白术各 6g。3 剂，煎、服法同前。

六诊（5 月 30 日）：脉证同前，舌暗红，苔白腻。

处方：旋覆花（布包）9g，红花 9g，郁金 9g，泽兰 9g，板蓝根 15g，紫参 9g，炒黄芩 6g，苍白术各 6g，陈皮 9g，川朴 4.5g，茯苓 12g，泽泻 9g，延胡索 6g。4 剂，煎、服法同前。

七诊（6 月 3 日）：前方去白术、茯苓，加白蔻 2.4g，青皮 9g，炒川楝子 12g。3 剂，煎、服法同前。

八诊（6 月 6 日）：食欲尚可。复查肝功能：转氨酶由 780 单位降至 26 单位，麝浊 8.5 单位，麝絮（-），前法继进。

处方：旋覆花（布包）9g，郁金 9g，红花 9g，泽兰 9g，板蓝根 15g，紫参 9g，炒黄芩 9g，苍术 4.5g，川朴 4.5g，白蔻 1.5g，延胡索 6g，茯苓 12g。7 剂，煎、服法同前。

九诊（6 月 13 日）：舌苔黄腻，左半变薄，昨日吃油条后遇胃脘不适。前法继进。

处方：旋覆花（布包）9g，郁金 9g，红花 9g，泽兰 9g，板蓝根 15g，炒黄芩 9g，石打穿 9g，苍白术各 4.5g，川朴 4.5g，白蔻 2.4g，延胡索 6g，焦山楂 9g。7 剂，煎、服法同前。

十诊（6月20日）：舌苔黄腻、左半较重，浑身不适，头痛。

处方：赤苓12g，桑叶9g，杏仁6g，菊花12g，白蒺藜12g，炒黄芩4.5g，板蓝根12g，川朴4.5g，焦山楂9g，苍白术各6g，神曲9g。7剂，煎、服法同前。

十一诊（7月4日）：左中黄腻苔已化。时有心悸，舌嫩红，苔薄微黄，脉弦细。

处方：旋覆花（布包）9g，郁金9g，红花9g，泽兰9g，炒白芍9g，苍术4.5g，川朴4.5g，延胡索6g，炒枣仁15g，乌梅6g，白蔻1.5g，茯苓12g。7剂，煎服法同煎。

十二诊（7月12日）：食欲如常，大便3~4天1次，不干。舌偏红，苔心黄薄腻，此属温热不化，脾运失健之象。

处方：炒黄芩6g，川朴4.5g，苍白术各6g，茯苓9g，泽泻9g，旋覆花（布包）9g，郁金9g，红花9g，泽兰9g，荷叶6g，藿香6g，佩兰6g。7剂，煎、服法同前。

十三诊（7月24日）：复查肝功能：麝浊4.5单位，麝絮（-），转氨酶48单位，舌偏红，苔黄，大便好。用柔肝和胃法。

处方：前方去茯苓、郁金、泽兰、荷叶，加佛手4.5g，合欢花6g，丹参15g。7剂，煎、服法同前。

1974年9月8日查：肝功能正常，麝浊5单位，麝絮（-）转氨酶40单位。均属正常范围。

按：肝炎病变虽多涉及肝脾，然常有所偏重，本例肝区不适、隐痛，为肝郁血瘀；而脾不化则属主要地位：如恶心、纳呆、胃脘胀满、便溏、苔黄腻等皆是，方中不离苍术、白术、厚朴、茯苓、陈皮之类，其目的即在于此。同时，疏肝化瘀则用郁金、青皮、川楝子、旋覆花、红花，清利湿热则有板蓝根、黄芩、茵陈、泽泻，饮食增加，大便不溏、是湿化之指征，故八诊时，查肝功能渐趋正常。但舌苔黄腻或白腻，是里湿未尽，仍当坚持原法，故本例直到最后方改柔肝和胃之法。可见湿邪黏腻，不易骤去。

案3　王某，女，41岁。1973年11月14日初诊。

1960年病人开始患"肝炎""肾炎"。刻诊面浮肢肿，两胁作胀、脘闷，得长太息则舒，食欲不振，舌红苔少，脉弦细。某医院查肝功能：麝浊 6.25 单位，麝絮（++）。尿蛋白（±），红细胞偶见，白细胞 0-1 个。治以养阴两和肝胃。

处方：沙参 12g，枸杞 9g，当归 6g，川楝子 12g，青陈皮各 6g，茯苓 15g，泽泻 6g，苏梗 6g，竹茹 6g，柴胡 6g，五味子 9g，郁金 6g。3 剂，每剂两煎，共取汁 400ml，早晚分服。

二诊（11 月 17 日）：大便干，2~3 日 1 次，腰痛。

处方：生地 12g，玄参 24g，川断 15g，寄生 12g，川楝子 9g，当归 9g，苏梗 6g，柴胡 6g，生白芍 9g，竹茹 6g，青陈皮 6g，茯苓皮 12g，白茅根 15g，越鞠保和丸（入煎）5 袋。煎、服法同前。

三诊（11 月 23 日）：大便不干，1 日 1 次，胃脘嘈杂，腹胀以右为主，舌红，苔少。

处方：青陈皮各 4.5g，陈香橼 6g，苏梗 18g，瓦楞粉 18g，生牡蛎 24g、川楝子 9g，太子参 12g，沙参 12g，板蓝根 15g，生地 9g，佛手 6g，枸杞子 12g，杜仲 6g。3 剂，煎、服法同前。

四诊（11 月 26 日）：胃脘嘈杂不适，吞酸，两胁胀，气短，腰背疼痛，尿频色黄；舌红少苔，脉弦。拟疏肝和胃补肾法。

处方：柴胡 6g，白芍 12g，吴萸 1.5g，黄连 1.5g，香橼 9g，青陈皮各 6g，半夏 6g，白蒺藜 12g，苏梗 9g，菟丝子 12g，炒杜仲 6g，桑寄生 12g，佛手 6g。3 剂，煎、服法同前。

五诊（11 月 29 日）：胃脘胀满，两胁胀痛，吞酸呃逆，腰痛，舌红，脉弦细。

处方：板蓝根 30g，青陈皮各 6g，白芍 12g，香附 12g，焦三仙各 9g，郁金 9g，丹参 15g，佛手 6g，川断 12g，桑寄生 24g、川楝子 12g，木香 9g，瓦楞粉 12g，煅牡蛎 24g。3 剂，煎、服法同前。

六诊（12 月 3 日）：胃脘胀满，呃逆，咽吞物阻，腰痛，饮食少纳，舌红苔少，用一贯煎法。

处方：枸杞子 9g，沙参 12g，生地 9g，桑枝 9g，川楝子 12g，苏梗 6g，牡蛎 30g，川断 12g，桑寄生 9g，佩兰 6g，藿香 6g，焦三仙各 6g，白蒺藜 9g，陈香橼 6g。3 剂，煎、服法同前。

七诊（12月6日）：胃脘胀满，下午加重，呃逆，腰痛，舌红，苔薄白，脉沉弦。肝木克土，胃属土，为后天之本，然先治其胃。

处方：苏梗9g，白蒺藜12g，川楝子12g，青陈皮各6g，旋覆花（布包）6g，香橼9g，云苓9g，砂仁3g，法半夏6g，生牡蛎15g，焦三仙各6g。3剂，煎、服法同煎。

八诊（12月11日）：舌胖红少苔，脉弦细，右关无力，脘胀胁痛，嗳气纳呆，腰痛隐隐。

处方：川楝子9g，沙参12g，生地9g，枸杞子12g，川断15g，牛膝9g，砂仁3g，陈皮9g，香附9g，党参12g，橘核9g，大枣3枚。3剂，煎、服法同前。

九诊（12月14日）：12月10日某医院复查肝功能，尿常规均属正常范围，尿蛋白（-），白细胞1-3个，目前腰痛较重，两肩亦痛，后背有冷感，病后肝肾不足，舌红苔少，大便较干。

处方：川断12g，桑寄生12g，生地9g，枸杞子9g，怀牛膝12g，玄参9g，沙参6g，丹参9g，苏梗6g，青陈皮各6g。煎、服法同前，服20剂，以巩固疗效。

按：本例初诊即见舌红少苔，脉弦细，说明久病已虚，然其病情颇为复杂，肝阴既虚，肝气又郁，中焦不和，而肾气亦不足，似此治必兼顾。因此，本例始终采用肝肾同治，通补兼施之法。育肝阴则用沙参、枸杞、当归及玄参、生地、白芍；理肝郁乃取川楝子9g、柴胡、青皮、香橼、佛手、郁金；和中焦有陈皮、半夏、焦三仙、木香；补肾则用寄生、川断、杜仲、菟丝子、怀牛膝等等，同时，针对具体病情，结合有关方药，如四诊、五诊胃脘嘈杂，吞酸，则合左金、瓦楞、牡蛎，七诊胃脘胀满，呃逆，则以和胃降逆为主，此皆体现中医辨证施治精神。

案4　李某，女，60岁，农民。1974年5月7日初诊。

慢性肝炎半年余，肝区痛，胁胀，失眠背沉，纳可，脘胀，大便可，舌淡红，苔薄腻，中剥，脉弦。证属气滞血瘀。

某院查肝功能：转氨酶140单位，麝浊15单位，麝絮（+++）。

处方：丹参15g，郁金9g，炒川楝子12g，制香附9g，板蓝根15g，焦白术 9g，茯苓 15g，苡米 15g，旋覆花（布包）9g，红花 9g，炒枣仁 15g，夜交藤 15g。6 剂，每剂两煎，共取汁 400ml，早晚两次分服。

二诊（5 月 15 日）：肝区胀憋减轻，大便干，口干口苦，小便黄，余同前，苔白微腻，中剥，脉弦。

治法：疏肝行气，活血通络。

处方：白蒺藜 12g，炒川楝子 12g，制香附 6g，生白术 6g，茯苓 15g，苡米 15g，泽兰 9g，红花 6g，旋覆花 9g，丝瓜络 9g，竹叶 9g，玄参 15g，竹茹 9g。6 剂，煎、服法同前。

三诊（5 月 27 日）：肝区仍痛，胁胀，口干鼻塞，咽部异物感，大便干，舌暗红，苔黄腻，脉沉滑。拟宣肺清热，疏肝利胆。

处方：旋覆花（布包）9g，草红花 9g，泽兰 9g，郁金 9g，桑叶 9g，菊花 9g，杏仁 9g，苏梗 9g，板蓝根 15g，薄荷（后下）6g，炒川楝子 9g，芦根 15g，橘红 6g。3 剂，煎、服法同前。

四诊（5 月 30 日）：肝区疼痛，鼻塞减轻，仍胁胀，口干头胀，吐黄黏痰，轻咳，大便干，舌暗红，苔薄白，脉沉滑。拟疏肝宣肺清痰法。前方去桑叶、苏梗、板蓝根、芦根、橘红、杏仁改炒用，加瓜蒌皮 6g，冬瓜子 12g，桑白皮 12g，青陈皮各 6g。3 剂，煎、服法同前。

五诊（6 月 3 日）：肝区胀痛减轻，轻咳吐痰，睡眠不佳，大便干，饮食尚可，舌暗红，苔薄黄，脉沉细，前方加减。

处方：旋覆花（布包）9g，红花 9g，泽泻 9g，郁金 9g，冬瓜子 12g，桑白皮 12g，橘红 9g，炒川楝子 12g，柴胡 6g，炒枣仁 15g，白蒺藜 9g，炒白芍 9g，远志 9g，磁石 15g。9 剂，煎、服法同前。

六诊（6 月 11 日）：大便干，上肢皮肤发胀，其余症状明显好转，咳嗽、吐痰消失。

处方：旋覆花 9g，红花 9g，泽兰 9g，郁金 9g，板蓝根 15g，炒黄芩 9g，石打穿 12g，络石藤 15g，当归 9g，赤白芍各 12g，川芎 4.5g，青陈皮各 6g。6 剂，煎、服法同前。

七诊（6 月 18 日）：方如下。

处方：佛手 6g，旋覆花 9g，郁金 9g，泽兰 9g，红花 9g，板蓝根 15g，炒黄芩 9g，石打穿 12g，络石藤 15g，赤白芍各 12g，茯苓 12g，泽泻 12g，车前子（布包）12g。9 剂，煎、服法同前。

八诊（6月28日）：睡眠不稳，舌红中裂。

处方：菖蒲 9g，丹参 15g，郁金 9g，炒川楝子 12g，红花 9g，炒枣仁 9g，远志 6g，制香附 12g，旋覆花（布包）9g。5 剂，煎、服法同前。

某医院复查肝功能正常：麝浊 6.5 单位，麝絮（－），转氨酶 42 单位。

1978 年 4 月 28 日复查肝功能，均在正常范围内。

按：肝炎表现为气滞血瘀者，乃常见证候。本例发病半年，肝区痛，胁胀脘胀，脉弦，肝郁气滞，显然。但痛处不移，其血必瘀，故用郁金、川楝子、香附、覆花、白蒺藜等以收其肝气；用丹参、红花、赤芍以化其瘀血。初诊即见失眠，舌淡红，苔中，此心血不足之象，不兼以养心安神，乃佐以枣仁、首乌藤、远志。治病当药随症转，三诊鼻塞，咽梗，舌苔黄腻，乃加桑叶、菊花、薄荷、芦根以宣肺清热。四诊轻咳，吐黄黏痰，又加桑皮、瓜蒌皮、冬瓜子以清化痰热。此虽属兼治之法，但去其枝节，有利于主症的解除和疾病的向愈。

七、泄泻

案　黄某，女，40 岁。

肝气横逆，脾土衰弱，遂致头昏内热，腹痛泄泻。当先健脾化湿，再议平肝。

处方：砂仁 3g，广木香 3g，金铃子 12g，泽泻 6g，炒枳壳 4.5g，香橼皮 4.5g，苍白术各 4.5g，制香附 12g，猪赤苓各 12g，青陈皮各 4.5g，神曲 12g，荞饼 1 角。

二诊：服药后诸恙稍退，但腹中作痛，得泻则减。此属脾不化湿使然，先当温化之。

处方：炒苍术 6g，炒枳壳 4.5g，广木香 3g，金铃子（姜汁炒拌）9g，肉桂心 2.4g，赤茯苓 12g，大枣 4 枚，川朴 6g，砂仁 3g，广藿梗 6g，青陈皮各 4.5g，炙黄芪 12g，神曲 12g，香橼皮 4.5g，荞饼 1 角。

三诊：近来痛泻告退，唯头晕肢酸，面色萎黄。此湿困脾土，清阳不升所致。拟方缓缓调理。

处方：炒苍术 6g，炒枳壳 4.5g，广木香 3g，金铃子 12g，肉桂心 2.4g，赤茯苓 12g，川朴 4.5g，砂仁 3g，广藿香 6g，青陈皮各 4.5g，炙黄芪 12g，神曲 12g，大枣 4 枚，香橼皮 4.5g，荞饼 1 角。

按：泄泻之症，其因不一，由于肝气犯脾而成者，临床不少见，治当调和肝脾。但湿困脾土，清阳不升者，又当注意调补，故方用黄芪、白术、大枣。否则脾气下陷，治之更难求功。

八、肠神经官能症

案 李某，男，24 岁。1976 年 4 月 30 日来诊。

病人于 4 年前出现大便次数增多，一般每天 4~6 次，最多 8 次，但大便质地坚硬，同时伴有小便次数增多，尿量也多现象，曾服西药四环素、土霉素、氯霉素等及中药五仁丸、麻仁丸、增液承气汤等 300 余剂，疗效不明显。病人因于 1976 年 4 月来石家庄求医，经省、市等医院做血、尿、便常规，肝功能，胸透以及全消化道造影等多项检查，均无异常发现，因而几家医院诊为肠神经官能症。建议中医药治疗，而来门诊。

初诊时主症：病人 4 年来每天大便次数 4~6 次不等，便质坚硬如羊屎，坚涩难行，伴小便次数、尿量增多。头晕嗜睡，四肢无力，饮食如常。舌淡，苔薄腻，脉沉缓。西医诊为肠神经官能症，中医辨证属脾失健运，清阳失司，用升运脾阳法。

处方：党参 9g，茯苓 12g，苍术 6g，白术 6g，厚朴 6g，陈皮 9g，杏仁 9g，瓜蒌 6g，木香 1.5g，川芎 1.5g。15 剂，每日 1 剂，水煎 2 次，共取汁 400ml，早晚 2 次分服。

二诊（5 月 20 日）：上方连服 3 剂后，大便次数减至每日 3 次，6 剂后每日 1 次。15 剂后硬粪好转。嗜睡消失，头晕减轻，四肢较为有力，唯腹部时有胀感。脾运较健，而气机失畅，前方加宣通气机之品。上方去川芎，加炒川楝子 12g，焦山楂 9g。20 剂，煎、服法同前。

三诊（6 月 11 日）：大便畅通，每日 1 次，已保持 16 天，但有时仍有少量硬便。腹胀缓解，小便次数与尿量仍然较多，用缩泉法，佐以升提中气之品。

处方：益智仁 9g，乌药 6g，山药 12g，党参 12g，炙黄芪 15g，炙甘草 1.5g，炙升麻 3g，陈皮 6g，苍术 6g，白术 6g，煅牡蛎（先煎）24g，桑螵蛸 9g。20

剂，煎、服法同前。

四诊（7月2日）：大便继续保持每日1次，便质不硬而成形，小便次数明显减少。惟腰酸，前阴部有凉感。此肾阳不足，膀胱气化失司之象。用金匮肾气丸加减。

处方：熟地6g，山药12g，山萸肉9g，茯苓12g，益智仁9g，乌药9g，制附子1.5g，肉桂3g，肉苁蓉6g，炒川断12g，煅牡蛎（先煎）24g，桑螵蛸9g。30剂，煎、服法同前。

病人于1977年国庆节期间来石市出差，自称："服去年四诊方15剂后，小便基本正常。到现在已一年零二个月，大小便始终良好，其他亦无任何不适。"因此，本案经1年余的追踪观察，可以确定本病业已痊愈。

按：本案的主要临床表现系大便次数多，但便质坚硬，艰涩难行，西医确诊为肠神经官能症。倘从中医分析，因其大便次数多，似可诊为"泄泻"，但便质坚硬不予支持；因其便质坚硬艰涩难行，似可诊为"便秘"，但大便次数又多殊难确认。所以本案病情相当复杂，很难归属于中医传统的某一病证。

本案的便质坚硬、艰涩难行，应视为辨证的主要关键；在脏腑辨证上，则应着眼于脾。因为"脾主运化"，就是说脾有运化水湿和运化水谷精微的生理功能。前者的功能失调，如水湿趋于大肠，则可以发生泄泻。《素问·阴阳应象大论》所说的"湿盛则濡泻"和《脏气法时论》所说的"脾病者……虚则腹满肠鸣，飧泄食不化"，即指此而言。后者的功能失调，则脾"不能为胃行其津液""以灌四傍"，如津液不能下行肠道，则"传道、变化"的大肠不能将食物残渣转变为正常的粪便，势必形成便质坚硬、艰涩难行。张聿青说："大便溏燥不调，脾气未复。"就指出了大便的稀薄（即所谓"溏"）与坚硬（即所谓"燥"），均与脾的生理功能失常有关。因此，本案之所以出现便质坚硬、艰涩难行，实由脾"不能为胃行其津液"所致。至于大便次数多的出现，则系有便质坚硬、艰涩难行所造成的。因为便质坚硬、艰涩难行，故不能将所有粪便一举排空，而残留的粪便又不能久留大肠，故有大便次数多的表现。若粪便虽然坚硬，但能排泄较畅而不致残留，自然不会出现大便次数多的现象。从治疗后的排便畅通，因而大便次数逐渐减少的情况来看，就可以说明这个问题。同时，由于脾"不能为胃行其津液"，清阳不能升于清窍，则出现头晕嗜睡；清阳不能实于四肢，则表现四肢无力；脾病而胃未病，故饮食如常。基于以上分析，本案似以脾失健运，清阳失司，辨证为妥。故用四君以健脾益气，合平胃散以燥湿畅中。方中杏仁、瓜蒌既能宣肺又能通腑气，又能润滑肠道；木香能"斡旋仓廪"之功；川芎则"气香上行，能升清阳之气"。综观全方，不外升运脾阳之意。二诊因头晕减轻，嗜睡消失，意味着清阳已能上升，故去川芎；因腹部时有胀感，故加川楝、山楂等理气消胀之品。三诊因大便已基本正常，则小便次数多（包括尿量亦多）的现象自然上升为主要矛盾，故除用补中益气法外，加用缩泉丸配合煅牡蛎、桑螵蛸以温肾祛寒，固涩缩尿。四诊时小便次数明显减少，遂转用金匮肾气丸以培补肾阳而竟全功。

总之，本案除大便次数多，但便质坚硬、艰涩难行外，兼有小便次数多，尿量亦多见证。简言之，即大小便失常。《灵枢·口问》篇谓："中气不足，溲便为之变。"用升运脾阳法，恰有统筹兼顾，一举两得之意。但经用上法后，仅仅解决了大便的失常问题，并没有改变小便的失常状态。嗣后，根据《素问·金匮真言论》"北方黑色，入通于肾，开窍于二阴"的理论，由重点治脾转为重点治肾，采用了温肾祛寒法（当然还结合了升提、固涩），很快取得了小便次数明显减少的疗效；复又采用了温肾补阳法，持久地取得了巩固大小便复常的疗效。从这里可以进一步体会到，所谓"补脾不如补肾"和"补肾不如补脾"之说必须活看，即该补脾时则补脾，该补肾时则补肾，随机应变，合宜而施，庶可得心应手，存乎其人。

九、五更泻

案 李某，男，48 岁，1975 年 1 月 2 日初诊。

4 年来，每于黎明时分腹痛欲泻，说泻就泻，不能稍缓，必须赶紧如厕。多次做过大便常规及胸透、肝功能、钡灌肠等检查，均未发现异常。曾服用中药 400 余剂，询查以往处方，大都为二神、四神、附子理中等方剂。因疗效不显，经友人介绍来诊。

初诊时主症：每日清晨腹痛洞泄 1~2 次，泻后痛减。平时胸胁痞闷，嗳气食少。舌淡红，苔薄，脉弦。

辨证：木土相凌，肝强脾弱。

治法：扶土抑木，理气和中。

处方：焦白术 9g，茯苓 12g，莲肉 9g，炒苡米 12g，炒川楝子 12g，醋炒延胡索6g，炒白芍12g，乌梅6g，苏梗9g，半夏6g，陈皮6g。10剂，每日1剂，水煎2次，共取汁300ml，早晚2次分服。

二诊（1月12日）：上药服5剂后，每日晨泄减至1次，腹痛减轻；服10剂后，已不腹痛，大便较为成形，胸胁痞闷嗳气均退，饮食增加。前方既然合拍，仍守原意图之。上方去苏梗、半夏，加白蒺藜12g，木瓜9g。10剂，煎、服法同前。

三诊（1月22日）：6天来排便时间推迟到下午2时，且已成形，便时无所苦。但每日清晨仍有便意，嘱除服1月12日方15剂外，并于清晨收听广播，以转移其注意力。

1个月后，病人来诉，自晨起收听广播后，便意已消失。1个月来每日午后排大便1次，成形，其他无不适。随访半年未复发。至此，五更泻已告痊愈。

按：五更泻即晨泄，又名肾泄。张景岳说："肾泄证……每于五更之初或天将明时，即洞泄数次，有经月连年勿止者，有暂愈而复作者……"据此，本案诊为"肾泄"，似乎没有疑问。但何以前医按"肾泄"施治，投用二神、四神及附子理中等方药400余剂而毫无效果？可见本案虽然貌似肾泄，而病机实质并不在肾。

张韦青说："肾泄又名晨泄，每至黎明，辄暴迫而下注是也。然肝病亦有至晨而泄者，以寅卯属木，木气旺时，辄乘土位也。疑似之症，将何以辨之哉？盖肾泄是命火衰微，而无抑郁之气，故暴注而不痛；肝病而木旺克土，则木气抑郁，多痛而不暴注。以此为辨，可了然矣。"在这里，张氏不仅指出了肾病与肝病均可造成"晨泄"，而且阐述了肝病晨泄的发病原理和肝病晨泄与肾病晨泄的鉴别诊断。基于此，可以理解到本案的"腹痛洞泄，泄后痛减"，确系"肝强贼脾，得泄泻。稍解其抑郁之苦"之象；至于"胸胁痞闷，嗳气食少"，亦属肝木乘土（胃）之征。总之，本案的病机不外乎"木土相凌，肝强脾弱"。所以初诊时，用茯、术、莲、苡以益脾扶土，梅、芍、楝、胡以制肝抑木，并加入苏梗、二陈以理气和中。病人服10剂后，不仅"每晨泄减至一次"，而且"已不腹痛，大便较为成形"。足证上述的辨证和立法，颇为中肯。不然仍按肾泄常规治疗，用"姜、附、肉蔻、骨脂之类，气热味辣，虽温脾脏，反助肝阳，肝愈强而脾愈受戕"，恐怕病无愈日矣。二诊时因"胸胁痞闷嗳气均退，饮食增加"，故减去苏梗、半夏，另加入白蒺藜佐楝、胡以疏肝理气；木瓜佐梅、芍酸以制肝，且木瓜兼有"疏肝"作用。三诊时，病人大便正常并推迟到午后，"但每日清晨仍有便意"，从西医学考虑，是"条件反射"的现象，故用收听广播法"使其忘圊"。俞震说："盖脾主信，泻久则以泻为信，使忘其圊，则失其泻之信，而泻可止矣。"本案洞泻虽止，但清晨仍有便意，此时如不设法消除便意，诚有死灰复燃，旧病复发之虑。

泄泻系指排便次数增多，粪便稀薄，甚至泻下如水而言。本病多包括急、慢性肠炎，肠结核等疾患。本病在《内经》称为泄，为有"濡泄""洞泻""注泄"等名称。汉唐时代多称"下利"。宋以后统称为"泄泻"。本病的成因主要有四个方面：一是感受外邪，如寒、湿、暑、热，而以湿邪为多，致使脾胃受损，功能障碍，清浊不分，升降失常；二是饮食不洁，或恣食油腻，损伤脾胃；三是劳损内伤，导致脾肾阳虚，不能腐熟水谷，使水谷停滞，并入大肠而引起；四是情志失调，如恼怒、忧思等情志波动，损伤肝脾，致肝气横逆，脾胃受制，运化失常。在辨证方面，应首先明其寒热，分其虚实。一般而言，粪便清稀者，多属寒证；粪便黄褐而臭，肛门有烧灼感者，多属热证；痛势急骤，腹部胀痛，泄后痛减者，多属实证；痛程较长，腹痛不甚者，多属虚证，在治疗上，对"湿盛"者以祛邪为主，分为芳香燥湿，清热化湿，淡渗利湿诸法。"脾虚"者以扶正为主，分有健脾、温肾、抑肝扶脾法治之。案1、案3，均为肝木乘脾之证，前者肝实较重，其治以疏肝为主，兼以理脾；后者以虚为重，故以健脾而抑肝。虽均为肝脾俱病，其偏重不同，故治亦有别。案2为顽固性泄泻，经久治未效，马氏根据其证情，宗"无湿不成泻"的理论，以健脾利湿、导滞的方药投之而获痊愈。可见"审因论治"是用药的关键。

十、慢性肠炎

案1 高某，女，30岁，华北药厂学校教师。1974年3月3日就诊。

病史：1972年7月，病人因在厂内喝清凉饮料后，患急性肠炎，每天腹泻七八次，经用氯霉素、鞣酸蛋白等治疗好转，但以后时常腹泻，每日三四次，时犯时止，经某医院诊为慢性肠炎，曾服中药四五十剂，亦未能根治。现在产后，仍每天腹泻三四次，因而求诊。

初诊时主症：慢性腹泻一年半，时好时犯，发作时肠鸣较重，但无胀痛，腹部有凉感。现产后16天，产后3天即腹泻，至今每天三四次，饮食少量，舌苔白腻，脉细弱。

辨证：寒湿内蕴，气机痹阻。

治法：温中以散寒，运脾以化湿，佐以调畅气机。

处方：吴萸 6g，炮姜 6g，苍术 6g，川朴 6g，陈皮 9g，焦白术 12g，红豆蔻 3g，木香 6g，炙甘草 6g，赤白猪苓各 12g，泽泻 9g。30 剂，每剂水煎两次，共取汁 400ml，早晚分服。

二诊（4月3日）：腹泻已减至每日 2 次，腻苔渐化，食欲渐增，前方川朴、苍术减至各 4.5g，余药不动。嘱服 6 剂，煎服法同前。

三诊（4月9日）：腻苔已化净，大便每日 1 次成形，食欲正常，嘱再服 3 剂，以巩固疗效。

5月12日随访，病人自服上药后，大便每日保持 1 次，成形，已达 1 月余，为过去所未曾有。

按：慢性肠炎属于中医"泄泻"范围。泄泻不外虚实两类，虚者由于内伤，病在脾肾，实者感受病邪，以湿为主。本例泄泻腹凉、纳呆、苔腻，乃系寒湿之证。寒湿内蕴，脾胃失调，则清浊不分，并走大肠。故用吴萸、炮姜温中散寒，苍术、白术、川朴、陈皮、赤苓、猪苓、泽泻健脾渗湿。陈修园说："湿气胜，五泄成，胃苓散，厥功宏，湿而冷，萸附行。"本例治法，即本乎此。

案2　李某，男，49 岁，石家庄地区运输公司修理厂工作。

初诊（1974 年 11 月 1 日）：头晕、五更泻近 4 年，服中药 400 余剂未见效果，便前左下腹痛，腹鸣，大便溏日 1 次，为晨泻。舌胖嫩、偏红，脉弦细。

治法：疏肝运脾，佐以温肾。

处方：党参 12g，茯苓 12g，生白术 9g，莲肉 9g，炒山药 12g，菟丝子 9g，制香附 12g，木香 6g，炒白芍 9g，乌梅炭 9g。7 剂，每剂水煎两次，共取汁 400ml，早晚分服。

二诊（11月8日）：服上药 7 剂，晨泻已改为上午 9 点或下午大便，仍溏，便前左下腹痛，晨起有便意，腹鸣。舌胖嫩，苔薄黄。

原方去炒山药、莲肉，加补骨脂 9g，厚朴 4.5g，扁豆 9g，青陈皮各 6g。7 剂，煎服法同前。

三诊（11月15日）：大便改为下午6时已1周，较为成形，晨起仍有便意，腹鸣消失，舌胖，偏红，苔薄，脉弦细。仍用前法。

处方：乌梅炭6g，炒白芍9g，菟丝子9g，补骨脂9g，党参12g，茯苓9g，生白术9g，炒扁豆9g，炒山药9g，莲肉9g，炒陈皮6g。7剂，煎服法同前。

四诊（11月22日）：大便改为下午，晨起仍有便意，腰痛，腹鸣。舌偏红，苔白略腻，脉弦细。前方加木香6g，厚朴3g。14剂，煎服法同前。

五诊（12月21日）：五更泻经上述治疗已转为下午大便，每日1次，但晨起腹部仍有便意感，偏左下腹痛，大便后期较稀，间或腹鸣，头晕，左半较甚，血压124/82mmHg，舌淡红。

处方：炮姜炭4.5g，补骨脂9g，菟丝子12g，乌梅炭9g，赤石脂9g，煅牡蛎（先煎）24g，茯苓12g，生白术9g，莲肉9g，泽泻6g，木瓜6g，厚朴4.5g，菊花9g，木香3g。14剂，煎服法同前。

六诊（1975年2月28日）：大便仍是下午1次，先硬后溏，走路时头晕。右下腹痛延及后腰部。舌胖淡，苔薄，脉细弱。《柳选四家医案》载："土虚木必摇。"此头晕由脾虚所致，继续双补脾肾。

处方：补骨脂9g，菟丝子9g，赤石脂9g，禹余粮9g，炮姜炭3g，炒山药15g，苡仁15g，茯苓12g，白术6g，泽泻6g，炒川楝9g，小茴香4.5g，木香3g，木瓜9g。6剂，煎服法同前。

七诊（3月14日）：早晨仍有便意感，大便继续每日下午1次，左下腹痛，肝脉行于少腹，肝强脾弱，木土相凌。

处方：炒白芍9g，木香6g，炒川楝子12g，白蒺藜9g，木瓜9g，乌梅9g，干姜4.5g，茯苓12g，苍白术各6g，菟丝子9g，小茴香4.5g，砂仁（后下）3g。7剂，煎服法同前。

八诊（3月28日）：10天来腹痛、腹泻，大便查有白细胞、红细胞，目前大便日2~3次，右下腹痛，里急后重，腹痛腹鸣，舌偏红，苔薄。湿热壅于大肠。

处方：木香4.5g，黄连3g，炒枳壳4.5g，厚朴4.5g，炒白芍9g，茯苓12g，泽泻6g，炒川楝9g，白蒺藜12g，银花炭9g，炒黄芩6g，煨葛根9g。10剂，煎服法同前。

九诊（4月10日）：上方服11剂，大便为每日下午1次，成形，仍有腹鸣及左下腹痛，胃脘隐隐作痛，伴有头晕，夜寐梦多，左后季肋阵痛，晨起便意大减，但口苦有热感。舌暗红，苔白薄，脉沉细。

处方：菟丝子9g，补骨脂9g，炒白芍9g，木香3g，炒川楝子9g，陈皮6g，炒苡仁12g，白蒺藜9g，菊花6g，煅龙牡各（先煎）15g，炒枣仁15g，白蔻1.5g，木瓜6g。6剂，煎服法同前。

十诊（4月17日）：每日下午大便1次，晨起便意感基本消失，左下腹痛减轻，目前头晕，走路不稳，舌胖偏红无苔，脉细，血压110/80mmHg，补气养血佐以息风。

处方：茯苓12g，党参12g，莲肉12g，淮小麦9g，炒白芍9g，白术6g，白蒺藜12g，菊花12g，当归6g，阿胶（烊化）4.5g，炙黄芪12g，苡米12g，陈皮6g。7剂，煎服法同前。

十一诊（4月25日）：大便成形，每日下午1次，目前头晕阴天加重，两腿无力、麻木。脉沉细，舌偏红，苔少。用人参养营汤加减。

处方：炙黄芪15g，党参12g，茯苓12g，白术9g，甘草6g，肉桂1.5g，炒白芍12g，当归4.5g，丹参9g，炒枣仁12g，鸡血藤15g，红枣5枚。6剂，煎服法同前。

十二诊（5月2日）：每日下午大便1次成行，晨起便意感基本消失，左下腹痛减轻，3天来面浮肢肿，查尿正常，舌胖苔薄，脉沉细。治以运脾化湿，理气消肿。

处方：茯苓12g，泽泻6g，冬瓜皮15g，防己6g，防风6g，羌活4.5g，大腹皮9g，木香3g，桑白皮6g，桂枝1.5g，炒白芍6g，钩藤12g，白蒺藜9g，菊花炭9g。3剂，煎服法同前。

按：本例五更泻已近4年，服药数百剂而不效，其顽固可知。关其晨泻，便前腹痛、肠鸣，伴有头晕，其舌胖嫩，而脉象弦细，固属脾肾阳虚，但与肝失疏泄有关。故初诊、二诊即用党参、白术、茯苓、山药、扁豆以健脾，用菟丝子、补骨脂以补肾，白芍、乌梅、青皮、香附以调肝理气。三诊时，晨起虽有便意，而大便改在下午已1周。药合病机，无须更章。以后诸诊，或加木香、厚朴，或用炮姜炭、赤石脂、禹余粮，或佐川楝子、白蒺藜，皆属补中有泻、补泻结合之法。至于八诊时出现腹痛、腹泻，里急后重，大便查有白细胞、红细胞，此乃变局。病变药亦变，故改用葛根芩连汤加减。至十诊泄泻基本告愈，而头晕，走路不稳，舌偏红，无苔，脉细，血虚之象突出，因而又取法人参养营汤，在参、芪、术、苓之外，用归、芍、阿胶、丹参、枣仁之类以益气养血。

案3 温某，女，23岁，1974年8月24日初诊。

腹泻2年，日大便4~5次，无腹痛，如吃冷食则加重，且有腹痛，泄后痛减。除晨泄外，每于食后约1~2小时必须大便。舌尖偏红，苔厚垢浊，脉弦细。

辨证：脾肾两虚，湿滞内蕴。

治法：双补脾肾，兼化湿滞。

处方：党参9g，炮姜炭4.5g，苍白术各6g，莲肉9g，藿香6g，青陈皮各4.5g，白蒺藜9g，炒川楝子6g，菟丝子9g，补骨脂9g，炒白芍9g，茯苓12g，泽泻6g，川朴4.5g。6剂，每日1剂，每剂水煎两次，共取汁400ml，早晚分服。

二诊（9月6日）：服上方后，大便减少，每日1次，成形，饭后腹胀畏寒、心悸、舌淡、苔薄、脉弦细。证属心脾气虚（查大便常规仅有蛔虫卵，余阴性）。

处方：茯苓12g，焦白术9g，莲肉12g，炒枣仁15g，炙甘草6g，煅龙牡各15g，淮小麦12g，党参9g，炒白芍9g，青陈皮各6g，远志9g，芡实9g。6剂，煎服法同前。

三诊（9月18日）：服上方症状大减，舌脉同前。查大便常规有蛔虫卵，余阴性。上方加干姜6g，炒川楝子9g，肉桂3g，焦山楂6g。6剂，煎服法同前。

按：《景岳全书》曰："脾胃受伤，则水反为湿，谷反为滞，精华之气，不能输化，致合污下降而泄利作矣。"本例晨泻2年，食后必泻，吃冷食加重，为脾虚及肾。但泻后痛减，舌苔厚垢浊，脉弦细，不仅湿滞内蕴，且肝失疏泄。因此用党参、白术、茯苓、莲肉以健运脾胃，用菟丝子、补骨脂以补肾固本，用苍术、川朴、陈皮、泽泻以燥湿、利湿，并用白蒺藜、川楝子、白芍以调肝气。方证切合，仅6剂，大便即减至每日1次，成形。可见治泄泻辨证精确，分清主次，补泻结合，就能取得良效。

案4 阮某，男，59岁，1972年12月27日入院。

主诉：胸部闷痛，向上肢及背放射 2 年多，近半年来加重。

现病史：病人于 1970 年以来，常有胸部疼痛，短暂，多为几秒至几分钟而过，伴有胸闷憋胀感，有时向两上肢及肩背部放射，多在劳累后出现，未予重视。今年 4 月份以来，发作较频，曾到某医院就诊，经心电图及其他检查，诊断为"冠心病"。一个多月来咳嗽气短，腹胀，大便次数增多，有下坠感，无脓血，不稀，无明显腹痛。住石家庄某医院诊断为慢性气管炎继发感染，肺气肿、冠心病，经治疗咳嗽气短减轻而出院。近来食欲锐减，有时仍胸部闷痛，而来我院住院诊治。既往尚健，肝大已十余年，2 年前，发现前列腺肥大。

查体：体温 36.5℃，脉搏 80 次 / 分，血压 170/90mmHg，发育正常，营养中等，神清合作，自动体位，皮肤巩膜无黄染，浅表淋巴结无异常肿大，头部器官无异常，颈软，甲状腺不大，颈静脉无怒张，气管居中，胸对称呈桶状，叩诊呈过清音，肺肝浊音界淤右锁骨中线第七肋间，呼吸音清晰，未闻及干湿性罗音，心界叩诊不大，律整；心率 80 次 / 分，各瓣膜区未闻及器质性杂音，腹软，肝肋下 1.5cm，中等硬度，有触痛，脾未触及，肠鸣音正常，无腹水征，下肢无浮肿，生理反射存在。病理反射未引出。

X 线检查结果：除回肠近端小肠黏膜不正常，肠运动功能亢进外，其他未见异常，故考虑小肠炎症性病变。

西医诊断：①冠心病；②慢性支气管炎，肺气肿；③前列腺肥大；④慢性肠炎；⑤慢性肝炎。

入院后西医治疗：对肠炎曾用素皮乙素片，每次 4 片，每日 3 次，服 10 天，四环素 0.5 片 / 次，每日 4 次，服 1 周。

12 月 28 日：中医辨证为腹泻近 3 年。近 1 年来，每日腹泻 4~5 次，半夜与黎明必各腹泻 1 次，其他不定时，泻出物为软便，泻时无肠鸣腹痛，间或有下坠感，舌有齿印，舌中白腻苔罩黄，脉沉缓。按脾虚湿困证治。病人有胁痛史。

处方：苍白术各 4.5g，茯苓 12g，川朴 6g，焦山楂 6g，党参 12g，扁豆 12g，陈皮 6g，山药 15g，苡米 15g，砂仁（后下）3g，槟榔片 0.9g，补骨脂 9g。2 剂，每剂水煎两次，共取汁 400ml，早晚两次分服。

12 月 29 日：昨日夜间腹泻已被控制，嘱令继续配合以资巩固疗效。

12 月 30 日：服中药 2 剂，两夜之中未作腹泻。昨日白天腹泻 3 次，可能与喝牛奶及吃肉类等食物有关。刻诊舌苔仍然白腻而厚，右腹略显压痛，前法出入图之。嘱令停喝牛奶或吃肉类食物。

处方：苍白术各6g，川朴6g，焦山楂9g，砂仁（后下）4.5g，木香9g，茯苓12g，扁豆12g，泽泻6g，猪苓12g，补骨脂9g，槟榔片1.5g。3剂，煎服法同前。

1973年1月2日：3日来腹泻基本控制，每日1次，而且定时（在早饭前，此为多年习惯），甚为可喜。但感日晡腹胀，约两小时后，可自行缓解，有时则通过矢气而缓解，惟近日来腹胀，甚则感头胀而痛（血压160/90mmHg），据情当属土虚木摇，肝旺脾弱之征，姑用补黄抑青之法。

处方：苍白术各6g，川朴6g，枳壳6g，茯苓12g，焦山栀6g，干姜6g，川芎6g，竹茹4.5g，制香附12g，川楝子9g，吴萸2.4g，生白芍12g，越鞠保和丸（入煎）18g。2剂，煎服法同前。

1月5日：1月3日下午测血压140/80mmHg。近数日来大便基本每日1次，间或两次。腹胀亦减轻，头胀而痛亦未作。舌有花边，脉沉缓。前法现已获效，率由旧章。

处方：苍术9g，茯苓12g，苡米12g，山药9g，川楝子9g，木香6g，川朴6g，焦山楂9g，焦栀6g，干姜6g，竹茹4.5g，白芍12g，吴萸3g。3剂，煎服法同前。

病人于1月6日出院，带方如下（扶土抑木）。

处方：焦白术9g，茯苓15g，川楝子9g，白芍9g，陈皮9g，炮姜6g，制香附12g，焦山栀9g，竹茹4.5g，党参15g，乌梅9g，保和丸（入煎）12g。每日1剂，服至大便正常，再巩固1周，后服下方。

健脾温肾方：党参15g，白术9g，干姜6g，茯苓15g，扁豆9g，陈皮9g，山药9g，莲肉9g，砂仁（后下）4.5g，苡米15g，益智仁9g，补骨脂9g。每日1剂，服半个月，停半个月，再服1个疗程。

按：本例病人有多种慢性疾患，其始苦于心肺病变，而其后则以慢性肠炎为甚。半夜及黎明必泻，无肠鸣腹痛，舌有齿印，其苔白腻罩黄，可知脾肾已虚，挟有湿邪；治以补脾肾而化湿，乃一定之法。故初诊、二诊在用参、术、山药、茯苓、补骨脂的同时，配以平胃散、苡米、砂仁、山楂之类。而又略用槟榔，取其补中有通。四诊时，腹泻已得控制，又见腹胀、头胀而痛，脾虚肝旺显然可见，乃于补土中参以抑木，用香附、川楝、吴萸、白芍、川芎等药。慢性肠炎虽多虚证，但往往虚中夹实，治法不能一味补脾，补肾，当佐以泻法，或化湿，或分利，或调气，或消导，方能奏效，观本例而益信。

十一、亚急性阑尾炎

案　智某，男，34 岁，石家庄市电建工人，1974 年 5 月 4 日初诊。

主诉：病人于 4 月 17 日发现下腹部疼痛，经河北省某医院诊为亚急性阑尾炎，曾使用青霉素治疗，效果不显，因请中医诊治。

就诊时主症：右侧少腹疼痛，拒按，有时凉，有时热，恶心欲吐，舌苔白腻，脉弦细。检查血常规：白细胞 $11 \times 10^9/L$，中性粒细胞 0.75，淋巴细胞 0.25。

辨证：湿邪内蕴，肠胃气机不和。

治法：化湿理气，祛瘀散结。

处方：苍白术各 6g，厚朴 6g，青陈皮各 6g，半夏 6g，茯苓 12g，泽泻 9g，川楝子 9g，延胡索 6g，木香 4.5g，红花 9g，银藤 15g，白蒺藜 9g。6 剂，嘱每日服一剂半，水煎两次，共取汁 400ml，早晚分服。

二诊（5 月 8 日）：上药连服 5 剂，白厚苔转薄，并已后退，右少腹疼痛减轻，只有热感，凉感消失，麦氏点仍有压痛，时有恶心。湿邪已有化热之渐。原方去茯苓、木香、白蒺藜，川朴减至 1.5g。4 剂，每日 1 剂，煎服法同前。

三诊（5 月 11 日）：舌苔大化，仅中心略有黄腻，麦氏点仍有压痛及热感，湿邪化热，宣之清之。

处方：苍白术各 6g，川朴 4.5g，半夏 6g，青陈皮各 9g，川楝子 12g，延胡索 9g，赤芍 12g，当归 9g，桑枝 15g，银藤 15g，丹皮参各 6g，大黄 4.5g，红花 9g。（配方时缺丹皮、延胡索）3 剂，煎、服法同前。

四诊（5 月 14 日）：舌苔化而未净，中心仍有厚腻，麦氏点压痛及热感减轻。查血常规：白细胞 $8.4 \times 10^9/L$，中性粒细胞 0.65，淋巴细胞 0.35，嗜酸粒细胞 0.02。上方去大黄、丹皮、丹参，加炒黄芩 6g，赤茯苓 12g。4 剂，煎、服法同前。

五诊（5 月 18 日）：舌苔化净，麦氏点压痛消失。上方再拟 3 剂，以巩固疗效。

按：阑尾炎属中医学"肠痈"范畴。肠痈有脓已成与脓未成之别，《金匮要略》中已有专门论述。本例右少腹疼痛，拒按，局部时凉时热，为肠痈脓未成之候。肠痈多为热毒内侵，气血瘀滞所致，但本例恶心欲吐，舌苔白腻，脉弦细，显然是湿邪内蕴，肠胃气滞而血凝之象。故以平胃散为主方，佐白术、茯苓以化湿，半夏以降逆，川楝子、木香、白蒺藜以行气，红花、延胡索以活血，更佐银藤以解毒。三诊舌苔大化，中心略黄腻，右少腹有压痛及热感，凉感已去，说明湿邪化热，因此，方中增泄热之大黄，和血凉血的丹参、当归、丹皮、赤芍。药合病机，四诊症状轻减，血常规正常，湿化、热清，瘀结自然消散。

十二、细菌性痢疾

案 崔某，女，42岁。1972年12月1日入院。

主诉：脓血便，间断发热40余日。

现病史：病人于40多天前，突感腹痛，随即有腹泻，大便呈脓血样，伴有里急后重，1~2天后开始发高热，体温曾达41~42℃，在当地住院治疗，经用氯霉素、合霉素、链霉素、卡那霉素及新霉素，保留灌肠，大便次数有所减少，近来隔日或几日一次，但仍为脓血，便量较多，血呈鲜红色，发热呈间断性，入院前一天尚有发热。当地诊治受限，转来我院。1960年"肝炎"史。余无特殊可记。

查体：体温36.4℃，脉搏每分钟72次，血压130/90mmHg。发育正常，营养中等，自动体位，神清合作。巩膜灯下未见黄染，皮肤弹性可，头颅器官无异常发现。两肺呼吸音清，无啰音，心界不大，律整，各瓣膜未闻器质性杂音，全腹软，肝肋下可触及，左下腹轻压痛，无肌紧张及反跳痛，无腹块，四肢脊柱未见异常，生理反射存在。病理反射阴性。X线检查：全消化道造影未见器质性病变。实验室检查：血常规：白细胞7.4×10^9/L。大便常规：多数白细胞及红细胞。肝功能：麝浊10.4单位，麝絮（+），余项阴性。

诊断：①菌痢；②慢性肝炎。

已采取的治法：入院后西药用过氯霉素、链霉素、四环素、秦皮乙素片、盐酸小檗碱、穿心莲、磺胺异恶唑、新霉素。中药用过胃苓汤、白头翁汤、葛根芩连汤、升柴、参芪等。1973年1月22日停中药。2月9日查大便有多数红细胞。大便细菌培养，无致病菌生长。

初诊（2月14日）：近日来大便每天多则4次，有时可一天无便。便前后腹痛。便时肛坠，便出物有脓血，或间有不消化食物，日晡腹胀，肠鸣较甚，饮食一日300g，小便黄，尿时下坠，腰痛，恙3个多月。舌质红，中有薄腻苔，证属湿热久滞，气阴两伤，治宜兼顾。

处方：当归6g，白芍9g，焦白术9g，山药12g，茯苓9g，扁豆12g，川楝子12g，槟榔片3g，青陈皮各6g，太子参12g，砂仁（后下）3g，厚朴4.5g，黄芩6g。3剂，每日1剂，水煎两次。共取汁400ml，早晚分服。

二诊（2月17日）：腹痛较轻，泻出物如鱼胨，其他如常。

处方：焦三楂9g，川朴4.5g，黄芩9g，槟榔4.5g，焦白术12g，茯苓12g，山药12g，川楝子12g，青陈皮各6g，枳壳6g，木香6g，太子参12g，升麻4.5g，保和丸（入煎）18g。4剂，煎服法同前。

三诊（2月21日）：腹胀减轻，肠鸣腹泻也有所好转，舌质仍红，中有薄腻苔，湿热伤阴之象。

处方：苍白术各4.5g，川朴3g，茯苓12g，木香4.5g，泽泻9g，川楝子12g，黄芩6g，槟榔3g，升麻3g，青陈皮各9g，白蒺藜12g，桑枝9g。6剂，煎、服法同前。

四诊（2月27日）：大便每日1次，较轻已1周，便前后痛势大有好转，便后仍有下坠感。舌质红，有薄腻苔，食量日250~300g，便出物有少量不消化食物。

处方：苍白术各4.5g，厚朴3g，茯苓12g，木香6g，川楝子12g，青陈皮各6g，白蒺藜12g，桑枝9g，升麻3g，党参12g，槟榔1.5g，扁豆12g。6剂，煎、服法同前。

五诊（3月5日）：保持每日1次大便已两周，基本成形，便前后腹痛及便后下坠感亦基本消失。舌偏红，苔薄白，食量一日300~350g，大便常规有少量植物纤维。上方继续服10剂，以资巩固疗效。

按：痢疾一症，古称滞下，前人有"无积不成痢"的说法。它的发病原因，都由于饮食不慎所造成，与现代所说食物中细菌感染是相一致的。

本病病人，入院时已有40余天痢疾病史，初起腹痛便脓血，里急后重，发热，体温曾高达41℃以上，来势是相当严重的，经过多次抗生素治疗，下痢的次数虽减，但并不能痊愈，发热也退不清。入院后经全面检查，断为细菌性痢疾，慢性肝炎，经中西结合治疗两个月，大便仍有脓血，腹胀痛，肠鸣，食欲不振，尿黄，诊断为湿热久滞，气阴两伤。"湿热久滞，气阴两伤"，是邪正两个方面。气阴两伤是由于湿热久滞所造成。治疗时救阴则助湿，益气则助热，化湿防伤阴，清热防滞气。怎样解决治疗中的矛盾，克服这一困难，在用药时必须照顾，而不可掉以轻心。

首方当归、白芍和血敛阴，白术、山药、茯苓、扁豆、砂仁健脾化湿厚肠；川楝子、槟榔、青陈皮、厚朴理气消胀止痛，太子参益气，黄芩清热。治疗上起到清化湿热、益气敛阴、消导积滞的作用。所以服药 3 剂即腹痛减，积下如鱼陈而不带血。二方重点在于理气消积，扶正升清，以求气调则腹胀减，后重除，积消则痢止的目的。故服药 4 剂后，腹胀、肠鸣、腹泻均好转。三诊至五诊，在久痢伤阴，余邪未清的基础上专以促脾化湿理气为主，以消除湿滞气阻的病根，达到脾胃运化功能恢复正常，这样才把 4 个月的脓血痢彻底治愈。

纵现前后治疗，方向是一致的，都是以祛邪为主，邪去则正安。

附：肝胃病常用丸方

一、胃寒脘痛之丸方

处方：广木香 6g，香苏梗 9g，砂仁 6g，蔻仁 6g，公丁香 9g，制川朴 12g，制香附 15g，陈檀香 12g，白茯苓 18g，延胡索 12g，炒枳壳 9g，制半夏 12g，神曲 18g，杭白芍 15g，陈香橼 12g，青陈皮各 12g，姜汁炒金铃子 18g，干姜 6g，鸡内金 15g，炙甘草 6g。

以上共为细末，水泛丸，每服 9g，日 2 次，温开水送下。

二、胁痛寒热之丸方

处方：苏藿梗各 12g，桃仁泥 12g，炒白芍 15g，青蒿梗 12g，泽兰叶 12g，姜汁炒金铃子 24g，延胡索 15g，白茯苓 18g，旋覆花 12g，当归须 12g，丹皮 9g，广郁金 12g，降香屑 6g，炒枳壳 12g，醋制香附 18g，青陈皮各 12g，神曲 24g，香橼皮 15g，青葱 2 尺。

以上共为细末，水泛丸，每服 9g，日 2 次，温开水送下。

三、胃痛且热之丸方

处方：吴茱萸 3g，制半夏 12g，金铃子 15g，醋制香附 15g，姜汁炒瓜蒌皮 15g，炒白芍 15g，广郁金 12g，煎水炒黄连 2.4g，鲜薤白 18g，延胡索 12g，青陈皮各 9g，沉香片 9g，当归须 12g，陈佛手 12g，炒枳壳 9g，炙甘草 6g，白茯苓 15g，神曲 15g。

以上共为细末，水泛丸，每服 2 次，每次服 9g，温开水送下。

四、胃痛嗳呕之丸方

处方：黄连 3g，制半夏 12g，炒蒌皮 18g，广郁金 15g，沉香 15g，代水旋覆花 12g，炒白芍 18g，炒枳壳 12g，鲜薤白 15g，青陈皮各 6g，川楝子 9g，制香附 15g，焦山栀 15g，醋煅代赭石 30g，当归须 12g，陈香橼 12g。

以上共为细末，水泛丸，每日服 2 次，每次 9g，温开水送下。

五、肝郁胁痛之丸方

处方：香苏梗 12g，代水旋覆花 12g，当归须 9g，丹皮参各 9g，醋炒延胡索片 9g，青陈皮各 12g，醋炒川芎 4.5g，生牡蛎 30g，广郁金 9g，炒白芍 15g，金铃子 12g，茺蔚子 15g，香橼皮 9g，焦白术 12g，柏子仁 9g，云苓神各 9g，炙甘草 9g，醋制香附 12g，青葱 2 尺。

以上共为细末，水泛丸，每日服 2 次，每服 9g，温开水送下。

六、肝气抑郁、胁肋跳痛之丸方

处方：苏子梗各 6g，代水旋覆花 24g，炒白芍 18g，焦山栀 9g，金铃子 15g，醋制香附 15g，桃仁泥 9g，生牡蛎 30g，全当归 15g，粉丹皮 12g，广郁金 12g，延胡索片 12g，青陈皮各 9g，白芥子 9g，半夏曲 9g，炙甘草 6g，云苓神 15g，新绛灰 4.5g，降香屑 4.5g，怀牛膝 12g，白蒺藜 15g，柏子仁 12g。

以上共为细末，水泛丸，每日 2 次，每次 9g，温开水送下。

第三节　脑血管疾病

一、癫痫

案　何某，男，29 岁，农民。

癫痫发作有定时，以柴胡加龙牡汤为主，拟膏方。

处方：春柴胡 6g，生首乌 60g，潞党参 24g，杭菊花 24g，鲜石斛 120g，炒黄芩 12g，酸枣仁 18g，焦远志 24g，明天麻 15g，炒枳实 9g，生牡蛎 120g，枸杞子 30g，云苓神各 30g，白蒺藜 30g，广郁金 30g，生龙骨 120g，太子参 24g，丹皮参各 30g，焦山栀 15g，佛手 30g，川楝子 15g，全瓜蒌 24g，旋覆花 30g，血琥珀 3g，黛蛤散 24g，金箔 10 张，竹沥 1 杯，制半夏 30g，陈胆星 24g，雪膏 60g，先煎和收膏。

二、风火痰贮

案 黄某，男，52 岁，教师。

肝风内动，则头痛目赤；心火内燔，则神迷喜笑。至于舌苔黄干，脉至弦数，舌强言謇，口角流涎，无非风火相煽，液伤痰贮之象。不退，有痉厥之虑。

处方：鲜石斛 15g，双钩藤 15g，石决明 30g，杭菊炭 4.5g，焦山栀 9g，丹皮 9g，郁金 6g，石菖蒲 6g，焦远志 4.5g，天竺黄 9g，朱茯神 12g，竹沥（和服）1 杯，甘蔗汁（和服）1 杯，陈胆星 4.5g。

按：头痛目赤，为胆火上炎，神迷喜笑为心火内燔。两火相引，亢盛失制，内风骤起。又因风木乘脾则生痰，淫热消灼则津伤，致使虚风痰火，上升不靖，蒙蔽窍隧，引发诸症。古人云："风从火出，欲熄其风，必先清火；欲清其火，必先镇逆"。根据"诸火相煽，治肝为先"的治则，平肝则有石决、钩藤、菊花；清肝则有丹皮、栀子；至于胆星、竺黄、菖蒲、远志、郁金、竹沥开窍清痰；朱茯神安神、鲜石斛育阴，缓肝则有甘蔗汁。

三、阴虚痰火

案 邱某，男，49 岁，农民。

阴精久虚，湿热下注，误服温补药，致痰火上升，贮蔽清窍，头目昏晕，神志痴迷，与之言则含糊以应，不与之言则但欲鼾睡。况当此春风发泄之时，内阻化风旋扰于上，跌仆昏中，随吐紫黑血盈碗，想属气火上升太过，血亦随之上逆。至其小便浑浊，尤为根本下衰之铁证。当先清痰火，徐议调补。

处方：明天麻 4.5g，双钩藤 9g，杭菊花 4.5g，郁金 6g，石菖蒲 4.5g，半夏 4.5g，橘红 4.5g，云茯苓 9g，炒枳实 4.5g，姜汁竹沥 30g，童子溲 1 杯。

按：以阴虚湿热之体，当春风发泄之时，误服温补之品，致使内风鸱张、痰火交炽。于是跌仆昏中，神志痴迷；且血随气火上逐，因而吐血盈碗，细查恙情，标急于本，故用导痰汤合天麻钩藤饮加减，以清泄痰火，平息肝风。候标病缓解，再图根本，此一定之法。

四、风动痉厥

案 叶某，男，55岁，教师。

体肥痰火内盛，心劳风阳易升。是故烦劳之余，厥阴风动，挟有痰火上冲于脑，脑部充血立起变化。运动神经反常，则口噤、四肢抽搐；知觉神经失职，则昏厥不省人事，前人谓："先痉后厥，治当责肝。"亟宜平肝定风，开窍降痰。能不再作痉厥，方有生机。

处方：羚羊角（剉粉和服）1.8g，石决明30g，双钩藤9g，鲜石斛15g，白蒺藜9g，郁金9g，炒蒌皮9g，大贝母9g，云茯苓4.5g，姜汁炒黄连1.5g，橘红4.5g，姜汁炒竹茹6g。

按：体丰痰湿素盛，劳神阳失收藏，阳火内炽，阴不涵养，风阳痰火，相助为虐，施扰于上，发为痉厥。方中羚羊角、石决明、钩藤、蒺藜、石斛清肝息热，育阴息风；郁金、蒌皮、贝母、云苓、橘红、川连清化痰热；俾风息痰除，气还神慧，病即告愈。

五、血虚生风

案 丁某，女，36岁，农民。

平肝息风，养血清热。

处方：金石斛9g，生决明18g，当归6g，白芍12g，白薇6g，青蒿4.5g，鳖甲15g，丹皮6g，生地（炒炭）12g，阿胶（蛤蚧粉4.5g拌炒珠）9g，知母6g，鸡血藤12g，藕肉30g，鸡子黄（布包悬煎）1枚。

二诊：经事甫过，肝风又作，举动失常，骂詈不休，此血虚生热，热极生风所致。拟以养血镇肝为主。

处方：当归6g，炒白芍12g，阿胶珠9g，生决明24g，生龙牡各15g，鳖甲15g，知母12g，丹皮9g，焦山栀9g，黄芩6g，泽佩兰各6g，生地12g，金石斛12g，朱染莲心3g，降香1.5g。

三诊：拟膏方缓图之。

处方：当归身24g，炒白芍30g，抚川芎9g，大生地30g，丹皮参各18g，软白薇24g，肥知母18g，枯黄芩18g，焦山栀15g，清阿胶（蛤蚧粉12g拌）30g，鲜石斛12g，生牡蛎120g，青龙骨120g，生鳖甲120g，云茯苓15g，青陈皮各15g，法半夏9g，川楝子18g，广郁金15g，朱染麦冬30g，陈胆星18g，粉甘草15g，真血珀4.5g，远志肉18g，大贝母6g，玉红枣20枚，藕肉24g，荞饼30g。

上药拣选上品，依方炮制，浓煎压榨，取汁，去渣，加入白糖高冰收膏，每日另服两杯。

按：肝风由血虚所致者，必以养血为主。故始终以归、芍、生地、阿胶、鳖甲、丹参、石斛之类，养其肝肾之阴血，所谓"治风先治血"，此之谓也。

六、眩晕

案 杨某，男，45岁，职工。

头目晕眩，脘闷食少，精神萎靡，劳力则剧，显系阳明络虚，厥阴风动使然。拟以丸方，以希缓效。

处方：制首乌30g，当归9g，炒白芍18g，女贞子15g，旱莲草12g，明天麻9g，白蒺藜12g，石决明30g，黑豆皮15g，丹皮15g，酸枣仁12g，炙远志9g，天麦冬各12g，广皮6g，云茯苓各12g，炙甘草6g，生谷芽15g，怀山药18g，金樱子18g，芡实肉18g，川楝子9g，佛手9g。上方共为末，水丸，每服9g，日2次。

七、脑动脉硬化

案 魏某，男，50岁，工人。1974年4月8日就诊。

1972年病人曾经发生语言障碍，自感舌体变大并有麻木。近两个月来，又发现上述症状，且较过去为重。近期曾在河北某医院脑系科做脑血流图检查：（卧位颅乳突导），波形：两侧同上升，支幅度正常，主峰低于重搏波，重搏前波最高，重搏波最小。波幅：左0.12Ω，右0.13Ω，故诊为脑动脉硬化。

就诊时主症：舌大舌麻，语言謇涩，头晕明显（血压不高），舌淡有齿印，苔白滑，脉细缓无力。

辨证：脾气虚弱，络脉失和。

治法：补脾益气，通调络脉。

处方：黄芪 15g，党参 15g，茯苓 15g，白术 9g，当归 9g，川芎 6g，赤白芍各 9g，莲子肉 9g，龙眼肉 9g，红花 9g。6 剂，每日 1 剂，水煎两次，共取汁 400ml，早晚分服。

二诊（4 月 15 日）：上药连进 6 剂，病情未有变化，但近来睡眠欠佳，考虑脾脉络舌本，脾虚则舌大舌麻，理固宜然。前用补脾益气法，虽未见效，势难变更，仍守原法加味。

处方：上方去莲子肉、红花，加炙甘草 6g，熟枣仁 15g，淮小麦 12g，扁豆 9g。3 剂，煎、服法同前。

三诊（4 月 17 日）：时有头痛，余症如前。前方去扁豆、白术，加首乌藤 9g，生牡蛎 15g。2 剂，煎、服法同前。

四诊（4 月 19 日）：上药进 2 剂，计用健脾益气法 11 剂。舌大及语言謇涩稍有好转，头痛减轻，但平时腰酸痛。根据"肾脉夹舌本"之理，在补脾中，结合补肾，符合补火生土。

处方：党参 15g，黄芪 15g，茯苓 12g，焦白术 9g，当归 9g，川芎 9g，赤白芍各 12g，龙眼肉 9g，丹参 9g，补骨脂 9g，菟丝子 9g，陈皮 9g。3 剂，煎、服法同前。

五诊（4 月 22 日）：药后自感舌本变薄，说话较清楚，唯感阵头痛，四肢无力疼痛。原法继进，佐以通络。前方加酒洗桑枝 9g，鸡血藤 15g，桂枝 6g。嘱 2 日服 3 剂。

六诊（4 月 24 日）：自感下肢有力不痛，但左上肢疼痛不减，舌症继续好转，血压 130/90mmHg。上方去鸡血藤，加姜黄 9g，防风 6g，海风藤 12g。3 剂，煎、服法同前。

七诊（4 月 17 日）：药后左上肢疼痛减轻，舌症状大减，但有时头晕，舌体稍硬，周身无力，并时有腹胀肠鸣。

处方：党参 15g，黄芪 18g，茯苓 12g，白术 9g，川芎 4.5g，赤白芍各 9g，补骨脂 9g，菟丝子 12g，姜黄 9g，桂枝 9g，川朴 3g，木香 4.5g。3 剂，煎、服法同前。

八诊（4 月 30 日）：上肢已不痛，腹胀肠鸣减轻，原方继服 6 剂。

九诊（5月6日）：语言仍有障，头晕时有跳痛，下肢无力。脉弦细无力，土虚木摇，扶土直术。

处方：党参 15g，黄芪 15g，茯苓 9g，白术 9g，炒山药 9g，青陈皮各 6g，白蒺藜 15g，菊花 9g，川牛膝 9g，赤白芍各 12g，红花 12g，丝瓜络 9g，菖蒲 9g。3 剂，煎、服法同前。

十诊（5月9日）：舌本基本灵活，语言无障碍，头右侧时有跳痛，有时两肩酸痛，下肢无力，补气养血，佐以通络。

处方：党参 15g，黄芪 15g，茯苓 12g，白术 12g，炙甘草 4.5g，当归 9g，红花 9g，赤白芍各 12g，白蒺藜 12g，桑枝 12g，丝瓜络 6g，络石藤 12g。10 剂，煎、服法同前。

1974 年 6 月 4 日：病人述无不适。

1979 年 4 月 1 日：病人来门诊述几年来无任何不适。

按：脑动脉硬化症，按其临床表现，属中医的"眩晕"。眩晕的发病，或因于风，或因于痰，或因于虚。本例初诊所见，舌大而麻，言语不利，头晕明显，舌淡，脉细缓无力，确系虚证。《景岳全书》说："无虚不能做眩，当以治虚为主，而酌兼其标。"但脑动脉硬化症用补法，有补心脾与补肾之分。从本例伴有四肢无力，脉细缓弱，睡眠欠佳看来，显然是重在心、脾。故一、二、三诊用黄芪、党参、白术、甘草等以补脾，龙眼肉、枣仁、首乌藤以养心，当归、芍、芎以养血和血。然平时腰酸痛，肾虚可知。所以四诊以后，加入补骨脂、菟丝子、牛膝之类。此外，在补心脾、补肾时适当结合通络药物，有助于疾病的恢复，观方中或用姜黄、桂枝，或用丹参、红花，或用丝瓜络、桑枝等等，即可明白。

八、脑血栓

案 李某，男，46 岁，1974 年 9 月 1 日诊。

家属代诉：病人于 1974 年 8 月 26 日觉得右侧肢体不适，27 日用右手茶杯喝水，突然茶杯掉在地上。28 日晨起床后（上午 5 时），在散步时，别人见了他，跟他说话，病人不答，因护理去河北某医院急诊。

查体：血压 140/100mmHg，神志清，两眼发直，压眶上切迹，可简单对话，双瞳正大等圆，光反应灵敏，眼底（－），面部表情能对称。四肢自主运动存在，未引出病理反射。心电图：窦性心律，正常心电图。当给予针刺和西药治疗。

初诊（9月1日）：8月26日中风，西医诊为脑血栓形成。目前半身不遂，头痛头沉，神志时清时昧，清时心中了了，口不能言，舌苔黄而腻，脉弦硬。肝风夹痰热内蒙。

处方：白蒺藜12g，菊花15g，郁金6g，炒黄芩6g，珍珠母（先煎）30g，石决明（先煎）30g，胆南星6g，天竺黄9g，泽泻9g，茯苓12g，远志9g，羚羊角片3g，竹沥水30g，姜汁10滴。1剂，水煎2次，共取汁400ml，分两次服。

二诊（9月2日）：据述因用西药泻剂，曾腹泻7次。昨日进药后，头痛减轻，仍头沉，神志较清楚，能言语，仍感烦躁，舌苔黄腻，张口受限。痰热未楚，肝风未清，于昨方中再加清化痰热之品。

处方：法半夏6g，橘红6g，姜汁炒黄连2.4g，川贝9g，姜汁炒竹茹6g。1剂，煎、服法同前。

三诊（9月3日）：已能言语，吐字欠连贯，唯仍头痛，心烦，神志清楚，舌苔黄厚而腻，脉较弦急。痰热化风，亟应化痰热，息风阳，至于左肢偏瘫，容矣缓图。

处方：川贝6g，半夏6g，胆南星6g，橘红3g，姜汁炒黄芩4.5g，姜汁炒黄连1.2g，藿香6g，远志6g，茯苓12g，姜汁炒竹茹6g，郁金6g，菖蒲6g，焦栀6g，钩藤15g，桑叶9g，竹沥膏4.5g，姜汁（冲）少量。2剂，煎、服法同前。

四诊（9月5日）：前晚起，左下肢能活动，今天检查伸屈自如，言语时仍有舌硬，属痰热阻于廉泉。脉至较平，舌苔黄腻范围缩小，仍感头痛、烦躁，大便两日未行，风阳虽减而未平，痰热虽杀而未除，继续平息风阳，清化痰热。

处方：川贝6g，半夏4.5g，陈皮6g，陈胆星6g，茯苓12g，姜黄芩4.5g，姜川连1.2g，藿香6g，钩藤15g，桑叶9g，菊花9g，焦栀4.5g，姜蒌皮6g，竹沥膏（姜汁冲）9g，礞石滚痰丸（包煎）6g。2剂，煎、服法同前。

五诊（9月7日）：两进药后，今晨大便1次，质不干。左上肢仍然不用，痰阻络道；言语欠灵活，痰阻舌根；胸脘感烦躁，头部感沉重，睡眠梦多，亦属痰热留恋之象。用辛通苦降法。

处方：橘红 6g，半夏 6g，瓜蒌 9g，黄连 1.5g，炒黄芩 6g，胆星 6g，天竺黄 6g，焦栀 6g，桑叶枝各 9g，菊花 12g，钩藤 15g，姜川朴 4.5g，夏枯草 9g，竹沥膏 9g，姜汁 3 滴。3 剂，煎、服法同前。

六诊（9 月 10 日）：舌苔仍黄腻，烦躁，三四日彻夜不眠，痰热内扰心神，胃纳不佳，有时痛，仍拟清化痰热，佐以安神。

处方：泽泻 6g，清夏 4.5g，竺黄 6g，犀角片（先煎）4.5g，胆南星 9g，桑叶 9g，炒黄芩 6g，白蒺藜 12g，珍珠母（先煎）30g，生龙齿（先煎）30g，陈皮 6g，茯苓 12g，竹茹 6g，黄连 1.5g，莲心 6g，竹沥膏 9g。3 剂，煎、服法同前。

七诊（9 月 13 日）：黄腻苔渐化，痰热渐清，胃纳渐醒，唯夜不能眠，左上肢仍然不用，除针刺外，以清化痰热、镇静安神为治。

处方：清夏 6g，竺黄 9g，胆南星 9g，枳实 6g，竹茹 6g，陈皮 6g，菖蒲 9g，远志 9g，茯苓 12g，姜川连 2.4g，炒蒌皮 6g，煅牡蛎（先煎）30g，珍珠母（先煎）30g，朱砂（分冲）1.5g，竹沥膏 9g。3 剂，煎、服法同前。

八诊（9 月 17 日）：夜寐不安，烦躁，曾有失眠症，舌苔中心厚腻又渐化，左上肢仍然不用，脉弦细，痰热阻络，给予化痰通络之。

处方：络石藤 15g，清夏 6g，胆南星 9g，橘红 6g，远志 9g，菖蒲 9g，生龙齿（先煎）30g，茯苓 12g，竹茹 6g，姜蒌皮 6g，枳实 6g，郁金 6g，朱砂（分冲）1.5g，竹沥膏 9g。4 剂，煎、服法同前。

按：脑血栓形成，中医谓之"中风"，亦称"喑痱"。《金匮要略》认为是邪在经络，甚至是邪入脏腑。本例半身不遂，头痛头沉，主要是中经中络，但神志时清时昧，口不能言，乃中脏中腑的反应。就其舌苔的黄厚腻，脉象的弦硬而言，其病因则属肝风挟痰热为患。盖风痰窜络则肢体不用，风痰蒙窍则神志不清，风痰阻于廉泉则言语不利。故初诊即用平肝息风的羚羊角片、石决明、白蒺藜、菊花、珍珠母为主药，并用黄芩清热，胆星、竺黄、竹沥、远志化痰。应当指出：脑血栓形成，凡舌苔黄厚而腻者，必须着重清化痰热，因痰热不去，络道机窍终难灵通，所以从二诊起，加用半夏、橘红、川贝、黄连、山栀以及礞石滚痰丸之属。方中并一再用姜汁，如姜汁炒黄连、姜汁炒竹茹、姜汁炒蒌皮，取其辛以通之，这是前人行之有效的经验。

九、脑出血

案　万某，男，38 岁，1973 年 2 月 8 日入院。

病人于出差途中，经石家庄火车站下车后，突然晕倒，不省人事，由车站服务员送来急诊，在急诊室抽搐 1 次，口吐白沫。

过去史：不详。

查体：体温 36.3℃，脉搏 96 次 / 分，呼吸 16 次 / 分，血压 180/120mmHg。发育营养中等，全身皮肤无皮疹及出血点，表浅淋巴结未触及肿大，头部器官无特殊，颈软、胸廓对称，心肺（－），腹平软，肝脾未触及。

脑系科情况：昏迷，压眶上切迹能稍动，右侧瞳孔（3.5mm）稍大于左侧（3mm），光反射（＋），两视神经乳头边缘清，左鼻唇沟稍浅，左肢活动少，左腹壁反射未引出，左侧巴氏征（＋），四肢肌张力强。诊断不明，暂用甘露醇及高渗糖。

腰椎穿刺：穿出粉红色脑脊液约 1.5ml，均匀一致。故诊为蛛网膜下腔出血。

2 月 9 日：西医主治大夫查房，病人仍神志不清，嗜睡，深压眶上切迹有反应，两瞳孔不等圆，对光反应存在，四肢肌张力高，右上肢活动好，左侧上下肢活动稍差，腿反射较对侧高，双侧病例反射阳性。血压 130/90mmHg，今输 10% 葡萄糖 1000ml，氟姜松 4mg，6- 氨基乙酸 4g，维生素 C 1g，故暂禁食 1 天。

2 月 10 日：大声问话可稍回答，并切题，否则处于嗜睡状态。二氧化碳结合力 34.7 容积 %，给 11.2% 乳酸钠 100ml 静脉滴注。

2 月 14 日：病人于昨晚 12 时意识活动有所恢复，呼之能应，并有简单的语言。

2 月 22 日：血压 142/98mmHg，瞳孔正大等圆，意识活动尚好。

2 月 27 日：血压 142/118mmHg（脉压差小），心电图检查：①窦性心律；②左室肥厚。

2 月 28 日：西医主治大夫做腰椎穿刺，左侧卧位，局部麻醉操作顺利，脑脊液淡黄微浑，送检标本 2ml，回报为多数新鲜红细胞，根据病情变化，有再次出血现象，给予新的护理。

中医会诊（3月2日）：神志尚清，体温正常，舌红无苔，脉弦滑无力，血压基本正常，防止再出血，姑拟止血镇静法。

处方：旱莲草15g，犀角（另煎和服）6g，玄参15g，生石决明24g，生地12g，三七粉（分3次冲服）9g。3剂，每日1剂，水煎两次，共取汁400ml，分两次鼻饲。另备局方至宝丹3丸，昏迷时服。

血常规：白细胞5.6×10^9/L，中性粒细胞0.76，淋巴细胞0.34。

二诊（3月5日）：神志清楚，血压122/98mmHg，舌红苔白腻，病情基本稳定，仍予凉血止血降冲为法。

处方：钩藤15g，生石决30g，生地12g，菖蒲9g，犀角（另煎和服）6g，丹皮9g，三七粉（两次冲服）6g，僵蚕9g，石斛12g。3剂，煎、服法同前。

3月6日：神志清，上午血压150/110mmHg，下午血压130/100mmHg，心率84次/分，律齐，左侧肢体瘫痪，仍有低热。

三诊（3月8日）：左上肢瘫痪、头痛，神志尚清，舌红，右半有少量白苔，卒中后，风阳未清。法拟潜镇。

处方：钩藤9g，石决明24g，白蒺藜9g，生白芍12g，石斛15g，寄生9g，牛膝15g，生牡蛎24g，桑枝9g，丝瓜络6g，苡米15g。4剂，煎、服法同前。

3月10日，已拔去胃管，能从口中进流质，左上肢肌力为0。

四诊（3月14日）：血压继续稳定，有时感头痛，舌红，无苔。仍拟育阴潜镇。

处方：玄参15g，菊花9g，寄生15g，枸杞15g，钩藤9g，丝瓜络9g，红花9g，苡米15g，石斛15g，牡蛎60g，生梨肉60g。3剂，煎、服法同前，另锡类散3支，吹喉部。

五诊（3月17日）：前方去苡米、牡蛎，加沙参12g，麦冬12g。4剂，煎、服法同前。

六诊（3月21日）：鼻饲管于前日拔去，能进少量饮食，舌红稍退，并且上布薄白苔，足见胃气有来复之渐。左侧肢体仍然瘫痪，后头部显疼痛，喉痒、咳嗽无痰。风阳仍未清息，木火刑金之象也。姑拟清肺肝，佐以滋肾安胃，以希食欲渐增。至于左侧肢体瘫痪问题，候风阳清息后，再行调治。

处方：桑叶6g，菊花6g，丹皮6g，麦冬12g，石斛12g，清夏4.5g，钩藤12g，牡蛎60g，玄参15g，枇杷叶4.5g，竹茹4.5g，川贝9g，生梨肉60g。3剂，煎、服法同前。

七诊（3月24日）：后头部已不痛，咳嗽每于日晡发作，但不严重，舌仍光红无苔，脉细数。用甘寒合咸寒法。

处方：麦冬12g，生地9g，乌梅6g，牡蛎30g，玄参12g，鳖甲24g，竹茹6g，桑叶9g，苡米15g。4剂，煎、服法同前。

3月27日，左上肢霍夫曼征（＋），两下肢病理反射（＋）。

八诊（3月28日）：日晡咳嗽缓解，舌仍光红，饮食较上次诊疗时增加1倍，每日能进食450g左右，胃气渐醒，甚为可喜。前法出入。

处方：麦冬12g，石斛12g，生地12g，乌梅9g，白芍6g，牡蛎30g，玄参15g，藿香4.5g，佩兰6g，橘皮4.5g。5剂，煎、服法同前。

3月31日：病人神清，左侧肢体力弱，霍夫曼征（＋），巴宾斯基征（＋），右侧活动尚可。左眼底视神经乳头仍不清，且有出血斑，静脉尚粗，助针灸治疗。

4月24日：病人一般情况良好，经每日针灸，左上下肢均可活动，下肢屈曲好，伸肌力差，上肢肌力Ⅱ度。血压150/100mmHg，每日下床活动，做功能锻炼。

后病人于1973年7月31日出院。3年后（1976年）来石家庄市述肢体功能尚可，其他情况好。

按：脑出血属于"中风"，由于发病突然，故又称"卒中"。"卒中"的病因不一，刘河间主"火盛"，李东垣主"气衰"，而张景岳则主"内伤积损"，治法亦各异。本例初诊时，神志已清，左半身不遂，舌红无苔，脉弦滑无力，乃属阴虚之候，故用旱莲、玄参、生地为主药。治脑出血的经验证明，防止其再出血，对预后好坏影响很大。故初诊、二诊选用犀角、丹皮、三七粉。卒中之后，脉来弦滑，伴有头痛，此风阳未潜之象。因此，在养阴、凉血、止血之外，结合生石决、钩藤、僵蚕、生牡蛎、菊花等等，从初诊到六诊的用药，可知此理。然而本质阴虚，必复肝肾之阴，方能固其根本，是以三诊增入寄生、牛膝、白芍，四诊、五诊又增石斛、沙参、麦冬。人以胃气为本，久病痼疾，胃气尤为重要。八诊时食欲增加，询是吉兆。病人之所以恢复良好，胃气来复，乃一重要因素。

第四节　内分泌、风湿性疾病

一、甲状腺功能亢进

案　孔某，女，30岁，于1977年7月16日初诊。

病史：病人4年来颈粗且有憋胀感，曾有食欲亢进，大便溏日4~5次，烦躁易怒，时有心悸，身体明显消瘦，3年来每年月经只有2~3次，末次月经今年6月7日。查体：两叶甲状腺弥漫性明显肿大，中等硬度，无结节，可闻轻度血管杂音，气管居中，眼球不突出，心率92次/分，血压130/90mmHg。曾在某医院多次做甲状腺吸^{131}I实验，吸碘率均超过正常范围，并做甲状腺吸^{131}I抑制实验，结果亦高于正常。因而诊断为"甲状腺功能亢进"，曾服甲巯咪唑、甲基硫氧嘧啶等治疗效果不显。于7月14日又在上述医院复查甲状腺吸^{131}I率：第4小时74.5%，第6小时52.8%，第24小时55.0%。结论：超过正常范围，考虑"甲状腺功能亢进"。因用西药疗效不显，故来要求中医诊治。

主症：饮食较多，右半头痛较甚，两目不愿睁，嗜睡，烦躁，胸闷，得长太息则舒，月经每年来2~3次，舌红，苔薄，脉弦细。证属肝郁阴亏。

处方：苏梗9g，生牡蛎（先煎）30g，黄药子15g，当归9g，炒川楝子12g，白蒺藜12g，菊花9g，桑枝12g，海藻12g，佛手6g。6剂，每剂水煎两次，共取汁液400ml，早晚分服。

二诊（7月21日）：服上方后胸闷减轻，今早月经来潮，拟理气调经。

处方：柴胡4.5g，当归6g，炒白芍9g，川芎4.5g，制香附12g，炒川楝子12g，苏梗9g，川牛膝9g，乌药4.5g，青皮6g，蒲黄6g。10剂，煎、服法同前。

三诊（7月29日）：头痛减轻，两目若闭，嗜睡，烦躁易怒，善太息。21日经潮，带经3天，量少无血块。舌淡苔净，脉细弦。

处方：海藻15g，苏梗9g，生牡蛎30g，海蛤壳15g，当归9g，炒白芍15g，海带15g，黄药子15g，白蒺藜15g，桑枝15g，佛手6g，青陈皮各6g，炒川楝子12g，夏枯草12g。6剂，煎、服法同前。

四诊（8月3日）：药后头痛，两目不愿睁，嗜睡，烦闷均有明显减轻。

上方去青、陈皮各 9g，加菊花 12g。17 剂，煎服法同前。

五诊（10 月 25 日）：8 月 20 日改服 7 月 21 日方 9 剂，8 月 26 日月经来潮两天。自 9 月 1 日始服 8 月 3 日方 20 剂，于 9 月 21 日月经行，带经半个月，10 月 22 日经潮，带经 4 天。近来右半头已不痛，两目愿睁，食欲已不亢进，饮食正常，嗜睡，胸闷及烦躁易怒等症消失，体重增加，甲状腺无明显肿大，心率 84 次 / 分，血压 120/84mmHg。复查甲状腺吸 ^{131}I 率第 2 小时 15%，第 4 小时 25.6%，第 6 小时 36.5%，第 24 小时 41.1%。结论：甲状腺吸 ^{131}I 率在正常范围内。

目前有时周身窜痛，有时筋惕肉瞤，两上肢及两股窜痛。拟疏肝养血，以巩固疗效。

处方：苏梗 9g，生牡蛎 30g，当归 9g，炒白芍 15g，桑枝 15g，白蒺藜 15g，炒川楝子 12g，延胡索 6g，鸡血藤 15g，川牛膝 9g，丹皮 6g，焦山栀 6g。10 剂，煎、服法同前。

按：甲状腺功能亢进症，由于具有颈肿、饮食增多等症状，中医称之为"瘿气"或"消渴"。本例颈肿已 4 年，现症：饮食较多，头痛，嗜睡，烦躁，胸闷，月经不调，从证求因，此系肝郁，热灼成痰，肝气夹痰湿上犯，凝聚经络，而阴血易耗伤。为此，用苏梗、川楝子、白蒺藜、佛手、青皮等疏肝理气，生牡蛎、黄药子、海藻、海带、海蛤壳等软坚散结，当归、白芍柔肝养血。颈肿已久，为加强化痰，软坚散结之力；三诊、四诊又增加陈皮、夏枯草。五诊时，月经由每年 2~3 次转为基本正常，头不痛，目顾睁，可知肝郁得舒，气血亦得调畅。

二、糖尿病

案 应某，女，42 岁，于 1973 年 9 月 27 日初诊。

主症：发现糖尿病 1 年余，目前尿糖、血糖均为不正常值，腰背酸软，手足心热，畏热，口渴，大便如常，舌胖而嫩有齿痕，周身无力，饮食自身控制。肾之阴阳俱虚，拟以阴虚为主。

处方：山萸肉 9g，黄精 15g，沙蒺藜 15g，党参 15g，黄芪 12g，茯苓 15g，天花粉 15g，生白术 15g，生熟地各 12g，陈皮 6g。10 剂，每日 1 剂，水煎两次，共取汁液 400ml，早晚分服。

陈伯英 医\论\医案

二诊（10月20日）：10月18日查血糖16.9mmol/L 尿糖（++++），酮体（-）。进上药10剂，尿、血糖未见下降，目前口渴加甚，消谷善饥，姑拟竹叶石膏汤加味。

处方：竹叶6g，石膏30g，知母12g，玄参18g，山药15g，生黄芪15g，枸杞12g，生地12g，天花粉15g，芦根15g，葛根9g。6剂，煎、服法同前。

三诊（10月26日）：服前方6剂，口渴减轻，但仍五心烦热，腰部酸痛，失眠多梦，舌暗，苔薄白，脉细数。

处方：生熟地各15g，乌梅9g，麦冬18g，白芍12g，石膏30g，知母12g，枸杞18g，玉竹12g，天花粉24g、黄芪15g，葛根15g，竹叶6g。10剂，煎、服法同前。

四诊（11月5日）：11月1日查血糖降至12.7mmol/L，诸症均减，唯夜寐欠安，前方加入养心安神之品。

处方：生熟地各15g，乌梅9g，枸杞18g，麦冬18g，白芍12g，天花粉24g、玉竹12g，玄参18g，知母18g，生石膏30g，生黄芪15g，葛根15g，远志9g，五味子9g。15剂，煎、服法同前。

五诊（11月21日）：上方连服15剂，血糖降至11.9mmol/L，尿糖减为（+++），自觉诸症均减。方向效边求，原法继进。

处方：生熟地各24g，乌梅12g，枸杞24g，白芍15g，茯苓15g，麦冬18g，天花粉24g，山药18g，怀牛膝15g，石膏15g，生黄芪18g，知母9g，玄参12g，肉苁蓉9g。20剂，煎、服法同前。

六诊（12月12日）：血糖降至9.8mmol/L，尿糖（±-+），此为糖尿病缓解控制的标准。

按：糖尿病属中医"消渴"范围，其证有上、中、下三消之分，《医学新悟》说："多饮为上消，消谷善饥为中消，口渴小便如膏者为下消。"其病变涉及肺、胃与肾，而以肾阴虚为发病的主要关键。本例病史只1年余，而腰背酸软，手足心热，周身无力，舌胖嫩有齿痕，肾阴亏虚之象显然。生熟地、山萸肉、花粉滋阴润燥，为治消渴不可缺少之药。然口渴甚，消谷善饥，说明胃热炽盛，不能专事滋润；故二三诊中用竹叶、生石膏、知母等以清里热，至四诊不仅诸症均减，而血糖亦下降。可见治消渴滋阴与清热，二者不可偏废。至于枸杞子、山药、葛根、茯苓，据现在经验，均有良好的控制血糖下降和降糖作

198

用，故四诊以后，血糖不断下降至 9.8mmol/L，尿糖（±–+），至此，糖尿病基本缓解控制。

三、风湿性心肌炎

案　田某，女，19 岁，1974 年 7 月 29 日初诊。

病史：病人七八年来经常咽痛化脓，发高热。于 1974 年 6 月 6 日，因心悸 3 天，心电图查有"传导阻滞"，短暂心动过速，有早搏，当诊为心肌病住河北某医院治疗。当时血沉 120mm/h，经用盐酸安他唑啉、泼尼松、辅酶 A、肌苷等治疗好转，血沉降至 40mm/h，于 7 月 1 日出院。但出院后仍然心悸，有早跳，有器质性杂音，双侧扁桃腺Ⅲ度肿大。7 月 22 日，查血沉 50mm/h，胸透心脏稍有两侧扩大，心电图（7 月 10 日）报告：心房、心室率各 81 次/分，P–R 间期 0.16 秒，QRS 间期 0.08 秒，Q–T 间期 0.34 秒，TⅡ、aVF、V_5 低平，Ⅲ倒置，诊断符合心肌炎，因而要求中医治疗。

初诊时主症：心悸、气短，活动后加重，舌淡，苔薄白，脉细无力。

辨证：风湿入络，上犯心脏，故心悸气短；活动则心气愈衰，故病加重，舌淡苔薄，脉细无力，是湿盛气虚，心络气血不畅之象。

治法：祛风湿，活血化瘀通络，养心气。

处方：桑枝 9g，太子参 9g，木防己 12g，生石膏 30g，桂枝 9g，络石藤 15g，银花藤 15g，丹参 12g，红花 9g，赤白芍各 12g，秦艽 12g，防风 6g，板蓝根 15g，炒黄芩 9g。9 剂，每日 1 剂，水煎两次，共取汁 400ml，早晚两次分服。

二诊（8 月 12 日）：上方加川芎 6g，川牛膝 12g。6 剂，煎、服法同前。

三诊（8 月 26 日）：左胸痛，胸闷，咳嗽，吐黄痰，口干喜冷饮，少腹下坠，欲便不爽，大便日 2~3 次，成形，小便黄。8 月 19 日月经来潮，带经 5 天，经血黄红色。舌淡红，苔白薄，脉弦细。复查血沉降至 38mm/h，胸透心肺未见异常。

处方：太子参 9g，赤白芍各 9g，郁金 9g，桑枝 9g，生石膏 30g，杏仁 9g，苏梗 9g，木防己 9g，桂枝 9g，络石藤 15g，焦白术 9g，川牛膝 9g，银花藤 15g，茯苓 9g。6 剂，煎服法同前。

四诊（9 月 2 日）：胸闷减轻，咳嗽吐白色痰块，乏力，欲睡，食欲尚好，小便黄，大便日 1 次，成形。舌偏红，苔白薄，脉弦细。复查血沉降至 10mm/h。

处方：太子参 9g，赤白芍各 9g，桑枝 9g，木防己 9g，桂枝 9g，生石膏 24g，橘红 9g，茯苓 9g，银花藤 15g，五味子 9g，炒枣仁 12g。7 剂，煎、服法同前。

五诊（9 月 9 日）：咳嗽吐痰消失，失眠乏力，胸闷腹胀，关节痛，舌偏红，苔薄，脉细数。

处方：独活 6g，秦艽 9g，川牛膝 9g，赤白芍各 9g，络石藤 15g，生石膏 15g，苏梗 9g，青皮 9g，炒枣仁 12g，远志 6g，五味子 6g，煅牡蛎（先煎）30g，银花藤 15g。3 剂，煎、服法同前。

六诊（9 月 12 日）：服药后，心悸失眠见好，但仍有头晕、胸闷、乏力，及膝关节痛之症。昨日月经来潮，经量多，偶见血块，少腹坠胀，畏寒，大便日 2~3 次，不成形，舌淡、苔薄、脉细数。目前是行经期，以调经为主，调经以理气为主。

处方：炒川楝子 12g，制香附 9g，炒白芍 12g，青皮 6g，陈皮 6g，白蒺藜 9g，小茴香 4.5g，云苓 12g，焦白术 6g，五灵脂 9g，川芎 3g。3 剂，煎、服法同前。

七诊（9 月 14 日）：经行未净，有血块，小腹下坠，胸闷，以往带经 5~6 天。

处方：白蒺藜 12g，柴胡 4.5g，青陈皮各 9g，炒川楝子 12g，制香附 12g，煅牡蛎 15g，炒白芍 9g，当归 6g，川芎 3g，苏梗 9g，郁金 6g，升麻 3g，焦山楂 9g。3 剂，煎、服法同前。

八诊（9 月 17 日）：心悸、胸闷、关节疼痛好转，舌偏红，苔薄白，脉弦细。9 月 16 日河北某医院查血沉 28mm/h。

处方：桑枝 12g，络石藤 12g，赤白芍各 12g，桂枝 9g，煅龙牡（先煎）各 30g，生石膏 24g，远志 9g，五味子 9g，炒枣仁 15g，木防己 9g，银花藤 15g。6 剂，煎、服法同前。

九诊（9 月 21 日）：进桑木合剂，心悸、胸闷缓解，大便日 2~3 次，不成形，舌偏红，前法佐以运脾化湿。

处方：桑枝 12g，络石藤 12g，赤芍 12g，银花藤 15g，桂枝 9g，生石膏 24g，木防己 9g，党参 12g，苍白术各 6g，云苓 12g，泽泻 9g，车前子（布包）

9g，厚朴 6g。3 剂，煎、服法同前。

十诊（9月24日）：服药后，心悸胸闷消失，但仍便溏，日 2~3 次，舌脉同前。目前以运脾化湿为主。

处方：苍白术各 6g，厚朴 4.5g，云苓 6g，泽泻 9g，车前子（布包）12g，橘红 6g，郁金 6g，藿香 6g，莲肉 9g，党参 12g，炒山药 12g。3 剂，煎、服法同前。

十一诊（9月28日）：近又心悸，周身烘热，晨泻，舌苔薄腻。

处方：炒枣仁 12g，茯苓 9g，陈皮 6g，泽泻 9g，藿香 12g，炒山药 12g，车前子（布包）12g，党参 9g，菟丝子 6g，焦白术 9g。6 剂，煎、服法同前。

十二诊（10月7日）：服上药后，心悸及烘热好转，大便正常，现觉咽中有痰。舌淡红，少苔，脉细弱。月经提前，9 月 12 日经潮，小腹坠胀，腿酸，有血块，目前以调经为主。心电图基本恢复正常。

处方：柴胡 4.5g，当归 6g，川芎 3g，炒白芍 9g，制香附 9g，炒川楝子 6g，益母草 9g，红花 6g，青陈皮各 6g，合欢花 6g，川怀牛膝各 9g。6 剂，煎、服法同前。

按：本症发病已七八年，经常扁桃体化脓疼肿，并发生心肌炎已月余。经医院治疗减轻，未能根治。仍有心悸、早搏、扁桃体肿大，胸透心界扩大，心电图不正常。诊断为心肌炎。

初诊心悸气短，活动加重。是风湿上犯心脏，心络气血失畅，心气虚。舌淡苔薄，脉细无力。用桂枝、桑枝、防己、秦艽、防风、忍冬藤祛风湿；石膏、黄芩、板蓝根清热解毒；丹参、红花、赤白芍化瘀通络；太子参养心气。二诊：原方加川芎、牛膝加强活血力量。

三诊风湿热有犯肺现象，所以咳嗽、胸闷、吐黄痰，口干喜冷饮，少腹坠胀，大便不爽，日二三次，尿黄。心肺与大小肠为表里，故二便不常。适值经行，上方去丹参、红花、牛膝以防经血过多，去桑枝、防己、秦艽、防风、忍冬藤、络石藤以防燥化助热，加苏梗、杏仁理肺化痰，白术、茯苓化湿健脾。四诊肺气渐舒，胸闷减，咳嗽白色痰块，乏力欲睡，大便日 1 次，脾运加强。五诊用祛风湿热法加苏梗、青皮利气，牡蛎镇惊。六七诊专以调经法，仿古人妇女以调经为先，经调则诸症自退。调经以理气为先，方中重点是疏肝理气。

八诊以祛风湿热养心镇惊法；九诊心悸胸闷减，大便溏，仍用祛风湿、健脾燥化法；十诊胸闷心悸疗，仍便溏，专用健脾化湿法；十一诊心悸烘热晨泻，用养心健脾渗湿，用药平妥；十二诊心悸烘热减，月经先期而行，以调经为主，用疏肝法至此，心电图基本正常。

综合以上病例分析，本症属于心脾两亏，风湿热为患，奇经不调。经半年中药治疗，病情基本痊愈。然本症还要防反复，应以养心健脾、祛风湿、调奇经法制成丸剂，久服为宜。

四、风湿热

案 1 杨某，女，15 岁，1973 年 10 月 8 日就诊。

病人于 1972 年 12 月发现全身关节痛，大关节尤著。当时做抗链 "O" 1∶800 单位，血沉 93mm/h。曾用 "681"、三磷酸腺苷、吲哚美辛、阿司匹林、泼尼松等西药，未能控制。今年 2 月份住石家庄某医院，用药基本同上，并曾作扁桃体切除术，于 6 月 2 日出院（共住院 111 天）。出院诊断：①慢性扁桃体炎。②风湿热。出院时状况：心电图、血沉、血常规均正常，心尖区无杂音，仅抗链 "O" 1∶800 单位。建议：可定期复查抗链 "O"，不须特殊治疗。近来关节痛，心慌气短，血沉加快，因而要求中医医治。

初诊时主症：腕关节、踝关节疼痛，无红肿，近查（石家庄某医院）抗链 "O" 1∶800 单位，血沉 30mm/h，心慌气短，舌质红，脉弦细。

处方：石膏 30g，桑枝 9g，络石藤 15g，银花藤 15g，赤芍 12g，桂枝 6g，川芎 4.5g，丹参 15g，玉竹 15g，连翘 9g，羌独活各 6g，鸡血藤 15g。4 剂，每日 1 剂，水煎两次，共取汁 400ml，早晚分服。

二诊（10 月 12 日）：服上方 4 剂后，复查血沉 7mm/h，抗链 "O" 1∶400 单位。关节疼痛较轻，微有恶心，前法佐以和胃。前方去连翘、丹参，加竹茹 6g，陈皮 9g。5 剂，煎服法同前。

三诊（10 月 17 日）：上方再服 3 剂。

四诊（10 月 22 日）：昨起因感寒，两膝作痛。

处方：羌独活各 6g，秦艽 9g，川牛膝 12g，赤芍 9g，川芎 6g，银花藤 15g，川乌 4.5g，甘草 6g，郁金 6g，陈皮 6g，竹茹 9g。3 剂，煎、服法同前。

五诊（11 月 16 日）：停药 20 余日，诸症若失，近日来，上肢腕关节，下肢膝、踝关节又显疼痛，复查血沉 10mm/h。

处方：木防己 6g，银花藤 15g，络石藤 15g，桑枝 30g，赤芍 12g，川芎 9g，红花 9g，川怀牛膝各 12g，羌独活各 9g，川乌 4.5g，甘草 6g，秦艽 12g，桂枝 9g。6 剂，煎服法同前。

11 月 22 日在石家庄某医院，复查血沉 7mm/h，抗链 "O" 1：400 单位。月经于 1972 年 6~7 月初潮，其后 2~3 月来经 1 次，住院期未潮，8 月份后，每月来经期 3 天，但周期或提前或错后，舌有浅表溃疡，但无痛苦，大小便如常。上方再服 6 剂。

六诊（11 月 27 日）：配丸方。风湿性关节炎，属活动期，经治疗后抗链 "O" 及血沉均趋于正常，并已稳定两月余。目前仅两膝关节略有疼痛，余无不适，舌红苔少，月信愆期，以丸代煎，借求全效。

处方：羌独活各 30g，秦艽 30g，防风 30g，木防己 30g，川芎 24g，红花 30g，柴胡 24g，制香附 45g，千年健 30g，桑枝 30g，桑寄生 36g，络石藤 45g，千年健 30g，桑枝 30g，桑寄生 36g，杜仲 24g，川怀牛膝各 36g，当归 30g，赤白芍各 42g，茯苓 30g，川楝子 45g，银花藤 45g，川乌 24g，甘草 24g。以上诸药，共研极细末，以水泛丸，如小绿豆大，晒干后，瓶储保存，每服 6g，一日 2 次，开水送下，或炼蜜为丸，每丸重 9g，每服 1 丸，一日 2 次，温开水送下。

按：风湿之邪侵犯经络关节，发为痹证。不治则郁而成为风湿热，上犯心脏，损害心瓣膜，则为风湿性心脏病。本病发于 1972 年 12 月，起初全身关节痛，用 "681"、吲哚美辛、阿司匹林、泼尼松等未廖，又住院 4 个月，未见痊愈。可见本病是较顽固的。1973 年 10 月，痹证又作，关节痛，心慌气短，脉弦数，舌红，这是风湿热上犯心脏的现象。处方用桂枝白虎汤加祛风湿药，4 剂后关节痛减，微恶心，仍用上方加陈皮、竹茹和胃。三诊原方继服 3 剂。

四诊因病中受寒，两膝痛，用散风寒、活瘀和络止痛法，膝痛止。以后停药 20 余日，11 月 16 日四肢关节复痛，从方药分析，又属受寒引起，用桂枝、羌独活散风寒，川乌镇痛，防己祛湿，忍冬藤、络石藤、桑枝、秦艽祛风湿和经络，赤芍、川芎、红花化瘀活血，服 6 剂症状大减，抗链 "O" 1：400 单位，血沉 7mm/h。六诊病势已经稳定，用祛风湿、和经络、调奇经法。制成丸剂以除病根。

此症治法，始终以祛风湿和经络为主。故服药后症状逐渐减轻，虽中间略有反复，但均因受寒凉所引起。最后以丸剂除病根。治法始终不乱，而且月经日趋正常。风湿热好发于青年人，若不妥为治疗，每由此而成风湿性心脏病，心瓣膜损伤过甚而无法痊愈。近时虽有手术治疗，但并不是十分妥当的。于此亦可见中医药的疗效是较理想的。

案2 韩某，女，30岁。1974年4月29日初诊。

周身浮肿近1年。近10天来双下肢痛，有结节性红斑，两腿有凉感，周身关节及肌肉作痛，按之甚，二便、饮食如常，舌红、苔薄。湿邪羁留肌肉之象。用木防己汤加味。（血常规：白细胞5.4×10^9/L，尿蛋白阴性，镜检无异常，血沉42mm/h）。

处方：桂枝9g，木防己15g，生石膏12g，桑枝15g，络石藤12g，赤白芍各12g，丝瓜络6g，银花藤15g，茺蔚子9g，羌活6g，防风6g，赤苓12g，泽泻9g。5剂，每日1剂，水煎2次，共取汁400ml，早晚分服。

二诊（5月11日）：诸症减轻，上方去泽泻，加白薇6g，丹参6g，丹皮6g。10剂，煎服法同前。

三诊（5月22日）：用桑络汤及桂枝白虎汤15剂后，症状减轻，下肢肿势渐消，但近2天来下肢出现新的结节性红斑，有压痛。复查血沉由42mm/h降到17mm/h，抗链"O"1:400单位，风湿尚未控制，原法再进。

处方：桂枝9g，木防己15g，生石膏30g，桑枝24g、络石藤15g，赤白芍各15g，白薇12g，丹皮参各9g，茺蔚子12g，独活6g，川牛膝12g，银花藤24g。6剂，煎服法同前。

四诊（5月30日）：结节性红斑已消失，惟下肢浮肿，复查血沉又升至26mm/h。

处方：上方去白薇、丹皮、丹参，加生白术12g，赤苓12g，泽泻9g，防风6g。6剂，煎、服法同前。

五诊（6月21日）：左下肢及右上肢关节酸痛，下肢浮肿消失，近做人工流产已10天，怕冷。复查血沉13mm/h。

处方：羌独活各6g，川芎4.5g，川牛膝12g，桂枝9g，赤白芍各12g，桑枝15g，威灵仙9g，姜黄9g，红花9g，千年健9g，追地风12g。3剂，煎服法同前。

六诊（7月8日）：两下肢憋胀，又发现新结节性红斑，右下肢为甚。复查血沉 11mm/h。仍用桑术汤加味。

处方：桑枝 24g，木防己 15g，络石藤 15g，赤芍 12g，银花藤 24g，桂枝 9g，生石膏 36g，秦艽 12g，防风 6g，独活 9g，千年健 12g，追地风 12g，红花 9g。3 剂，煎、服法同前。

七诊（7月11日）：服上方 3 剂后，右腿结节性红斑消失，左腿出现一个红斑，疼痛为甚。血沉 23mm/h，抗链"O"1:800 单位。上方再服 3 剂。

八诊（7月15日）：左腿结节性红斑消失，两下肢关节及肌肉疼胀消失，但两上肢关节 3 天来疼痛，形寒恶风，只能用营卫不和解释。仍用前法略和营卫。

处方：桑枝 12g，木防己 9g，络石藤 15g，赤芍 12g，银花藤 15g，桂枝 9g，石膏 15g，秦艽 12g，防己 4.5g，姜黄 6g，炒白芍 9g。7 剂，煎服法同前。

8 月 27 日，上方服用 20 剂，复查抗链"O"1:200 单位，血沉 11mm/h，上述症状消失。

按：风湿热蕴于肌腠经络，全身浮肿已将 1 年。前人有"上肿属风，下肿属湿"的论点，本症两腿痛，有结节性红斑，此系湿流于下，经脉瘀阻，故有下肢发凉，全身关节及肌肉痛。因病邪不在脏腑，故饮食二便如常，治以木防己汤、桂枝加白虎汤祛湿通络化瘀，清利湿热，服 5 剂即诸症减轻。二诊去泽泻，加白薇、丹皮、丹参，有清虚热，凉营化瘀作用，防湿去热留营血。

三诊肌痛减、肿渐消，旧斑退，新斑又起，血沉 42mm/h 降至 17mm/h，抗链"O"1:400，风湿尚未控制，仍用桂枝白虎汤加味，加重活血化瘀药量。6 剂后结节性红斑消失，下肢仍肿，血沉升至 26mm/h。四诊去白薇、丹参、丹皮，加重祛风湿药量，6 剂后下肢肿消，右上肢左腿酸痛，怕冷，血沉 13mm/h。五诊 10 天前做人工流产，方中以散风和络为主，减去石膏，以附产后宜温的戒律。六诊下肢憋胀，出现新的结节性红斑，仍属风湿热为患，仍以桂枝白虎汤、桑术汤治疗。七诊红斑消，续服上方。八诊下肢痛胀除，上肢痛，风湿动荡，游移不定，立法虽说和营卫，但用药仍与前同。至 8 月 27 日诸症全消，血沉 11mm/h，抗链"O"1:200。

此病发已 1 年，用中药治疗 4 个月，由于起手即抓住病的本质，先后立方，基本以祛风湿热，化瘀和络为主，虽其中有人工流产，风湿转移，红斑此起彼落，但处方用药，做到胸有成竹，临阵不乱，故能控制病势，消除症状。然此病须防反复，似应丸剂图根。

五、风湿性关节炎

案1 刘某，女，34岁，1974年8月5日就诊。

初诊时主症：3年来患风湿性关节炎，关节疼痛游走不定，阴天加重，食欲尚可，大便干。7月31日查血沉40mm/h，舌淡胖，苔白滑，脉细。

处方：防风己各6g，羌独活各6g，秦艽9g，桂枝6g，当归6g，赤白芍各9g，桑枝9g，络石藤15g，海风藤15g，银花藤15g。3剂，每日1剂，水煎两次，共取汁400ml，早晚分服。

二诊（8月9日）：上述症状未减。大便稀1天，日3~4次。舌脉同前。

处方：防风己各6g，羌独活各6g，秦艽12g，桂枝9g，桑枝12g，络石藤15g，薏米15g，威灵仙9g，焦山楂9g，苍白术各9g，茯苓12g，泽泻9g，川朴4.5g。6剂，煎、服法同前。

三诊（8月16日）：全身关节痛，以右肩背为重，头重身倦，欲睡。大便已正常，舌淡红胖，苔微黄腻，脉细濡。

处方：藿香6g，香薷9g，川朴4.5g，羌独活各9g，防风6g，苍白术各9g，茯苓9g，泽泻9g，桑枝15g，络石藤12g，秦艽12g，桂枝6g，松节9g。6剂，煎、服法同前。

四诊（8月26日）：周身关节仍疼痛，8月18日经行，带经3天。8月22日河北某医院查血沉52mm/h，抗链"O"1:200。用桑络汤加味。

处方：桑枝15g，络石藤15g，银花藤15g，赤白芍各9g，防风6g，桂枝9g，秦艽15g，羌独活各6g，红花9g，苍白术各6g，泽泻9g，茯苓12g。7剂，煎服法同前。

五诊（9月3日）：周身关节仍呈游走性疼痛，阴天加重，饮食及二便正常，舌淡胖，苔薄黄，脉数细。拟以清热通络之剂。

处方：生石膏30g，羌独活各6g，秦艽12g，防风己各6g，赤白芍各9g，桂枝6g，川怀牛膝各9g，络石藤15g，桑枝15g，泽泻9g，茯苓12g，红花9g，桑寄生15g，银花藤15g。18剂，煎、服法同前。

1974年9月21日，查血沉21mm/h。周身游走性关节痛消失。上方再服

15 剂，以巩固疗效。

按：本症为风湿入络，流注关节，故关节疼痛，游走不定。方用祛风湿、和经络法很好。

二诊诸症如前，大便稀，日三四次，是脾虚失运，用祛风健脾化湿法，甚佳。三诊关节仍痛，头痛身倦欲睡，大便正常，用药如前法。四诊月经行，关节痛未止，用药仍如前法。六诊关节痛如前，苔薄黄，用清热通络法 18 剂，关节疼痛消失，血沉由 52mm/h 降至 21mm/h。

为什么初诊与六诊的治法相同而结果不一样？这是因初诊并无热象，六诊舌苔薄黄，而有化热现象。其次是初诊方中有当归，六诊则没有，当归有润滑作用，脾虚病人用后会引起泄泻。由于六诊方症相合，所以服 18 剂关节炎疼痛完全消失。

案2 杜某，女，35 岁。1973 年 3 月 4 日初诊。

肩肘关节及膝踝关节，游走性作痛 1 月余。目前停留在膝踝关节作痛。血沉 30mm/h。

处方：防风 9g，独活 6g，桑寄生 15g，川牛膝 9g，威灵仙 9g，当归 12g，赤白芍各 12g，千年健 9g，钻地风 9g，伸筋草 12g。3 剂，水煎两次，每日 1 剂，共取汁 400ml，早晚分服。

二诊（3 月 7 日）：上方服 1 剂后，疼痛缓解，服 3 剂后，膝踝关节疼痛完全消失，血沉 16mm/h。上方再服 8 剂，以巩固疗效。

按：本症四肢关节游走性痛已 1 月多，以后单膝踝关节作痛，属于风湿性关节炎无疑。处方专以祛风湿、和经络。1 剂即疼痛减轻，3 剂疼痛全消，可以说方药对症，效如桴鼓。原方再服 8 剂，以去病根，治疗达到完全彻底。

第五节　其他

一、肾结石

案 李某，男，43 岁，1973 年 2 月 21 日初诊。

病人自诉：1972年8月28日突感左腰背部绞痛，向左下腹及腹股沟部放散。尿检：蛋白（＋）。镜检：红细胞满布视野。先后三次在我校第四医院做X线照相：结石7mm×3mm，蚕豆形态。诊为左肾区结石。曾用过西药抗生素及解痉药物，疼痛稍缓解。又曾自用泌尿系结石的中医验方作3个疗程治疗，共42剂，以及"肾排石汤"20余剂，迄至1973年2月，X线照相复查，与前无变化，且时有剧痛，非注射盐酸哌替啶不能缓解。按中医诊察：腰酸，时有剧痛，舌质有齿印，偏红无苔，咽干，大便每天2次，较稀。此为肾阴既亏，脾阳亦欠运，治仿黑地黄丸法。

处方：炒熟地12g，苍白术各9g，山萸肉6g，茯苓12g，郁金9g，金钱草15g，石韦15g，冬葵子9g，川牛膝15g，海金沙12g。

3月12日：上方服10剂，大便转为正常，每日1次，成形，其他症状如前。处方，按上方去苍白术、茯苓、郁金；加生地12g，滑石15g，鸡内金9g，黄芪12g，续断9g。

4月28日：照前方连服20余剂，自感舒适。4月6日、13日在我校第二医院X线照相复查，报告为原左肾区结石已经移动而接近于输尿管近端，结石大小及形态同前。两日前腰痛加重，可能结石又有下移之趋势。建议再照相一次，以观察结石之移动部位。

处方：金钱草24g，海金沙15g，石韦24g，冬葵子24g，川牛膝18g，滑石15g，红花12g，郁金12g，木香9g，甘草9g。每日1剂，连服10剂。

5月14日：4月29日X线照相，报告结石已移至第四腰椎部位，结石大小及形态同前。但距今又有半个月，可能结石又有下移。尿检有红细胞，小便色黄，腰痛。略为调整原方，暂服4剂。照相后再定。

处方：金钱草18g，冬葵子18g，川牛膝18g，滑石15g，鸡内金9g，石韦15g，木通6g，小蓟9g，车前子15g，泽泻9g，甘草6g，杜仲9g。

病人于5月15日忽感尿道堵塞，欲尿不得，移时，有如闸门大开，小便一涌而出，似有排石状。复于5月19日及6月14日X线照相各1次，均报告左侧肾及输尿管区，未见结石。迄今未发现腰痛和膀胱症状，尿检多次正常。

按：本案辨证施治的关键，主要在于初诊。病人初诊前曾服的中药中，有擅长排石者，如金钱草、海金沙、石韦、冬葵子、川牛膝、滑石等。有清利湿热者，如木通、萹蓄、茯苓、泽泻、通草等。有清热解毒者，如蒲公英、地丁等。有培补肾脏者，如续断、桑寄生、狗脊等。这些药物用于泌尿系结石，未可厚非，但何以服 60 余剂，疗效不显？笔者认为，关键在于病人兼有脾阳欠运见证。因为"脾主运化""脾为胃行其津液"（《内经》），药饵入口，同样要通过脾的运化才能发挥其作用。如果脾失健运，即使药证无误，也不能收到应有效果。正如清代吴鞠通所说"正虚不能运药，不运药者死"（《温病条辨·卷二·中焦篇》），其理就在于此。本例初诊即从此处着眼，采用健运脾阳的苍白术、茯苓，甫 10 剂，大便转为每天 1 次，并成形。随后才专事排石，但立法遣药，并没有超出病人自服中药的窠臼，不过 30 余剂，竟能收获较快，足以说明这个问题。当然，本例除脾阳欠运外，兼有肾阴亏损见证，处理上未免顾此碍彼。爰仿用"燥湿滋阴，两擅其长"（《汤头歌诀》）的黑地黄丸法，使苍术（包括白术）得熟地，则可奏燥湿健脾之功，免过燥伤阴；使熟地得苍术，则可遂补肾滋阴之利，免滋腻滞脾。如此配伍，庶可各尽所能，两全其美。

二、输尿管结石

案 李某，男，27 岁，1975 年 3 月 12 日初诊。

病人于 1974 年 12 月 20 日在河北新医大学某附属医院肾盂造影及腹平片，第一、二张片均显示右侧输尿管结石有 3 块，其中一块在第二腰椎，右侧横突一下约 4mm×8mm 大小，另两块在输尿管入口处，其大小一似麦粒，一似绿豆。目前，腰痛，小便不利，并有灼热感，色红赤，需每日服用双清克尿塞，否则，尿少而周身有肿胀感，大便干。舌暗红，后半苔腻，脉弦细，下焦湿热蕴郁。

处方：冬葵子 24g，石韦 24g，川怀牛膝各 24g，海金沙 12g，车前子（布包）15g，滑石 30g，乌药 6g，大黄 6g，制香附 12g，木香 6g，茯苓 15g。6 剂，每剂水煎 2 次，共取汁 400ml。早晚各服 1 次。

二诊（3 月 19 日）：服药后，腰痛减轻，但仍有尿热，胃脘胀满，右胁痛，脉舌同前。查尿中有红细胞。上月查肝功能：麝浊 14 单位，麝絮（++）。

处方：冬葵子 30g，石韦 30g，川怀牛膝各 30g，车前子（布包）18g，滑石 30g，乌药 9g，白蒺藜 12g，瓜蒌仁 15g，桑枝 12g，鸡内金 9g，郁金 6g，厚朴 4.5g。9 剂，煎、服法同前。

三诊（3 月 28 日）：25 日在原医院照相，复查报告：相当于肾、输尿管及膀胱区域，未发现结石造影。今日尿检查正常，服药后，小便量多，已停服双氢克尿噻，脘胀减，排便不爽，仍腰痛。转方治肝炎为主，兼做排石后善后治疗。

处方：川怀牛膝、冬葵子、石韦各 15g，川断、寄生各 9g，车前子、滑石各 12g，茵陈 15g，旋覆花 9g，炒川楝子 9g，厚朴 4.5g，槟榔 3g，鸡内金 6g，郁金 9g。7 剂，服法同前。

按：输尿管结石属中医学"石淋"范畴。关于淋证，《丹溪心法》说："淋虽有五，皆属于热。"《景岳全书》也说："淋之初病，无不由于热剧。"本例症见小便不利，色红，尿道灼热，腰痛，大便干结等等，为湿热郁于下焦，煎熬尿液成石，阻碍尿路所致。故用冬葵子、石韦、车前子、滑石、茯苓等清热利水而通淋，用海金沙、鸡内金排石而通淋，用牛膝取其有下行之能，用大黄取其有下夺之功，用乌药、香附、木香、郁金取其擅长行其开郁。此三者虽不通淋，但经验证明，均有助于结石的排出。三诊小便量多，腹胀减，X 线复查，已无结石影像。用冬葵、石韦等以作排石后善后处理。

三、气虚尿频症

案 刘某，女，40 岁，1972 年 8 月 20 日初诊。

病人 1 年来，发现尿频，但无尿急、尿痛及尿道烧灼感。最近半年更趋严重，在白天，每隔 15~20 分钟，就要小便一次，迟则尿裤，完全不能控制，痛苦异常。经某医院西医妇科检查，无异常发现；转内科检查，诊断为"尿失禁"，选用西药与中药治疗，丝毫未见减轻。

主症：小便频数，不能自主，劳累后则更甚，形神憔悴，似有不得隐曲者。舌淡而嫩，苔薄，脉弦细。

处方：党参 15g，白术 12g，黄芪 15g，山药 12g，茯苓 12g，升麻 6g，柴胡 6g，当归 9g，陈皮 6g，益智仁 9g，龙骨 15g，桑螵蛸 9g，乌药 6g。令服 15 剂，每日 1 剂，水煎两次，共取汁 400ml，早晚分服。

二诊（9 月 5 日）：来述，服完上药后，小便已能基本控制，精神较为振奋。方向效边求，令再服 15 剂。

9 月 20 日，病人表述，小便已能完全控制，欣喜非常。

按：小便失禁，既无尿痛、尿急等刺激症状，而有尿频不能自主的失禁情况，当属"气虚"无疑。"虚则补之"，人所共知，然必有的放矢，补得其法，方可奏效。如不得其法，虽补无效。本病辨证关键，全在于"小便频数（15分钟1次），劳累后更重，形神憔悴，脉弦细，舌淡嫩"这几个方面。劳倦则伤气，中气愈虚，故脉细舌淡，形神憔悴，气虚下陷，不能升提固摄津液，故不能控制而小便失禁，视精神情绪，"似有不得隐曲形态"。可知情志不畅，肝郁不舒，因此选方用药，不能纯用补摄，必须佐以疏肝。本症方选补中益气兼有柴胡、乌药疏肝，再用益智仁、龙骨、桑螵蛸固涩肾关，使膀胱关隘得守。中气足则五脏之气俱足，肝气和则六腑之气俱和。气为水之母，气调则水液自调，关隘坚固则开合有常，故病人服药后自能控制小便，精神振奋，以盖补得其法耳。

四、阵发性睡眠性血红蛋白尿

案 张某，男，43岁，1972年9月11日某医院会诊病人。

病人于1年前发现心慌、头晕、眼花，阵发性腰酸背痛，3次尿色深如酱油。曾去北京某医院住院检查，查Hanis试验（+），热溶血试验（+），骨髓象符合溶血性贫血，因而确诊为阵发性睡眠性血红蛋白尿，曾用泼尼松及中药等治疗，无明显效果。旋于今年4月28日回到我市某医院住院治疗，入院后，西药用过激素、右旋糖酐，并间断输入水冲洗过的红细胞共4100ml；中药曾用过补肾（如巴戟、狗脊、鹿角胶、大云、川断、黄精等）补血（如当归、白芍、阿胶、大枣等）和止血（如茅根、小蓟、仙鹤草等）等剂，亦无明显效果。

会诊时主症：头晕心悸，气短懒言，面色㿠白，四肢无力，舌胖质淡，脉细而弱，尿色较深，食欲欠佳。因从"气不摄精"施治，用培补中气法。

处方：党参15g，黄芪15g，白术9g，扁豆9g，茯苓15g，当归身9g，阿胶珠9g，陈皮9g。15剂，每日1剂，水煎两次，共取汁400ml，早晚分服。

二诊（9月27日）：上方连服15剂，尿色转为正常，精神较振，食欲较香，于上方中加红参6g，令服10剂，煎服法同前。

三诊（10月7日）：病人诉腰痛，于上方中去红参，加入萸肉6g，川断9g。30剂，煎、服法同前。

11月6日，病人病情稳定，尿色正常，并无溶血现象，本症已获缓解，乃于当日出院。

按：本症病人已患一年多，初症头晕，心慌，眼花，腰脊痛，尿如酱肉。西医诊断"阵发性睡眠性血红蛋白尿"。尿如酱油，中医名为"尿血"。为什么前医用补肾补血止血等治疗效果不显，后来用补气法确能收效？这是因为"气为血之帅"，气虚不能摄血所引起的。单用补血止血虽能充，然气仍不固，故血不循经而尿血仍不能止。《内经》上说"中气不足，溲便为之变"。此症属于中气不足，气不摄血，血行不循经脉而变为尿血。以培补中气使气能摄血。血不妄行，故服药后尿色渐转正常，同时精神渐振，食欲较香。上方共服二十五剂，尿血基本痊愈，后因腰痛加黄肉、川断补肾，继服一月，病愈出院。治尿血以"培补中气"，深得东垣秘旨。业医岂可不阅览先哲著述，法古斟今，就不可能获得治法的奥妙。

五、肝火

案1 张某，女，45岁，农民。

肝气化火，旋扰清窍，致令脘腹频痛，头晕，心悸，日晡寒热，周身酸痛。舌尖赤，脉弦数。羔必怡适性情，庶免痉厥之忧。

处方：石决明15g，杭菊炭4.5g，丹皮4.5g，石斛9g，黑豆皮12g，川楝子4.5g，郁金4.5g，佛手4.5g，酸枣仁9g，炒白芍9g，青皮3g，陈皮6g，金橘饼2枚，莲心4.5g，左金丸1.8g。

二诊：肝阴不足，肝火有余，心烦，脘痛，怔忡不宁，总以清养为佳。

处方：煅龙齿15g，煅牡蛎15g，珍珠母15g，朱茯神9g，酸枣仁9g，焦远志4.5g，莲心4.5g，鲜石斛9g，丹皮4.5g，黑豆皮9g，上广皮4.5g，佛手4.5g，金橘饼2枚。

三诊：大致已退。仍按原方加减。

处方：黄连1.2g，吴茱萸0.3g，石决明15g，干石斛9g，广郁金4.5g，杭白芍（沉香片1.5g煎水炒）9g，云茯神9g，川楝子9g，丹皮4.5g，黑豆皮9g，莲子心4.5g，酸枣仁9g，橘皮白各4.5g，金橘饼2枚。

案2 米某，女，30岁。

肝阳不足，筋脉失养，则天癸短期，内热口渴，四肢麻痛；肝火有余，风阳上扰，则头痛喉干，清窍烘热；咽喉梗塞，呕吐酸水，脘闷不纳，属肝气犯胃，气逆不降之象。脉弦数，舌赤苔黄，拟平肝和胃及静养为先。

处方：鲜石斛 9g，浙丹皮 6g，焦栀皮 6g，陈佛手 4.5g，炒白芍 9g，石决明 12g，黑豆皮 12g，川楝子 9g，吴萸 1.8g，半夏曲 6g，茯苓神各 9g，杭菊炭 4.5g，荞饼 1 角。

二诊：前药服后，尚属合机，究以肝气化火，上扰及胃，头痛口渴，脘塞暖噫，时而皮麻，时而呕逆，此出彼伏，变幻百出，脉弦数，舌苔微黄。

处方：苏梗 6g，绿萼梅 9g，川楝子 9g，制香附 9g，炒枳壳 3g，焦山栀 6g，煅牡蛎 12g，大白芍 9g，橘皮络各 6g，沉香片 1.2g，神曲 9g，白薇 6g，佛手 6g，金橘饼 2 枚。

三诊：近来苔黄口渴已退，惟以脘腹作痛，此属肝气横逆所致，拟方徐徐调理。

处方：当归身 6g，煅决明 12g，黑豆皮 12g，川楝子 9g，制香附 9g，杭白芍 9g，杭菊花 2.4g，木瓜 6g，青陈皮各 6g，陈佛手 3g，陈香橼皮 2.4g，金橘饼 2 枚，荷叶边 3g。

四诊：大致已退，善加调摄。

处方：黄连 0.9g，川楝子 6g，炒白芍 12g，炒枳壳 2.4g，青陈皮各 3g，旋覆花（布包）9g，吴萸 0.9g，延胡索 6g，生石决明 12g，神曲 6g，陈佛手 6g，金橘饼 2 枚。

五诊：拟丸方。

处方：川楝子 15g，鲜石斛 15g，青陈皮各 12g，制香附 30g，香橼皮 6g，丹皮参各 12g，炒枳壳 6g，延胡索 15g，黑豆皮 15g，沉香 12g，炒白芍 15g，焦山栀 12g，白薇 15g，苏梗 6g，茯苓神各 12g，陈佛手 9g，当归身 15g，生牡蛎 30g，炙甘草 15g，焦白术 12g，金橘饼 2 枚。以上共研为末，水泛为丸，每服 9g，日 2 次。

案 3　臧某，女，36 岁。

风热上搏头部，头痛偏右，寒热无汗，用辛凉散风法。

处方：霜桑叶 6g，杭菊花 9g，薄荷尖 4.5g，炒牛蒡 9g，杏仁泥 12g，焦山栀 9g，大贝母 9g，橘红 6g，荷叶 4.5g，慈姑芽 12g，桔梗 6g，大豆卷 9g。

二诊：右头依然疼痛，四肢不时惊跳，夜寐多梦，心神不宁，脉弦数。此乃肝火化风，上扰清窍之象。治宜平肝息风，以免酿成痉厥。

处方：石决明15g，杭菊花9g，木瓜6g，丹皮6g，焦栀炭6g，朱染灯芯6g，鲜石斛12g，双钩藤9g，白蒺藜（鸡子黄拌蒸）12g，黑豆皮12g，朱茯神12g，荷叶1角。

三诊：平息肝风一服以后，头痛肢颤均已减轻，50日未有之月经并且来汛。血热即得下行，则头部之瘀血自可解散。脉尚未全静，口苦欲凉饮，肝火既未清息，仍依旧章，"治风先治血，血行风自灭"。

处方：当归须6g，丹皮参各6g，鲜石斛12g，杭菊花6g，黑豆皮6g，木瓜6g，朱茯神9g，炒白芍12g，焦山栀6g，石决明15g，双钩藤12g，藕节12g，降香3g。

四诊：服药以来，大致已退，胆虚善惊，夜寐不安，转方平肝益胆。

处方：石决明12g，干石斛6g，杭菊炭6g，朱茯神12g，焦远志4.5g，酸枣仁12g，山栀皮6g，当归身9g，杭白芍9g，阿胶（蛤粉拌炒珠）6g，鸡子黄1枚，丹皮6g。

案4 凌某，女，40岁。

肝火上升，左偏头痛而麻，口渴，苔黄中剥，牙关不利，拟清息风火法。

处方：鲜石斛12g，明天麻1.8g，生地9g，丹皮6g，黑豆皮12g，冬桑叶9g，生决明12g，杭菊炭6g，苦丁茶6g，焦栀皮9g，夏枯草12g，苏薄荷2.4g，青荷叶1角。

二诊：药后太阳痛减，左颧颊车痛麻，牙关难开，为肝火化风，上升巅顶所致。再方缓缓调之。前方减黑豆皮、苏薄荷，加黄芩6g，竹茹9g。

案5 万某，女，42岁。

肝气化火上升，左齿颊肿痛，牙关不利，时寒时热，苔白脉数，述患疟初愈，为邪热未清，宜进清窍法。

处方：石决明12g，冬桑叶9g，焦山栀9g，赤芍9g，粉甘草2.4g，桔梗6g，藿香叶6片，鲜石斛12g，杭菊花9g，连翘9g，苏荷尖4.5g，丹皮6g，夏枯草12g，竹叶14片。

案 6　沈某，女，43 岁。

营阴不足，气火有余，头晕心悸，口渴内热，舌光，两乳结核作痛，白带绵绵，天癸短期，经前腰痛神倦。治宜平肝养阴，佐以理气。

处方：当归身 4.5g，阿胶 6g，丹皮参各 4.5g，广郁金 4.5g，朱茯神 6g，醋炒香附 9g，炒白芍 9g，石斛 9g，焦栀皮 6g，陈佛手 4.5g，醋炒青陈皮各 6g，神曲 6g，黑豆皮 9g。

二诊：近来内热口渴，心悸较平，乳房结核痛减，为阴虚火旺，阳气化风，所谓"气有余便是火"。仍拟平肝养阴法。

处方：干石斛 9g，焦山栀 6g，川楝子 9g，陈佛手 6g，杭白芍（沉香 1.2g 拌炒）9g，茯苓神（朱染）各 9g，金橘饼 2 枚，阿胶（石决明拌炒珠）6g，丹皮参各 6g，青陈皮各 4.5g，神曲 9g，当归身 4.5g，木瓜 9g，鸡子黄 1 枚。

三诊：服药以来，心悸怔忡，脘胀消失，两乳结核作痛未已，为肝气郁结所致。拟疏肝理气法。

处方：干石斛 12g，当归身 6g，丹皮参各 6g，黑豆皮 12g，川楝子 9g，阿胶 6g，炒白芍 6g，焦山栀 9g，夏枯草 9g，醋炒香附 9g，陈佛手 6g，鲜蒲公英 9g，金橘叶 8 角，醋炒青陈皮各 6g，土贝母 9g。

四诊：拟丸方。

处方：煅牡蛎 15g，干石斛 12g，当归身 6g，杭菊炭 6g，青陈皮各 6g，白薇 9g，杜仲 9g，苏梗 6g，黑豆皮 12g，杭白芍 9g，阿胶 9g，丹皮 9g，熟地 9g，续断 9g，茯苓神各 9g，醋制香附 9g，乌贼骨 12g，焦山栀 9g，怀山药 9g，芡实肉 12g，川楝子 9g，陈佛手 6g。上共为末，水丸，每服 9g，日 2 次。

案 7　黄某，女，35 岁。

肝气化火，横乘胃土，遂至时寒时热，头晕心悸，脘闷不食，且作呕恶，寒则昏厥，脉不平。久之虑成肝厥，慎之。

处方：煅石决明 12g，佩兰梗 6g，陈佛手 6g，黄连 1.2g，苏荷尖 2.4g，炙甘草 6g，金橘饼 2 枚，鲜石斛 9g，茯苓神各 9g，广郁金 6g，炒白芍 9g，川楝子 6g，莲子心 2.4g，代代花 4 朵。

二诊：前方进后，尚合病机，再方仍守原法，进步再议。

处方：黄连 1.2g，柴胡 3g，焦山栀 9g，川楝子 9g，佩兰梗 9g，橘皮络各

6g，吴茱萸 0.6g，炒白芍 12g，丹皮 9g，陈佛手 9g，白薇 9g，荷梗 6g，金橘饼 2 枚。

案8 张某，女，38 岁。

胆火射肺，则头痛、心烦、咳嗽、吐痰如脓。肝气抑郁，则日晡寒热，腹痛，天癸不匀。症已延久，拟清平肝胆，以希缓效。

处方：霜桑叶 6g，光杏仁 6g，橘红络各 6g，川楝子 6g，天花粉 9g，竹茹 9g，杭菊花 6g，浙贝母 6g，广郁金 6g，云茯苓 9g，枇杷叶 2 片。

二诊：去菊花、川楝子、郁金、竹茹，加桃仁 9g，冬瓜子 12g，苇茎 15g。

三诊：处方如下。

处方：光杏仁 9g，大贝母 9g，炒黄芩 6g，焦山栀 6g，当归身 6g，丹皮参各 6g，粉甘草 2.4g，橘红络各 6g，川楝子 6g，白茅根 9g，炒白芍 6g，云茯苓 9g，枇杷叶 3 片。

四诊：服药以来，寒热腹痛，咳吐痰血均已就愈。惟稍嗳噫，心烦，天癸不均。拟活血理气法。

处方：北沙参 9g，粉甘草 1.5g，生白芍 6g，焦栀皮 6g，川贝母 9g，当归身 6g，川楝子 6g，橘皮络各 6g，大麦冬 9g，金橘饼 2 枚。

案9 李某，女，45 岁。

头晕目眩，耳鸣，心悸而烦，周身烘热，胃弱食少，属肝阴不足、虚阳上扰所致。拟平肝养阴法。

处方：石决明 15g，杭菊花 6g，焦栀皮 6g，炒白芍 12g，旱莲草 6g，生谷芽 6g，干石斛 12g，黑豆皮 12g，阿胶 6g，女贞子 12g，茯苓神各 9g，朱染灯心 0.3g，莲子心 2.4g，金橘饼 2 枚，酸枣仁 9g。

二诊：丸方。头晕耳鸣，失眠多梦，劳则心悸肉瞤，天癸短期，经前腹痛，经后白带下注，为阴虚阳浮所致。

处方：当归身 15g，阿胶 15g，白蒺藜 15g，天麻 12g，枸杞子 15g，熟地 24g，茯苓神各 9g，炒白芍 15g，丹皮参各 9g，杭菊炭 12g，制首乌 1.8g，怀山药 24g，远志肉 9g，旱莲草 1.8g，女贞子 2.4g，玄参 30g，青龙骨 30g，牡蛎 30g，酸枣仁 15g。上共为末，水丸，每服 9g，日 2 次。

案 10　陆某，女，37 岁。

头晕心悸，咽干呛咳，腹中气攻，经前作痛，气逆干呕，肩臂疼热。此为肝阴不足、肝气抑郁、气火上逆、射肺犯胃使然。拟丸方缓治之。

处方：石决明 30g，丹皮参各 15g，当归身 15g，白薇 15g，光杏仁 15g，茯苓神各 12g，远志肉 9g，鲜石斛 15g，焦山栀 15g，炒白芍 15g，制香附 15g，酸枣仁 12g，黄连 2.4g，鸡血藤 15g，生牡蛎 30g，浙贝母 9g，阿胶 15g，苏子 9g，延胡索 12g，秦艽 12g，生地 15g，化橘红 9g，广郁金 12g，木瓜 15g，川楝子 15g。上共为末，水丸，每服 9g，日 2 次。

案 11　刘某，女，31 岁。

阴虚内热，头晕，心悸，带下之丸方。

处方：当归身 15g，川芎 6g，知母 15g，茯苓神各 12g，焦山栀 15g，石决明 30g，白芍 15g，生地 30g，黄芩 15g，炙远志 9g，丹皮参 15g，鲜石斛 30g，生鳖甲 30g，鸡血藤 12g，绿萼梅 9g。以石斛汁泛丸如绿豆大，每晚睡前开水送下 6g。

案 12　赵某，女，26 岁。

肝阳上扰，肝气下郁，头晕内热，腹痛，带下之丸方。

处方：石决明 30g，白蒺藜 15g，焦山栀 18g，白薇 15g，乌贼骨 15g，川楝子 15g，制香附 15g，芡实肉 30g，怀牛膝 12g，杭菊花 9g，黑豆皮 15g，丹皮参各 15g，炒白芍 18g，焦苍术 15g，醋炒延胡索 12g，青陈皮各 9g，金樱子 15g，怀山药 12g，茯苓神各 12g，沉香曲 12g，煅牡蛎 30g。上共为末，水丸，每服 9g，日 2 次。

按：女子以肝为先天，故肝病多见于妇女。肝火乃肝病之常见类型，肝火多由肝气过盛而起，故古人有"气有余便是火"之说。如张某、黄某案均是气郁化火所致。因此，治肝火常兼理气之品，诸案中用青皮、川楝子、佛手、绿萼梅者，正是为此。肝火自当清泄，如黄芩、山栀、黄连、左金丸、夏枯草、丹皮、菊花等，酌情使用。肝火最易伤阴，首先是伤肝肾之阴，故案中常用白芍、阿胶、石斛，乃养肝之阴；用生熟地、黑豆皮、玄参，是补肾之阴也。若耗心营，心神不宁者，则加枣仁、远志、丹参、茯神之类。尤以肝阳易于化风，而风动者，常致痉厥，故又必用潜镇息风之品，此方中之所以常用石决、牡蛎、天麻、钩藤也。

六、复发性口疮

案 孙某，男，37岁，1975年1月27日诊。

病人生口疮20余年，近1年来发作频繁，遍及口腔黏膜、舌及齿龈等部，少则二三块，多则七八块，此伏彼起，痛苦异常。经中西药治疗，效果不显。当即诊查病人舌部有溃疡3块，伴有食欲差，腹胀，大便溏。舌淡有齿痕，中后苔剥（2cm×3cm），两关脉弱。辨证属清阳下陷，虚火上升，用附子理中汤加味。

处方：制附子2.4g，党参15g，生白术9g，炮姜炭3g，炙甘草3g，茯苓12g，半夏1.5g，陈皮6g，厚朴1.5g，佛手1.5g，泽泻6g。5剂，每日1剂，水煎2次，共取汁400ml，分两次服。

二诊（2月4日）：腹胀退，食欲好，大便成形。上方去厚朴、半夏、泽泻，加炒白芍9g，炮姜炭改用干姜1.5g。7剂。

三诊（3月12日）：病情稳定，按前方加炙升麻2.4g，炙柴胡3g。7剂。

四诊（3月21日）：舌部溃疡消退，但右颊黏膜出现一个溃疡，如此单个出现，得未曾有（过去溃疡大都蝉联出现）。剥苔范围较前小（1cm×0.5cm），关脉较为有力。脾阳渐复，土实则虚火自敛。原方继进。

五诊（4月5日）：上方连服15剂，据病人自诉颊部溃疡消失已1周。检查：整个口腔无溃疡，舌中剥苔消失。前方再服15剂，以巩固疗效。

六诊（4月20日）：口腔溃疡已消失3周余，嘱停药观察，随诊2年余，迄今未再发。

按：《张氏医通》说："口疮。经云：'膀胱遗热于小肠，膈肠不便，上为口糜'。盖小肠者，心之腑也，此举邪热之一端耳。心属君火，主五脏六腑之火，故诸经之热，皆应于心，心脉布舌上，脾脉布舌下，二经之火为病，皆当用寒凉施治。"又说："服凉药不愈者，此酒色过度，劳役不睡，舌上光滑而无皮；或因忧思损伤中气，虚火泛上无制，必用理中汤，甚者加附子。"据此，可见口疮的成因，有实火、虚火之分，实火宜用寒凉清解，虚火应予温热升运。

本案除口疮外，伴有食欲减，大便溏，舌淡有齿痕，中剥，关脉弱，脉证合参，确属清阳下陷，虚火上升之象。故主以温运脾阳之附子理中汤，复参入二陈、佛手以理气宣中，厚朴、泽泻以消胀渗湿。将干姜改用炮姜炭者，因该药不仅温中，且可止泻。二诊加入炒白芍，合真武汤，寓有补阳兼以和阴之意。三诊加入升麻、柴胡旨在升旋清阳。因在本案口疮之成因，由于虚火上升，而虚火上升基于清阳下陷，故清阳下陷为病之本，虚火上升为病之标。倘得清阳上升，则虚火自降，虚火得降，则口疮自愈。病人自三诊后，方药未变，连服 30 剂，使绵延 20 余年之口疮竟获痊愈。

七、梅核气

案　余某，男，30 岁。

阴虚阳浮，咽痛，类似梅核气证。

处方：大麦冬 9g，炙紫菀 6g，知贝母各 9g，生地 12g，焦山栀 9g，丹皮 6g，玄参 6g，粉甘草 1.8g，桔梗 6g。

八、郁证

案　马某，女，37 岁，农民。1978 年 1 月 25 日初诊。

平素大便干燥，4~5 天 1 次，3 个月来精神状态不正常，心悸，头晕，有时多言多语，语无伦次，有时默默无言，神志消沉，饮食减少，进食后胸脘胀闷，善太息，已 3 天未大便。舌苔白腻，脉沉细。

证属肠胃气滞，浊不能降，清不能升。目前以大便通畅为治疗目的，用增液承气法。

处方：玄参 12g，麦冬 9g，厚朴 9g，炒枳实 6g，姜汁炒蒌皮 9g，半夏 9g，陈皮 9g，苏梗 9g，生大黄 6g，广木香 6g，郁金 9g，焦山楂 6g，制香附 12g。3 剂，每日 1 剂，水煎两次，共取汁 400ml，早晚分服。

二诊（1 月 30 日）：病人未来，其爱人代诉：上方服后每天可大便 2~3 次，精神症状已解除，唯定时脘闷不舒，一日 2~3 次，饮食仍然少纳，仍属肠胃气滞之象。

处方：半夏 6g，陈皮 6g，苏梗 9g，藿香 9g，焦山楂 6g，厚朴 3g，郁金 9g，木香 4.5g，神曲 9g，木瓜 6g，杏仁 9g，白蔻 3g，茯苓 12g。3 剂，煎、服法同前。

1978 年 2 月 3 日，上述症状消失。

按：郁证乃气滞邪郁所致。前人有"六郁"之说，而以气郁为先。本例平素大便干燥，继而精神不正常，进食后胸脘胀闷，善太息，显系气滞邪郁，升降失常。盖清气不升则头晕心悸，浊气不降则脘闷食少，大腑秘结。本证的治法，《临证指南》说："用药大旨以苦辛凉润宣通，不投燥热敛涩呆补，此治疗之大法也。"本例初诊，用苦辛的厚朴、姜汁、半夏、陈皮，凉润的玄参、麦冬、蒌皮，宣通的大黄、枳实、香附、郁金，终于数剂而定。

九、瘰疬

案 1 梅某，女，15 岁。

肝气郁结，头生瘰疬。

处方：香苏梗 6g，制香附 9g，橘皮络各 2.4g，土贝母 9g，忍冬藤 12g，当归尾 6g，生牡蛎 12g，炒青皮 6g，陈佛手 6g，金橘饼 3 枚、赤芍 9g，紫花地丁 12g。

案 2 王某，女，34 岁，农民。

肝火上结，头生瘰疬，清施清息。

处方：石决明 15g，牡丹皮 6g，薄荷尖 3g，土贝母 6g，焦栀皮 6g，姜汁炒蒌皮 4.5g，双钩藤 9g，夏枯草 12g，明天麻 2.4g，赤芍 9g，青陈皮各 4.5g，青枇杷叶 1 片。

十、疝气

案 1 陈某，男，36 岁。

去春努力感寒，遂致脘痛吞酸，渐而少腹痛引睾丸，触之有块核，小便或黄或白，此肝胃不和，湿热下凝所致。拟金铃子散合橘核丸治之。

处方：姜汁炒川楝 12g，化橘核 12g，延胡索 9g，制香附 12g，制川朴 4.5g，炒枳实 4.5g，青陈皮各 6g，青木香 6g，荔枝核 12g，台乌药 6g，赤茯苓 12g，桃仁泥 9g，炒白芍 9g，降香丝 3g。

二诊：冲气夹肝气上攻阳明，每觉气自少腹上冲，即脘痛吞酸，气攻有形，盖冲脉隶属于厥阴故也，拟泻肝和胃法。

处方：吴茱萸 2.4g，川楝子 12g，小青皮 4.5g，橘皮核各 6g，制香附 12g，赤茯苓 12g，香橼皮 6g，制半夏 6g，延胡索 6g，炙甘草 1.8g，青木香 3g，台乌药 6g，杭白芍（桂枝 2.4g 煎水炒）9g，荔枝核 12g。

案 2　郑某，男，37 岁。

偏坠疝气，十余年，发作则脘腹剧痛，上冲呕逆，良由厥阴寒湿夹冲气上逆所致，根深蒂固，不易根治。

处方：吴茱萸 4.5g，川楝子 12g，广橘皮 6g，橘核 12g，油肉桂 3g，大白芍 12g，当归须 6g，小茴香 4.5g，香橼皮 6g，香橼核 12g，制半夏 6g，延胡索 9g，台乌药 6g，青广木香各 3g，炒枳壳 4.5g，荔枝核 12g，荞饼 1 角。

案 3　王某，男，39 岁。

寒袭厥阴，筋脉凝滞，遂致右睾丸肿胀疼痛，恙已迁延，非针药兼施不可。

处方：吴茱萸 3g，川楝子 12g，广木香 3g，炒苍术 6g，酒炒牛膝 12g，白茯苓 9g，小茴香 4.5g，延胡索 6g，青陈皮各 4.5g，桂枝尖 3g，当归尾 6g，香橼皮 4.5g，香橼核 12g，丝瓜络 3 寸。

另取穴：气冲、环跳、太冲、曲泉。

二诊：温通厥阴经络，宣化太阳府气。

处方：川楝子 12g，大独活 4.5g，制川乌 4.5g，炒苍术 6g，猪赤苓各 9g，制乳没各 4.5g，小茴香 6g，橘皮核各 9g，木防己 9g，桂枝尖 3g，泽泻 4.5g，炮山甲 4.5g。

另取穴：气冲、环跳、足三里、解溪。

案 4　何某，男，32 岁。

寒湿凝聚，睾丸肿痛。

处方：炒苍术 6g，桂枝 3g，青木香 3g，吴萸 2.4g，橘皮 6g，橘核 12g，青皮 6g，怀牛膝 9g，防己 9g，川楝子 12g，猪赤苓各 12g，泽泻 9g，香橼皮 9g，荔枝核 9g。

按：疝气与厥阴肝经的关系最密切，所谓"肝脉绕阴器"是也。故治疝气以疏肝理气为先，如川楝子、香附、青皮、橘核、荔枝核为不可少之品。然而又应区别属寒属热，寒则肉桂、吴茱萸，热则知母、黄柏。而以寒疝为多见，观上例可见一斑。

十一、肩关节周围炎

案 赵某，女，40岁，1973年2月23日初诊。

主症：左肩痛，活动时较明显，不能后展方3日。西医诊断为肩关节周围炎，舌淡红，苔薄白，脉弦。

处方：羌活6g，防风6g，桑枝9g，姜黄9g，赤芍12g，银花藤15g，桂枝6g，川芎4.5g，当归9g。3剂，每日1剂，水煎两次，共取汁400ml，早晚分服。

二诊（2月28日）：左肩疼痛减轻。上方加川乌6g，甘草4.5g。10剂，煎、服法同前。

三诊（3月26日）：左肩痛已基本缓解，并能后展，舌红，脉略弦。用2月23日方，加秦艽12g，服6剂，以巩固疗效。

按：肩关节周围炎，即"肩凝症"，为临床常见症，如不及时治疗，日久能使关节僵直，成为痼疾。发生本病，多因风寒侵袭肩胛，局部气血凝滞，以致肩关节疼痛，舒展不利。本症发病于初春季节，左肩痛方3日，不能后展，当属于肩部外受寒邪，经脉气血凝滞。初诊用药以羌活、防风、桂枝辛散风寒；赤芍、川芎、当归活血化瘀；桑枝、姜黄、忍冬藤活络止痛，方药对症，服3剂肩痛即减轻。二诊原方加川乌、甘草能解关节经脉拘急疼痛，故10剂后肩痛缓解，臂能后展。三诊加秦艽12g，用药有逐步深入，搜除余邪，以求祛疾务尽的意义。

十二、虚劳

案 南某，男，35岁。

营阴不足，虚阳扰灼，以致头晕耳鸣，目眶色青，心悸肉瞤，不能自主，寐则多梦，惊悸不宁，手足出汗，且感凉意。稍涉烦劳，则诸羔毕集，腰腿酸楚，肝肾虚馁，于此可见。拟潜镇滋养法。

处方：生石决明（先煎）15g，生牡蛎（先煎）12g，青龙齿（先煎）12g，酸枣仁12g，柏子仁12g，朱染茯苓神各12g，炒白芍12g，清阿胶（秋石4.5g拌炒珠）6g，炙远志4.5g，粉丹皮6g，黑豆衣9g，广陈皮4.5g，莲子心2.4g，鸡子黄（布包悬煎）1枚，朱染灯芯0.3g。

二诊：服药以来，耳鸣心悸、手足出汗皆已大退，食欲亦旺，诚为可喜。究以水不涵木，虚阳易动，此惊则心悸，烦则汗出，寐则多梦，间或遗泄之所由来也。以拟滋阴潜阳，以希逐渐向愈。

处方：生牡蛎（先煎）12g，生龙骨（先煎）12g，清阿胶（石决明粉6g炒珠）6g，炒白芍12g，大生地9g，柏子仁12g，酸枣仁12g，炙远志4.5g，怀山药12g，粉丹皮6g，天冬12g，莲子心3g，朱染云苓神各12g，朱染灯芯0.3g。

三诊：迩来诸症均退，精神逐渐恢复，但每涉惊烦，尚心悸汗出，寐则多梦，脊髓酸楚，晚餐之后，腹闷不舒，此阴虚阳浮，心肾不交，脾胃消化不强之象，治仍率由章，稍事损益。前方去阿胶、决明、生地、灯芯，加大熟地12g，炒杜仲9g，广皮4.5g，生龙骨12g，金橘饼1枚。

四诊：述称前受惊烦，神经颇感刺激，心悸怔忡，夜寐不甜，食欲稍逊，大便秘结，种种皆由营阴不足，阳浮不潜。据证论治，仍应滋阴潜阳，至于颐养工夫，尤当加诸药饵之先。前方去广皮、山药、杜仲，加炙龟甲12g，盐水炒黄柏4.5g，牡蛎（先煎）12g，龙骨（先煎）12g，清阿胶（石决明粉6g炒珠）6g。

五诊：拟丸方。

处方：潞党参24g，杭白芍18g，青龙骨30g，柏子仁18g，芡实肉30g，京玄参15g，生牡蛎30g15g，猪羊脊髓各30g，云苓神各15g，五味子9g，粉丹皮15g，炙远志9g，炒杜仲15g，怀牛膝18g，生熟地（捣膏）各30g，湖莲肉60g。诸药共研为末，与诸膏汁加炼蜜120g。泛丸空心服9g。

按：虚劳，为中医内科四大证之一，所谓"风劳鼓膈"，虚劳居第二位。气血阴阳虚损，各有偏重。本例乃心、肝、肾三脏均虚，心血虚，心失所养，肝肾亏阴，以致阳亢。故初诊用决明、牡蛎、朱砂潜镇，枣仁、柏仁、白芍、阿胶滋养之后，诸恙均减。循序之渐进，终于以膏代煎收功。

十三、低热

案　于某，女，37岁，1974年7月19日就诊。

病人于4月16日因头痛、鼻塞、喷嚏、咽痛在某医院诊为"上呼吸道感染"，治疗好转，仍有下午身热，持续在37.5℃以上（腋），伴有头痛、胸闷、胸骨后痛、心速（96次/分）。7月13日到附属医院门诊，经放射科胸透、心电图、化验室、脑系科等检查，均未见异常，诊为低热。改来本部门诊。当时病人头重如裹，体沉乏力，下午身热，脘闷少气。舌干燥，苔白腻，脉濡细。辨证属湿邪内蕴，气机郁滞，用宣气化湿法。

处方：杏仁 6g，白蔻 1.2g，橘红 6g，川朴 3g1.5g，苍术 6g，藿香 6g，苏梗 6g，茯苓 9g，木防己 9g，六一散（布包）12g，通草 2.4g。6 剂，水煎 2 次，取汁 300ml，分 2 次服。

二诊（7 月 25 日）：服药后，头重、脘闷减轻，厚腻苔转薄，舌燥转润，此"郁遏较开，清津得以上供"之象。原方去橘红、藿香、木防己、通草，加郁金 6g，苡米 12g，泽泻 9g。5 剂。

三诊（7 月 30 日）：25 日方服 3 剂后，下午体温减至 37.1℃。自感周身较舒适，脘闷少气大减。但舌苔黄腻，脉细数，用祛湿透热法。仍用白蔻、杏仁、橘红、苍术、藿香、冬瓜子、茯苓、六一散、通草，加姜汁炒川朴 4.5g，姜汁炒黄芩 4.5g。5 剂。

四诊（8 月 5 日）：4 日来，体温保持于 36.9℃以下，黄腻苔渐化，嘱 7 月30 日方再服 5 剂。

五诊（8 月 11 日）：9 天来，体温正常，腻苔已净，无不适，停药观察。

按：本案低热的病机，不外叶天士所谓："湿阻气分，郁而为热"；而与张聿青的"时病之后，湿热未清，熏蒸阳明，晡后微热"，吴鞠通的"湿为阴邪，阴邪自旺于阴分，故与阴虚同一午后身热"，更有其相通之处。本案的辨证与治疗，在于以下两点。

（1）"舌干燥"系张聿青所说"气湿郁遏，清津无以上供"之象，倘因午后身热伴舌干燥，误认"阴虚发热""而以柔药润之，湿为胶滞阴邪，再加柔润阴药，二阴相合，同气相求，遂有锢结而不可解之势"。

（2）"脘闷少气"系湿邪"阻塞气机，清阳不司旋运"之象，倘因身发低热伴脘闷少气，误认"气虚发热"，投以甘温益气之品，必致气机愈加郁滞，湿热愈加不能宣化。曹炳章说："湿即气也，气化则湿化，故名之曰湿气。顾名思义，故治法必以化气为主，在上焦则化肺气，在中焦则运脾气，在下焦则化膀胱之气。"本案治疗先后五诊所投之药，有"化肺气"之杏、蔻、橘、郁等，"运脾气"之术、朴、苏、藿等，"化膀胱之气"之苓、己、瓜、苡、六一、通草等；三诊复参入黄芩，乃取黄芩寒能清热，苦能燥湿，而用姜汁炒者，又取辛通泄湿之意。共服药 20 余剂，"低热"即退。

十四、血小板减少性紫癜

案　冯某，女，23 岁，1974 年 6 月 28 日初诊。

主诉：发现皮肤小红点近 2 年，自发性鼻衄、齿衄近半年，在此期间，未做任何检查与治疗。本月 22 日去我校第二附属医院门诊检查：下肢有少许瘀斑，左颈淋巴结可触及，如蚕豆大，但无触痛，心肺正常，腹软，肝脾未扪及。实验室检查：血红蛋白 140g/L，白细胞 6×10^9/L，血小板 50×10^9/L（许汝和法，下同）。当做骨髓穿刺，血液学检查报告：骨髓特征：骨髓增生明显活跃，粒系列各期都有，以杆状为主，红系列以中、晚、幼细胞居多，成熟红细胞无明显改变，巨核 36 只，幼稚型 30%，颗粒型 70%，血小板散在少见。

印象：血小板减少性紫癜。

主症：鼻衄，齿衄，几乎每天发作，下肢有散在性瘀斑，或如蚊迹，或如蝇头。月经错后 1 周 ~1 个月不等，经期 7~10 天，色紫暗而有块，经前烦躁易怒，两乳作胀，经期更甚。心悸气短，懒言疲乏。舌淡，苔薄，脉弦滑略数。

辨证：肝郁化火，血随火溢，为病之本；心脾气虚，不能摄血，为病之标。

治法：补益心脾，养血柔肝。

处方：党参 12g，炙黄芪 9g，焦白术 9g，当归 6g，丹参 15g，阿胶（烊冲）6g，炒川楝子 9g，制香附 9g，炒黄芩 6g，白茅根 15g，藕节炭 15g，大枣 10 枚。3 剂，每日 1 剂，水煎 2 次，共取汁 300ml，早晚 2 次分服。

二诊（7 月 1 日）：服药后，鼻、齿不出血，但皮肤紫癜仍不断出现。心悸，活动后更甚。前方既合效机，毋庸改弦易辙。上方去川楝、香附，加茯神 12g，炒枣仁 12g，煅龙牡各 15g。3 剂，煎、服同前。

三诊（7 月 4 日）：6 天来鼻、齿不出血，皮肤亦未出现新的紫癜，心悸减轻。惟昨起头痛，鼻塞，时嚏，周身酸楚，此属外感风邪，急则治标，用辛凉清上法。

处方：杏仁 6g，桑叶 9g，菊花 9g，连翘 9g，薄荷 6g，荆芥 1.5g，芦根 9g，炒牛蒡 9g，白茅根 15g。3 剂，煎、服同前。

四诊（7 月 7 日）：诸症均减，惟感咽痛。上方加蒲公英 15g，板蓝根 15g，继服 3 剂。

五诊（7月10日）："感冒"已解。10天来鼻、齿不出血，皮肤既无新的紫癜出现，而旧的紫癜亦逐渐消退。末次月经6月6日，目前自感烦躁易怒，两乳作胀。疏肝解郁，理气调经，自属当务之急。

处方：柴胡1.5g，炒白芍9g，橘叶6g，炒川楝12g，制香附12g，苏梗9g，川芎2.4g，煅牡蛎18g，蒲黄6g，五灵脂9g。5剂，煎、服法同前。如月经未见，继续服用。

六诊（7月21日）：上方服10剂。昨日下午月经来潮，色紫暗而有块，少腹痛坠。调经以理气为先。

处方：柴胡1.5g，炒白芍12g，炒川楝12g，制香附12g，木香6g，砂仁1.5g，青陈皮各6g，橘叶9g，怀牛膝9g，蒲黄9g，五灵脂9g，煅牡蛎（先煎）24g，藕节炭9g。5剂，煎、服法同前。

七诊（7月26日）：昨日经净，此次经期较过去短。惟感心胸烦躁，口渴喜饮，舌偏红，脉弦细数，此血去阴伤，虚火升腾之象，用玉女煎加减。

处方：生熟地各12g，砂仁2.4g，生石膏15g，盐水炒牛膝6g，女贞子9g，旱莲草9g，知母6g，花粉9g，芦根15g，白茅根15g，藕节9g，侧柏叶9g，丹参15g，炒黄芩6g。10剂，煎、服法同前。

八诊（8月8日）：病人自6月29日起，未发现鼻衄、齿衄，7月4日起皮肤未发现新的紫癜，目前旧的紫癜已消退净尽。昨日在原医院复查血小板为$138 \times 10^9/L$，乃嘱停药观察。随访半年后，至1975年3月1日到原医院复查血小板为$148 \times 10^9/L$，其余无不适。

按：本案的临床表现主要系出血倾向，倘从中医角度看，无疑属于血证——"衄血"范畴。关于衄血的成因，中医认为属火者居多，如邵新甫说："衄之为患，总由乎火，外为六淫之变化，内因五志之掀腾。"本案无外感六淫见证，故只能考虑"五志掀腾"。病人"经前烦躁易怒，两乳作胀，经前更甚"，这是肝气郁结的主要征象；而"月经错后1周~1个月不等"，亦可从肝气郁结求得解释，即所谓"经水过期不至，血气凝滞"。根据中医理论，"郁则少火而成壮火"，故凡肝气郁结者，久必化火。火性炎上，灼伤阳络，"阳络伤则血外溢，血外溢则衄血"。张聿青说："天下无倒行之水，故人身无逆上之血。水有时而倒行，风激之也；血无端而逆上，火激之也。体无端而有火，木所生也，木何以生火，郁则生火也。"这对解释肝郁化火、火炎失血的整个病理过程，颇为形象、得体。至于病人兼有"心悸气短，懒言疲乏"见证，则属心脾气虚之象。如果结合《内经》中"二阳之病发心脾"而导致"女子不月"和江篁南所谓"脾裹血，心主血。脾失健运，心失主司，故血越出于上窍耳"的论点来看，那么，更应认识到"心脾"功能紊乱，同样可以导致女子月经不调和衄血。

基于以上讨论，本案之所以发生出血倾向，实质由"肝"与"心脾"功能失常造成。所以本案初诊时，既用了归、胶、楝、附以养血柔肝，又用了参、芪、术、枣、丹参以补益心脾。其余如黄芩、茅根、藕节等药，则专为清热凉血、止血而设。但这里用的香附，还有另一种含义。因为"凡久衄便加气药（如木香、黑香附之属），所以引血归经耳"。二诊因"心悸活动后加甚"，故于原方中撤去气药（如楝、附），并加入养心、重镇安神之品。病人经两次诊治后，"鼻、齿不出血，皮肤亦未出现新的紫癜"，说明上述诊断及处理，还是恰中病机的。三、四诊改用辛凉清上法，乃因病人感受了风邪，不得不急则治标。五诊处于经前期，六诊处于行经期，故均主以疏肝解郁、理气调经之剂。《证治歌诀》说："因（先）经（不调而后）致病，调经而病斯安。"《张氏医通》说："室女妇人诸病，以调经为要。"综合以上引文结合病人素属肝气郁结，则此阶段的治疗法则，显得更为重要，不容忽视。至于七诊用玉女煎加减，一则滋阴生津，一则降火清热，乃因病人经后"血去阴伤"，有"虚火升腾"的表现。

总之，尽管本案经西医确诊为血小板减少性紫癜，但根据中医理论辨证论治，除三、四诊针对"外感"，七诊针对"虚火"外，其余诸次诊治，则在脏腑辨证上，紧紧抓一个"肝"字（当然，一、二诊还兼顾到"心脾"），在治疗立法上，步步不离"调经"二字，前后共服药30余剂，不仅衄血终止，皮肤紫癜消失，而血小板亦于短期内上升到正常值。并随访半年，未见再发。由此不难看出，用中医药治疗西医诊断的疾病，仍应遵循辨证论治原则，药随证变，有是证，用是药。只要辨证施治准确无误，往往有不可思议之效，本案就是一个明证。

十五、腿游风

案 田某，女，43岁，1976年8月14日初诊。

病人于 5 年前出现下肢浮肿，多次尿检正常，并做心、肝、肾等检查亦无异常发现。1975 年 5 月，突然寒战高热，右小腿前面大片皮肤红赤，焮热疼痛，曾经中医及西医抗菌、利尿等治疗无效而前来就诊。诊时见右侧小腿前面皮肤紫红，面积约 20cm×11cm，边界清楚，局部皮温高于健侧，右膝以下浮肿明显，左膝以下微肿，身微热，以下午为甚，平素食欲较差，大便溏薄，舌苔黄腻，脉弦细。诊为腿游风，证属湿热留恋，用清热化湿法。

处方：苍白术各 6g，盐水炒黄柏 6g，川牛膝 12g，苡仁 12g，草薢 12g，泽泻 9g，车前子（包）15g，银花藤 30g。12 剂，每日 1 剂，水煎，2 次分服。双氢克尿噻片由原 150mg/d 减至 50mg/d。

二诊（8 月 26 日）：服药后小便增多，浮肿明显消退，上方加紫草 9g，红花 9g。每日 1 剂，嘱停服双氢克尿噻片。

三诊（9 月 27 日）：上药服 30 剂，黄腻苔已化净，下午体温 36.7℃，患部皮温正常，浮肿基本消退，皮肤颜色仍显紫红，但较前为淡，湿热已有退象。此时必须健运脾阳。守前方加炮姜炭 4.5g，党参 9g，白术加至 9g，炙甘草 3g。每日 1 剂，嘱服 20 剂。病人服上方 5 剂后，大便成形，食欲好转。服 20 剂后，患部浮肿全消，颜色较前为淡，上方再服 20 剂，以巩固疗效。随访 1 年余，患部皮肤颜色已基本正常，腿游风未再发作。

按：本病的成因，大多由"火毒"引起。如火毒兼风，因风性上行，病多发于头面；如火毒挟湿，因湿性趋下，病多发于下肢。湿为阴邪，腻滞难化，故易于反复发作。本案为多年浮肿，伴食少便溏，乃属脾虚湿盛。湿邪郁久化热，湿滞下肢，故发生"腿游风"病象。采取化湿与清热并重的方法，用四妙丸和草薢化毒汤加减，用苍术、草薢、车前、泽泻以运脾燥湿；白术、茯苓、苡仁以健脾利湿；银花藤清热通络；黄柏寒能清热，苦能燥湿，盐水炒后更能深入下焦，清热除湿。二诊加用紫草、红花以活血通络，促进血液循环，有利于浮肿的消退。三诊加入党参、炮姜、甘草，配合理中汤以健运脾阳。脾健湿化，毒邪无所长，故病得痊愈。

十六、经前、经期鼻衄

案 李某，女，18 岁，1974 年 9 月 17 日初诊。

主症：鼻衄 3 年余，经期或经前期、春秋时为甚。刷牙时齿龈出血，无红肿，二便自调，饮食可，月经规律，血小板 120×10^9/L，舌偏红，苔薄，脉弦细。

处方：旱莲草 9g，女贞子 9g，牛膝 9g，炒黄芩 4.5g，侧柏叶 9g，丹皮 6g，丹参 6g，藕节炭 9g，小蓟炭 6g，桑皮 9g。10 剂，每日 1 剂，水煎两次，共取汁 400ml，早晚分服。

二诊（10 月 3 日）：病人 8 月 28 日鼻衄，程度较过去为轻。目前到经前期，以调经为要。

处方：炒川楝 9g，制香附 9g，青陈皮各 6g，生熟地各 9g，丹参 9g，茺蔚子 9g，川芎 2.4g，煅牡蛎 15g，藕节炭 9g，怀牛膝 9g，五灵脂 9g。3 剂，煎、服法同前。

三诊（10 月 8 日）：10 月 6 日经潮现仍未净，量比过去多。10 月 5 日鼻衄。证属肝气逆乱，以致血行失常，故走清道而致鼻衄，疏肝调经为主。

处方：川楝子 12g，香附 12g，青陈皮各 6g，怀牛膝 9g，茺蔚子 9g，生熟地各 9g，煅牡蛎 18g，藕节炭 9g，丹参 9g，蒲黄炭 9g，白蒺藜 9g，合欢花 9g。3 剂，煎、服法同前。

四诊（10 月 15 日）：10 月 9 日未服药，鼻衄，但血量甚少，余如常，当滋阴清热。

处方：合欢花 6g，川楝子 9g，香附 12g，当归 6g，丹参 9g，生熟地各 9g，白芍 12g，旱莲草 9g，女贞子 9g，牛膝 9g，炒黄芩 6g，焦栀 4.5g，藕节炭 9g，白茅根 15g。4 剂，煎、服法同前。

五诊（10 月 19 日）：昨今鼻衄，脉细数，舌红，用玉女煎法。

处方：生石膏 24g，牛膝 9g，生地 12g，玄参 12g，丹皮参各 9g，白薇 9g，桑皮 9g，炒黄芩 6g，焦栀子 4.5g，白茅根 15g，旱莲草 9g，藕节炭 9g，炮姜炭 0.9g。6 剂，煎、服法同前。

六诊（10 月 26 日）：1 周来未鼻衄，口干，继续用前法。

处方：上方去白茅根、藕节炭、桑皮，加花粉 9g，知母 9g，女贞子 9g。4 剂，煎、服法同前。

七诊（11 月 2 日）：半个月来未有鼻衄，上月 6 日经潮，目前凉血调经为妥。

处方：丹参 12g，茺蔚子 9g，牛膝 12g，白薇 9g，当归 6g，炒白芍 6g，川楝子 12g，香附 12g，青陈皮各 6g，合欢花 9g，炮姜炭 2.4g。4 剂，煎、服法同前。

八诊（11 月 7 日）：昨日经行，仍予以凉血调经之法。

处方：白薇 9g，丹参 12g，炒川楝子 9g，制香附 9g，蒲黄 6g，五灵脂 6g，木香 4.5g，青陈皮各 6g，炒白芍 9g，佛手 6g，茺蔚子 9g。3 剂，煎、服法同前。

九诊（11 月 13 日）：本月 6 日经行两日而净，量较少；刻下用养血调气之法，以期月经量增多，而继续巩固鼻衄。

处方：当归 6g，炒白芍 9g，丹参 12g，生熟地各 9g，川芎 3g，川楝子 12g，香附 12g，青陈皮各 6g，牛膝 9g，玫瑰花 6g，旱莲草 9g，藕节 9g。6 剂，煎、服法同前。

十诊（11 月 30 日）：40 日来未再鼻衄，舌偏红。

处方：柴胡 3g，丹参 15g，生熟地各 12g，牛膝 12g，炒白芍 12g，川芎 3g，当归 6g，旱莲草 12g，女贞子 12g，玫瑰花 6g，炒川楝子 9g，炒黄芩 4.5g，茺蔚子 9g。4 剂，煎服法同前。

十一诊（12 月 6 日）：本月 3 日经行，5 日经净，量较上月为多（昨日牙出血少量）。

处方：丹参 15g，生熟地各 6g，炒白芍 12g，牛膝 12g，川芎 2.4g，当归 6g，旱莲草 12g，女贞子 12g，炒黄芩 4.5g，茺蔚子 9g，红花 6g，白茅根 12g。3 剂，煎、服法同前。

十二诊（12 月 27 日）：自 10 月 19 日鼻衄后，迄今两月余未见鼻衄，继续巩固疗效。

处方：丹参 15g，旱莲草 12g，白茅根 15g，茺蔚子 9g，女贞子 9g，当归 6g，川芎 2.4g，炒白芍 12g，生熟地各 9g，玫瑰花 6g，佛手 6g。7 剂，煎、服法同前。

按：经期或经前鼻衄，前人称为"倒经"或"逆经"。这种证候，多与气或火有关。《景岳全书》说："血动之由，唯火与气耳"。《血证论》说："血之归宿，在于血海，冲为血海，其脉丽于阳明，未有冲气不逆上而血上逆者也。"本例就其病情而论，肝肾阴血不足是其本，肝经气火有余是其标，治法当标本兼顾。故初诊用女贞、旱莲、牛膝之外，又用黄芩、丹皮、桑皮；但在鼻衄之际，止血药在所必用，故配以侧柏、小蓟炭、藕节炭之类。在经期，理气药尤不可少，气顺则血降。因此二、三、四诊均以川楝子、香附、青陈皮、合欢花为主药。若阴虚、火热不降，当加重降火，所以五、六诊在用牛膝、生地、旱莲草的同时，选用生石膏、知母，但寒凉太过，亦非所宜，仍佐以炮姜炭。六诊以后，鼻衄得控制，则以丹参、归、芍药、茺蔚子、怀牛膝、生熟地、女贞子、旱莲草为主，以养阴血之本。其中牛膝一味，为治倒经之要药，故方中自始至终均用之。

一年之计在于春，形势喜人
且逼人。纵伴药炉二年半，也
将奋笔写征程。

百花争艳满园春，科技
花开举世惊。倘假我年加
我志，浮春庶可照丹心。

陈伯英
七八年春节

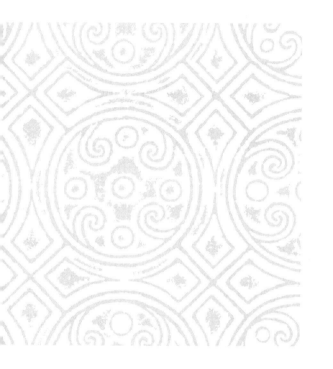

第三篇

医论医话

第六章 医理探讨

第一节 关于理、法、方、药的认识

理、法、方、药是中医学临床时必须掌握的一环，可以说理、法、方、药是辨证论治的同义语。

一、理

就是讲道理，讲辨证之理。包括生理、病理、诊断、治疗等医学道理。例如：某病人恶寒发热：外邪犯表，邪正交争。头痛身痛：外邪上犯清窍则头痛，侵犯体表则身痛。舌苔薄白、脉浮：主邪在表。若是风寒之邪所致，则脉应浮紧，恶寒重、发热轻；若是风热之邪所致，则应舌尖红，脉浮数，发热重，恶寒轻。上例病例可辨证为风邪犯肺。因肺主皮毛之故。

二、法

就是立法，即制定治疗之法。如属于风邪犯肺者，则立法是疏风宣肺；如属于风热犯肺者，则立法应为辛凉解表。

三、方

就是选方。如属于风热犯肺者，用辛凉解表方剂，可选用银翘散或桑菊饮加减。

四、药

就是议药。如银花、连翘、牛蒡子、薄荷疏风清热。桔梗开肺（宣通肺气）。豆豉较温可去之。竹叶清心热，可去之。芦根清热生津，且生津而不恋邪。荆芥虽然辛温，但与银翘配合可监制其辛温之性，共奏疏散风热之功。但因病人有头痛，可用桑叶、菊花，尤其是菊花，除疏风散热外，兼有治头痛作用。另加杏仁配合桔梗，加强宣肺作用。

案 王某，男，38岁，某厂工人。

腰酸痛（腰为肾府），头目眩晕，耳鸣耳聋（肾主骨生髓，脑髓不足），五心烦热（阴虚生内热），舌燥咽干，舌红苔少（虚火上炎），脉细数（阴虚有热）。

辨证：肾阴虚。

立法：滋阴补肾。

选方：六味地黄丸。

议药：六味地黄丸是补肾阴的代表方剂，又称通补三阴（足少阴肾、足厥阴肝、足太阴脾）。本方补中有泻，寓泻于补。例如：熟地补肾阴，泽泻可泻肾；山萸肉补肝阴，丹皮可凉肝；山药补脾阴，茯苓可胜湿运脾。这就是所谓的三补三泻。

按：本病例诊为肾阴虚，兼有内热现象，泽泻有泻肾可去之。本病例的五心烦热，由阴虚所致，补阴即可退热，无需丹皮凉血，丹皮可去之。如病人头晕较重，血压偏高，兼有肝阳上亢者，山萸肉较显酸温，改用生白芍最好，此意见来源于叶天士的《临证指南》；而且山萸肉有涩精作用，如内有湿热，小便不利者，山萸肉不能用。

第二节　关于"膀胱藏津液"的初步探讨

《黄帝内经》曰："膀胱者，州都之官，津液藏焉（下称"膀胱藏津液"），气化则能出矣。"粗读之下，似乎说膀胱是一个储藏津液的器官，通过气化作用，即能排出津液云云。但是津液究竟是什么？是不是藏于膀胱？而由膀胱排出的是不是津液？《内经》中的立论动机又是为什么？这一系列的问题，似有探讨之必要。笔者本着敢想敢说的精神，大胆地"鸣"出来，向海内同道"抛砖引玉"！

先来谈谈《内经》中关于津液的认识问题。《灵枢·决气》篇："腠理发泄，汗出溱溱，是谓津；谷入气满，淖泽注于骨，骨属屈伸，泄泽，补益脑髓，皮肤润泽，是谓液。"说明了津液的来源，由于水谷，"津"可以外行体表及腠理，起着滋养润滑的作用；"液"可以内行脏腑及骨属，起着补益润泽等作用。《灵枢·五癃津液》篇："水谷入于口，输于肠胃，其液别为五：天寒、衣薄，则为溺与气；天热、衣厚则为汗；悲哀、气并则为泣；中热、胃缓则为唾；邪气内逆，则气为之闭塞而不行，不行则为水胀。"说明了"为溺与气""为汗""为泣""为唾""为水胀"，都由于津液的转化所致，这是津液五种出路的问题，亦即是"津液各走其道"的问题。总起来说，津液的概念，是人体以内的一种流质，分布于人体的内内外外，而是人体以内不可或缺的一种营养物质。那么，津液之为物，又怎专归膀胱所藏呢？

西医学认为："尿一滴一滴流入膀胱，膀胱通尿道处及尿道中有内外两种括约肌。内括约肌为平滑肌所构成，具有紧张性，除小便时外，并不宽息。故尿由输尿管入膀胱后不能立刻逃脱而入尿道，积聚其中至一定程度后，膀胱之压力始增加而兴奋其壁之感官，因而唤起'欲小便'感觉"（见蔡翘《人类生理学·下册》，1951年8月）。显而易见，膀胱是一个储藏尿液的器官，具有排尿的功能，难道《内经》作者就茫然无知吗？答曰：不，决不。《素问·刺禁论》："刺少腹，中膀胱，溺出，令人少腹满。"《素问·经脉别论》："饮入于胃，游溢精气，上输于脾，脾气散精，上归于肺，通调水道，下输膀胱。"前者说明膀胱贮存小便，位置在少腹；后者说明小便的来源是饮入之水液，经过充养全体之后，由水道（此处指三焦）下输至膀胱，亦已标明膀胱是储藏小便的一个器官。又如《素问·宣明五气篇》："膀胱不利为癃，不约为遗溺。""癃"是小便不通，"遗溺"是小便失禁，"不利"含有拘挛之意，"不约"含有弛缓之意。联系起来讲，意味着膀胱某部功能的拘挛，就要形成小便不通，膀胱某部功能的弛缓，就要形成小便失禁，这虽对膀胱本腑之为病，进行了归纳，不外上述两端，但亦足以说明膀胱是一个藏尿、排尿的器官而有余。综上所言，《内经》中对于膀胱的认识，业已明白清楚，为什么又认为"膀胱藏津液"呢？我们已经知道，尿液属于必须排出的废物，津液属于人体以内不可或缺的一种营养物质，这是两个截然不同的东西，难道《内经》作者就混为一谈吗？答曰：不，决不。原来"膀胱藏津液"云云，另有道理存在，它比"癃"和"遗溺"的道理，还要高深得多！

　　谁都知道，古人思想纯朴，而所有的知识和理论，不仅来源于实践，抑且检验于实践。古人在临床实践中，往往碰到一些剧烈吐泻或者汗下太过的病例，这些病例，由于津液损耗太多，势必会出现小便不利的现象，其中病理机转，尽管相当复杂，但总的起码认识，津液与小便有一定关系，这是很自然的。同时，古代知识经验的流传，大都依靠"口耳相传，识识相因"。后来，虽有文字，但由于竹简、木简和手抄等条件的限制，不得不将某些有关问题尽量浓缩，编成具有原则性的简单词句，俾便于背诵和流传。象因津液损耗太多而致小便不利的病例（包括病理、生理以及诊断、治疗等问题），也就简单扼要地浓缩为十多个字，而归属于膀胱的范畴，这也是很自然的。

　　张仲景早就告诉我们："大下之后，复发汗，小便不利者，亡津液故也。勿治之，得小便利，必自愈。"（见《伤寒论》59 条）。不难看出，本条的中心环节，就是亡津液。亡津液之所以形成，是由于大下复发汗；亡津液之具体表现，是小便不利；亡津液之向愈标准，是得小便利。换言之，小便何以不利？由于亡津液，得小便利何以必自愈？由于津液来复（即"气化则能出矣"）。凭小便之利与不利，可以判定津液之亡与不亡（诊断）；凭小便之利于不利，可以判定津液之复于不复（预后）；亡津液虽是本条之中心环节，而小便不利，实为中心环节中之中心环节。因为离开小便二字，是无从讨论津液存亡的问题的，则津液与小便有一定的连属关系，固属毋庸置疑。而且巢元方《诸病源候论》又说："津液之余者，入胞则为小便。"不正也说明津液与小便的关系吗？那么，称作"膀胱藏津液"，又有什么不可以呢？

　　必须说明，小便不利，并不仅仅由于亡津液。即以前面所引《内经》"饮入于胃……"一节原文言之，可以推知小便不利的原因，除膀胱本腑外，还与肺、脾有一定的关系，试从陈来章关于"五苓散"的方解来看，即可明白清楚。他说："治秘（按即小便不利）之道有三：一曰肺燥不能化气，故用二苓泽泻之甘淡以泄肺而降气；一曰脾湿不能升清，故用白术之苦温以燥脾而升清；一曰膀胱无阳不能化气，故用肉桂之辛热以温膀胱而化阴，使水道通利。"自然，小便不利的原因，还不仅仅乎陈氏所言，惟因不能涉及本文讨论的范畴，所以只好"割爱"。

　　也必须指出，"膀胱藏津液"的"藏"字，不应该看得太死。《中华大字典》关于"藏"字的第 4 个解释说："潜也。吕览图道：'衰乃杀，杀乃藏。'"就此可知，"藏"含有潜伏之意，而更应注意的是某种事物处于"衰杀"情况之下的一个形容词。"膀胱藏津液"的"藏"字，似乎可以从这个方面去理解。也就是说，当你面临某些因亡津液而致小便不利的病例的时候，应该注意顾全津液，切忌草率从事，妄投"分利"之品。汪认菴《医方集解》云："若汗下后，内亡津液，而便不利者，不可用五苓，恐重亡津液而益亏其阴也。"这表明了一个什么问题？那么，张仲景所谓"勿治之"，固已指出了"得小便利，必自愈"，而他的弦外之音，言外之意，何尝不是如此！推之《内经》，关于"膀胱藏津液"的立论动机，又何尝不是如此！但是，也应该知道，如果津液久不来复，而小便仍然不利，甚至出现其他症状，治以"生津液"之品，自属当务之急，未为不可。读经典医学，应从无字处下功夫，神而明之，存乎其人，固不必胶柱鼓瑟，死于"勿治之"之句下，这是我们最最值得注意的问题。

此外，从"气化则能出矣"一句来看，也可以探索出一些问题。其实所谓"气"，就是物质，所谓"化"，就是变化，"气化"就是物质变化的过程（见张岱年《中国唯物主义思想简史》，1957年3月）。它意味着一种物质转变为多种物质，或多种物质转变为一种物质（量变），这种物质转变为那种物质，或那种物质转变为这种物质（质变），这个"由量变到质变"的转化过程，就是气化过程。整个人一生的生理活动和生命活动，都依赖于这个气化过程。单以膀胱为例，必须在气化作用正常的情况下，才能排出小便，反之，气化作用不正常，就不能排出小便。马元台说："必得气海之气施化，则溲便溺注，气海之气不及，则隐闭不通，故曰气化则能出矣。"马氏对膀胱需要气化的问题，说得明明白白，了无遗蕴。在这里，更可以联想到：经文之所以不说"气化出矣"，而加上"则能"二字，说成"气化则能出矣"，可见"则能"二字，尚有余音袅袅、耐人寻味之意。

问题很清楚，"膀胱藏津液"的精神实质，它不是专指生理功能的问题，而是联系到病理、生理、诊断、治疗等一系列的问题，是古人指示后人津液与小便有一定的连属关系的问题，是古人告诫后人不要见了因亡津液而致小便不利的病例，就贸然使用分利药品的问题。张仲景在《内经》"膀胱藏津液"的理论指导之下，不仅检验了《内经》的理论，亦且充实了《内经》的理论，这是张仲景"钻进去"而又"拿出来"的结果，是我们每一个中医工作者应该学习的榜样。毛主席说"我们看事情必须看它的实质，而把它的现象，只看做入门的向导，一进了门就要抓住它的实质，这才是可靠的科学分析方法。"（见《毛泽东选集》第 1 卷）我们应该永远记住这段名言。

第三节 关于"重阴必阳，重阳必阴"的初步探讨

关于"重阴必阳，重阳必阴"的文字，在《内经》里凡两见。为了便于讨论，现在把它写在下面。

《灵枢·论疾诊尺》篇曰："四时之变，寒暑之胜，重阴必阳，重阳必阴，故阴主寒，阳主热，故曰寒甚则热，热甚则寒，此阴阳之变也。故曰：冬伤于寒，春生瘅热；春伤于风，夏生飧泄，肠澼；夏伤于暑，秋生痎疟；秋伤于湿，冬生咳嗽，是谓四时之序也。"《素问·阴阳应象大论》曰："喜怒不节，寒暑过度，生乃不固，故重阴必阳，重阳必阴。故曰：冬伤于寒，春必病温；春伤于风，夏生飧泄；夏伤于暑，秋必痎疟；秋伤于湿，冬生咳嗽。"

"重阴必阳"与"重阳必阴"的记载，虽然见于上述两处，但总的含义却是一致的。总的含义是什么？用张隐庵的一段话作为说明，他说："秋冬、时之阴也，寒湿、气之阴也，冬伤寒，秋伤湿，谓之重阴，冬伤寒而春必温，秋伤湿而冬咳嗽，乃重阴而变为阳病也；春夏、时之阳也，风暑、气之阳也，春伤风，夏伤暑，谓之重阳，春伤风而夏生飧泄，夏伤暑而秋病痎疟，乃重阳而变为阴病也。"张氏的这段话，不愧为《内经》一个很好的注脚。因而《内经》原意应该作如是观。至于"四时之变，寒暑之胜"云云，固然可以理解为"重阴必阳，重阳必阴"。但是，这是自然现象的问题，这是《内经》作者运用自然现象来作为下文取象的问题，切不能抓住这一环而淹没其原意。因为在整部《内经》中，像这样"借天喻人"的精神，已然是司空见惯的事了。

但是后世医家对于"重阴必阳、重阳必阴"的问题，具体到临床运用上，却产生了另一种新的含义。即：拿真寒假热来理解"重阴必阳"的问题，真热假寒来理解"重阳必阴"的问题，如张景岳说："盖阴极反能躁热，乃内寒而外热，即真寒假热也；阳极反能寒厥，乃内热而外寒，即真热假寒也。"这就是一个非常明显的例证。当然，这样的认识，固不仅张氏一人，而且已经沿用不替，直到而今。但是笔者认为，就某种意义上来说，这固然有它一定的进

步，不过，既然撇开《内经》原意来谈"重阴必阳，重阳必阴"的问题，仅仅用真假寒热进行理解，无疑是不全面的。

大家都知道，阴阳的基本精神，既是相互对立，又是相互关联，同时也是相互转化的。原则来说，阴阳是符合"矛盾"这一法则的。因此，应该认为《内经》所说的"重阴必阳，重阳必阴"，可以作为阴阳互相转化的理论根据。也就是说，"重阴必阳，重阳必阴"的问题，是说"阴"的极度偏胜会转变为"阳"，"阳"的极度偏胜会转变为"阴"的一个问题，是一个真正质变的问题。那么，所谓真寒假热、真热假寒，仅仅是说寒到极点出现热的假象，热到极点出现寒的假象，其原来的真寒或真热，却不曾因为外现的假热、假寒而有丝毫的改变，也就是说是一个质不变的问题。所以笔者认为，关于真寒假热、真热假寒的问题，实质上是一个阴极似阳、阳极似阴的问题，是一个寒极似热、热极似寒的问题，严格地讲，是不能与"重阴必阳、重阳必阴"来等量齐观，同时而语的。

当然，用"重阴必阳、重阳必阴"来概括真寒假热、真热假寒的问题，这是整个中医界皆知的既成事实，不可能一下子就扭转过来，笔者也不希望这样做。但是，具体到这个问题来讲，至少也应该认为是包含真象和假象两个方面，即质变、质不变两个方面。如果仅仅抓住质不变的假象，无视质变的真象，自然不能说是从全面来看问题的。问题很清楚，质变的真象，临床较为少见，因而也就为历代医家所忽视了；另一方面是表面现象变，本质也变，这就随证施治，不必大书特书，因而这项记载遂付缺如，如此而已，岂有他哉。

必须说明，我们既然承认"重阴必阳"与"重阳必阴"是一个质变的问题，那就也应该承认它必须有一个量变的过程。因为量变就是质变的准备，质变是量变的中断，一切事物的运动发展，都必须遵守这个规律而运动发展。那么，怎样来理解这个问题呢？请用《素问·金匮真言论》的一段话来说明之。它说："平旦至日中，天之阳，阳中之阳也；日中至黄昏，天之阳，阳中之阴也；合夜至鸡鸣，天之阴，阴中之阴也；鸡鸣至平旦，天之阴，阴中之阳也。"这段话的意思是说，上午阳光愈来愈强，所以称为"阳中之阳"，下午阳光渐弱，所以称为"阳中之阴"，天黑到夜半越来越阴暗，所以称为"阴中之阴"，夜半到黎明光线逐渐增强，所以称为"阴中之阳"。因此，我们就可以这样来认为它：以昼夜来分阴阳，固然是白昼为阳，夜间为阴，但在白昼的下午，虽然属阳，可是阴的因素已在逐渐增长（所谓"阳中之阴"），这就是量变的阶段，及到转入黑夜的时候，就意味着是一个质变了；同样，在夜间的下半夜，虽然属阴，可是阳的因素也在逐渐增长（所谓"阴中之阳"），这就是一个量变的阶段，及到转入白昼的时候，就意味着是一个质变了。假使拿上午、下午、上半夜、下半夜来类推春夏秋冬的四个季度，同样也可以知道四时的演变，也是一个"量变到质变"的演变过程。这里就不再另作说明了。

也许有人要问，用昼夜、四时的演变来说明"重阴必阳、重阳必阴"的"量变到质变"，已如上述，那么，在临床实践上，有没有"重阴必阳、重阳必阴"真正质变的病例呢？当然有，现举数例如下。

温病壮热达到一定程度的时候（重阳），体内的阴液由于高热煎灼，不足以维持和供给"阳"的非常需要，"油少火焰低"，先亡阴继之以亡阳，终于会导致肢冷脉伏的寒象转归（阴象——量变到质变）；寒霍乱上吐下泻，澄澈清冷，脉沉肢厥达到一定程度的时候（重阴），往往可见吐泻停止，小水不通，继而出现全身高热，心烦口渴的热象转归（阳象——量变到质变）。我们从治疗上来看，温病转为阴证时，则宜回阳救急；寒霍乱转为阳证时，则宜清瘟败毒散之类，这完全符合毛主席所说："不同质的矛盾，只有用不同质的方法才能解决。"据此，我们不能不承认它是本质的真的转变，而不是假象。

再以伤寒为例，凡阳证热极过汗的，也有亡阳、恶寒厥逆等虚寒证的发生；三阴证，也可能出现恶风、发热汗出等属阳的证候。这正如尤在泾《伤寒贯珠集》所说："直中之寒，久亦化热；传经之热，久必生寒。"

又如，用阴阳来归属兴奋和抑制，则兴奋为阳，抑制为阴。情志不舒、性格沉默（抑制）之人，久而久之，可以酿成癫狂兴奋的病候；饮酒之人，少量则兴奋，过量则抑制。前者之由抑制到兴奋，可以理解为"重阴必阳"；后者之由兴奋到抑制，可以理解为"重阳必阴"。当然，在兴奋与抑制的转变过程之前，无疑是有一个量变过程的。

这里得强调说明一下，病候的"重阴必阳"和"重阳必阴"，并不等于每个阴病都会转成阳病或每个阳病都会转成阴病。其所以造成转变，一定要具备着转变的条件。条件是什么？除病邪性质外，主要以正气的旺盛与否为其转变的转折点；其余如脏器的特性等等，也都与此有关。这就是说，在阴病过程中，如果正气一蹶不振，将会"阴"到底而不会回"阳"；在阳病的过程中，如果正气照常支持，将会"阳"到底而不会转"阴"。反之，则阴病或阳病将会向各自相反的方面发展。

总之，关于"重阴必阳、重阳必阴"的问题，既有假象的质不变，也有真象的质变。就质变而言，又必须有一个量变的过程，这是笔者撰写本文的主导思想。因为只有这样，才能符合阴阳的"矛盾"法则。由于笔者辩证唯物主义的哲学水平有限，对问题钻得不够深透，故缺点与错误在所难免，敬希同志们不吝教言，以求真谛。

第四节　关于反治法的初步探讨

中医的治法，是广大劳动人民千百年来与疾病作斗争的经验积累。它在中医的整个理论系统中，占有非常重要的位置，是每一个临床工作者必须掌握与运用的有力武器。由于疾病的发展，既有其一般规律，也有其特殊情况，所以中医的治法，也就相应的有所变化；但总的来说，则不外乎正治法与反治法。正治法为一般常病（指一般疾病）而设，掌握与运用较易；反治法为某些变病（指特殊疾病）而设，掌握与运用较难。笔者现就反治法作一初步探讨，希望同志们指正。

一、反治法的基本概念

反治法，一名从治法。所谓从治，原则地说，即顺从症象而治之意；具体地说，即采用药物性能与疾病表象相同的一种治法。不过，须要着重指出的是，所谓从治法，从表面上看，好似顺从症象而治，但究其实质，仍然是本着"治病必求其本"的原则，针对病机，从解决病源着眼的一种治法。这是在理解反治法基本概念时所不容忽视的一个重要问题。

二、反治法的运用要点

在什么情况下运用反治法呢？要明确这一问题，首先必须明确反治法是一种"变法"（正治法是"常法"），是某些病证不适于正治法时所采用的一种方法。因此，就运用场合来说，反治法不若正治法之为多，就运用效能来说，反治法堪补正治法之不足。但在具体运用上，大致不外以下三点。

1. 病情较重

病情较重，是针对正治法的病情较轻而言。《内经》说："甚者从之。"指出病情严重的疾患可以运用反治法。

2. 症象复杂

症象复杂，是针对正治法的症象单纯而言。可以设想，即使病情并不那么严重，然而症象却是相当复杂的疾患，仍然可以运用反治法。

3. 表里不一

表里不一，是针对正治法的表里一致而言。说的明显些，就是疾病本质与外在表象不相一致，或者说是出现假象的时候，可以运用反治法。

上述三点，是运用反治法的必要条件。但在运用时，固不必三者兼备，而是三者见其一，就可以运用。总之，反治法的运用要点，实质上是以某些特殊的疾病为准则。反治法之所以称为"变法"，也正是因为这个缘故。

三、反治法的具体内容

反治法有哪些具体内容？按其运用目的来说，大概分为以下三类。

（一）治从实质

治从实质，系指所用的药物性能与疾病的性质相同，例如疾病的本质属热，仍用热药治疗。这一类型，在反治法中的比重不大，堪称绝无仅有。试举例说明之。如《中医杂志》1962 年第六期载："徐某某，男，31 岁，干部。病人于 1960 年 1 月 10 日来我院门诊，初起寒热时作时休，洒淅恶寒，尤以背部为甚，头昏神疲，脘腹胀满，食后辄重，小便黄赤。初曾以小柴胡汤加减，和解少阳枢机无效。六七日来发热不除，诸羔如前，昨日腑行用力，即感头晕气短，汗出淋漓，四肢不温而昏仆圊所，须叟自醒。现倦卧床上，神情欠佳，语言低弱，体温 39.8℃，舌淡质胖，两边有齿痕，脉虚细，右侧尤甚，参伍脉证，乃属脾阳下陷，虚阳外越之候，治疗以养胃扶土为主而兼益命火。处方：潞党参 9g，绵黄芪 15g，白术 9g，云茯苓 12g，陈皮 1.5g，怀山药 15g，甘草 3g，红枣 5 枚，桂枝 2.4g。服 1 剂后，诸羔悉减，体温降至 37.9℃，3 剂热平，10 剂痊愈"。这是"甘温除热"的一个病例。"甘温除热"法就是运用甘温药物治疗发热而属于阳虚，中气下陷，元阳不振，先后天阴阳水火升降失调，以致阳损及阴，阴虚而生热者的一种反治法。由于病本在阳，故本法用甘温之品补阳配阴以治其本，阳生则阴长，阴长则其虚热便自消退。至于外感热证，切切不能施用此法，否则有添薪助燃之弊。

（二）治从表象

治从表象，系指所用的药物性能与疾病的表象相同。这一方法，在反治法中用的比较普遍，大致有如下 4 种形式。

1. 热因热用

用温热药治疗外现热象的病变，谓之热因热用。温热药本有祛寒之功，寒证应用热药，所谓"寒者热之"。如热证而用热药，非"火上加油"而何？殊不知热象之出现，有由于热证者，亦有由于寒证者。前者为病变过程中的一般情况，而后者则为病变过程中的特殊情况。因为寒证而出现热象，其热象之所以形成，实因"寒极"，即所谓"水极似火"或"阴极似阳"。寒为真寒，热为假热。治疗上应以真寒为依归，而不应为假热所迷惑。《伤寒论》第 371 条载："少阴病下利清谷，里寒外热，手足厥逆，脉微欲绝，身反不恶寒，其人面色赤……通脉四逆汤主之。"条文中的脉证，为真寒假热的脉证。故用通脉四逆汤以治其真寒，真寒退则假热自然消退。这就是热因热用的鲜明例证。

2. 寒因寒用

用寒凉药治疗外现寒象的病变，谓之寒因寒用。寒凉药本具清热之能，所谓"热者寒之"。如寒证而用寒药，非"雪上添霜"而何？殊不知寒象之出现，有由于寒证者，亦有由于热证者。同样，前者为病变过程中的一般情况，而后者则为病变过程中的特殊情况。因为热证而出现寒象，其寒象之所以形成，实因"热极"，即所谓"火极似水"或"阳极似阴"。热为真热，寒为假寒。在治疗上无疑要以真热为矢的，而不应为假寒所惑乱。《伤寒论》第 350 条载："伤寒脉滑而厥者，里有热，白虎汤主之。"条文中的脉证，即真热假寒的脉证，故用白虎汤治其真热，真热去则假寒自然消退。这就是寒因寒用的典型例子。

3. 塞因塞用

用补益法治疗外现胀满的病变，谓之塞因塞用。补益法本为虚证而设，所谓"虚者补之"。那么，为何胀满证还用补益法呢？因为胀满之形成，有由于实物壅滞者，亦有由于功能衰减者。前者为实，如阳明腑证，肠有燥矢之胀满，治疗上应该予以苦寒攻下；后者为虚，如脾阳不运食减便溏之胀满，治疗上则应予以甘温补益。假使脾阳不运之胀满，误投苦寒攻下，则胀满不但不能遞减，相反地将因苦寒药重损脾胃之阳而益甚。试观张仲景用厚朴生姜半夏甘草人参汤之治汗后腹满，四逆理中汤之治下后腹满，均属塞因塞用的具体运用。

4. 通因通用

用通下法治疗外现利下的病变，谓之通因通用。通下法本为实证而设，所谓"实者泻之"。那么为何利下证还用通下法呢？因为利下之形成，有因于虚者，亦有因于实者，虚证当用补法，实证宜用泻法。姑就实证言之。如张景岳所说："大热内蓄，或大寒内凝，积聚壅滞，泄利不止，寒滞者以热下之，热滞者以寒下之。"很明显，这里所说的泄利，无论其因热因寒，却均有"积聚留滞"这一主要病机，故用热下以去寒滞，寒下以去热滞，积滞去则下利自止。又如张仲景用小承气汤治疗肠有燥矢之下利谵语（见《伤寒论》第374条），大承气汤治疗少阴病之"自利清水，色纯青，心下必痛，口干燥者"（见《伤寒论》第321条），很明显，上述两例下利，均属"热极旁流"，故均主以承气以除燥矢，燥矢除则下利亦止。总之，积滞下利之用热下、寒下，"热极旁流"之用大、小承气，无疑均是"通因通用"之法。不过，须特别指出的是，如果推广通因通用之义，则不一定症见下利；始得谓之"通因"，法予通下，始得谓之"通用"。如张子和用木香槟榔丸之治滞下（即病疾），未尝不可视为通因通用。又如湿温证之汗出不彻，仍须宣化解表；崩漏证之腹痛下块，仍须理气导瘀，这些治法，同样可以视为通因通用。

（三）治以反佐

治以反佐，是指在正治的前提下，进行药物配伍上或服法上的反佐，这是防上"格拒"的一种治法。这一方法，在反治法中占有一定的地位，用之得当，确可起到不可思议之效，因而也是不容忽视的。其具体运用，不外以下两种方法。

1. 配伍反法

这一方法中又有两种形式。如热剂稍加寒药，即在大堆热剂中加入小量寒药。这一形式主要用于"阴盛格阳"证。因为寒证多在下，而热药性多升浮，故某些纯寒证，如果单纯地投以热药，则不仅有"药不及病"之虑，而且往往发生阴寒太盛而格拒阳药的局面；若在热剂中稍佐沉寒之品，则不仅可以避免"格拒"之象，而且可以对大剂热药起到某种微妙的诱导作用。例如白通加猪胆汁汤，方中即有辛热之姜、附，同时又佐以少许苦寒之胆汁，用此方以治"阴盛格阳"证，确有立竿见影之效。这是一种形式。另一种形式是寒剂稍加热药，即在大堆寒剂中加入少量热药。这一形式主要用于"阳盛格阴"证。因为热证类多在上，而寒药性多沉降，故某些纯热证，如果单纯地投以寒药，则不仅有"药过病所"之患，而且往往发生因阳热过亢而格拒阴药的局面；若在寒剂中稍佐浮热之品，同样不仅可以避免"格拒"之象，而且可以对大剂寒药起到某种微妙的诱导作用。例如石膏大青汤方中既有寒凉之膏、青、栀、芩，同时又佐以少量辛温之葱白，用此方以候"阳盛格阴"证，确具为响斯应之功。

2. 服法反佐

这一方法中也有两种形式。如热药凉服，即治寒病之热药，煎好后不即服下，待凉始服，或置之于水中及井内使之冷却而后服。《内经》说："治寒以热，凉而行之。"就是本法的立论依据。李东垣的"姜附寒饮"，就是本法的具体运用。那么，为什么要热药凉服呢？可以从王太仆的《内经注》中得到解答，他说："如大寒内结，当治以热，然寒甚格热，热不得前，则以热药冷服，下咽之后，冷体既消，热性即发，情且不违，而致大益。"这不仅解答了为什么要热药冷服的问题，而且还进一步阐述了热药冷服后的机转问题。可见此法与前述"热剂稍加寒药"同一取义，因而同样适用于"阴盛格阳"证。这是一种形式。另一种形式是寒药温服，即治热病的寒药，煎好后趁温服下，或再加温而服。《内经》说："治热以寒，温而行之。"就是本法的立论依据；李东垣的"承气热服"，就是本法的具体运用。那么，为什么要寒药温服呢？当然还可以从王太仆的《内经注》中得到解答。他说："大热在中，以寒攻治则不入，以热攻之则病增，乃以寒药热服，入腹之后，热气即消，寒性遂行，情且协和，而病以减。"同样，这不仅解答了为什么要寒药温服的问题，而且也进一步阐述了寒药温服后的机转问题。可见此法与前述"寒剂稍加热药"同一取义，因而也就同样适用于"阳盛格阴"证。

　　总之，中医的治法，不外正治、反治两大法门。反治法的临床应用，虽然比不上正治法那么广泛、普遍；然而对于正治法穷于应付的某些病证，如能正确地运用反治法，确能解决问题。明乎此，则反治法自有其独到之处，因而也是值得重视的一种治疗方法。张景岳说得真对："何者宜反？何者不宜反？盖正治不效者，宜反也；病能格药者，宜反也；火极似水者，宜反也；寒极反热者，宜反也。真以应真，假以应假，正反之道，妙用有如此也"。就用这段话作本文的结尾吧。

第七章　方药论

第一节　有关白芍的配伍问题

白芍性味酸寒，补血要炒用，柔肝（阴虚阳亢）应生用。

1. 白芍配赤芍

白芍养血，赤芍活血，适用于血虚有瘀的病人或单纯活血时，也可加用白芍，目的是活血而不伤血。

2. 白芍配陈皮

陈皮理脾胃之气（脾——腹泻，胃脘胀满；胃——食欲不振），白芍调和肝木，适用于腹痛泄泻。

3. 白芍配当归

白芍补血，当归调血，这样可以补而不滞。适用于血虚病人，如四物汤中就有白芍、当归。

4. 白芍配黄芩

白芍柔肝养阴，黄芩清热燥湿，适用于湿热型的腹泻痢疾，而有腹痛现象者。如黄芩芍药汤就是这样配伍的。

5. 白芍配桂枝

（1）白芍和营，是阴药；桂枝调卫，是阳药，两者同用，可以调和营卫。适用于太阳中风证。

（2）亦可用于慢性病的营卫不和，如妇女病、慢性胃病、慢性肝病等，有轻度寒热现象者。

（3）如白芍剂量倍于桂枝（白芍比桂枝量加倍）方名小建中汤。适用于胃脘虚寒性疼痛，近代常用黄芪建中汤治疗消化性溃疡（属于虚寒性者）有一定疗效。

6. 白芍配柴胡

由于柴胡性升喜动，古有"柴胡劫肝阴"之说，故用柴胡时，必须佐以白芍，以保护肝阴，适用于肝郁气滞证，如四逆散、柴胡疏肝散、逍遥散都是同样配伍的。柴胡用于解表生用，疏肝炒用。

7. 白芍配甘草

白芍酸收，甘草甘缓，二者同用，可以缓急止痛，适用于腹痛、四肢经脉挛痛。古有芍药甘草汤（肝痛、胃痛亦可用）。

8. 白芍配牡蛎

白芍柔肝养阴，牡蛎平肝潜阳。两药同用，主治肝阴不足，肝阳上亢或肝阴不足，肝风内动证。古有"风由火出"之说，说明风与火有一定关系，故息风时多用凉肝药，如羚羊钩藤汤。

9. 白芍配吴萸

泻肝和胃，治脘痛，吐酸。

10. 白芍配沉香

沉香辛温，疏肝降逆。适用于脘痛气逆，肝气犯胃。

11. 白芍配白术

白芍泻土中之木，白术健脾，适用于肝木乘脾土所致肠鸣、腹痛泄泻。

第二节　有关柴胡应用的体会

一、柴胡用于退热

（1）柴胡配黄芩：除寒热。

（2）柴胡配半夏：除胸胁苦满。

（3）柴胡配黄连：可退心包热、三焦热。

如一化脓性心包炎病人，术后插管排脓，热势稽而不退。一切抗菌药物罔效，经用柴胡、黄连、银花、甘草四味药，服3剂，而热挫脓尽。

二、柴胡用于止呕

（1）止呕：适用于肝胃不和而偏于胃热者。其症状如呕吐味苦，呕后口渴、苔黄、脉弦数。

可用小柴胡汤去参、草、姜、枣，加炒竹茹，止呕作用颇佳。若呕吐兼见泄泻者（并非胃肠炎）或上脘痛者，加黄连；冲逆呕吐者（蛔虫多见此症）可配合旋覆花；呕已数日而大便秘者，可配枳实；若病者体质素虚，呕吐后头晕不支，多汗，可以加参。

（2）小柴胡汤合旋覆花代赭汤加减可治妊娠呕吐。

三、柴胡用于疏肝

（1）逍遥散治疗肝郁：为肝血不足而生虚热（即五心烦热）。肝郁可出现烦躁、头晕、目眩等症。但病位仍然在胃，一为胃脘痛；一为食欲不振，大便不调，偏于便秘或口臭。

肝郁用柴胡配合竹茹、枳壳、郁金，加少量大黄（0.6~0.9g），服2剂后食欲即振。若胁痛甚者，加功劳叶（养阴止痛）；头晕甚者，加省头草或加苦丁茶；夜寐惊悸多梦者，加石决明。

（2）月经量少或停经者，用酒炒柴胡；月经量过多者，用醋炒柴胡。但均须配合血分药。

（3）小儿之消化不良、呕吐、泄泻、发热等症，在使用其他药物时，加入0.3~0.6g之柴胡，其效益甚。

第三节　关于疏肝理气药物、方剂的分析

疏肝理气的药物大多香燥，有耗气伤阴的副作用。例如苏梗、青皮、香附、川楝子、柴胡等。其中柴胡有升阳作用，多用古有"柴胡劫肝阴"之说。

肝为刚脏，体阴而用阳，故用药以"柔润"为妥，所以古有"肝为刚脏，非柔养不克"。在肝郁时用疏肝理气药，必须很好配伍。如柴胡为疏肝药，因有"升阳劫肝阴"之患，故使用时往往配伍白芍，以保护肝阴。例如四逆散、

柴胡疏肝散、逍遥散都是柴胡、白芍同用。

有些肝郁病人，可以直接选用理气而不伤阴的疏肝药。例如白蒺藜、佛手、绿萼梅、香橼。

一、四逆散

柴胡——升、枳实——降、白芍——酸敛、甘草——甘缓。

四逆散本来是治阳气郁遏的四肢厥冷证。此"四逆"是由于阳气不能正常舒展所造成的。如果是阳虚造成的四逆，就要用回阳救逆的四逆汤。所以四逆散证，只要阳气能够舒展，四逆就可消除，后世医家利用四逆散的基本理论，作为疏肝调整肠胃方剂。如柴胡疏肝散、逍遥散都是由四逆散衍化而来。

二、柴胡疏肝散

就是四逆散加川芎、香附，枳实改枳壳。加川芎以调肝血，加香附以疏肝气。因此，疏肝理气的作用较四逆散为强。枳壳降气的作用比枳实轻。

三、逍遥散

本方用柴胡，疏肝气；归、芍养肝血；薄荷，亦有疏肝作用；茯苓、白术、甘草，健脾益气；煨姜温中。所以原则上说本方是调和肝脾的方剂。常用于肝强脾弱的病人。但逍遥散又是妇科常用的一首方剂。如能很好地加减化裁，可以治疗不少妇女病。女子以肝为先天，肝藏血，女子多郁（肝）证，故柴胡、归、芍为必用品，此三药同用即可视之为逍遥散。

（1）如再加川芎以调血，香附、青皮以理气，则疗效更高。柴胡治外感宜生用，治内伤宜炒用。但阴虚血热者禁用。

（2）如病人有便溏，下肢浮肿，茯苓、白术为必用品；如舌苔厚腻，白术改为苍术。因苍术主要是燥湿运脾，而白术是健脾燥湿。白术有闭气的作用，故气郁甚者，白术不能用。古有"郁损肝脾，逍遥减术"之说。如《临证指南医案》就有不少逍遥散减去白术的病例。甘草也可不用。

（3）如病人白带稀薄、遇寒更甚，此属寒湿带下，可用茯苓渗湿，苍白术同用，健脾与燥湿并重。如白带较稠味腥臭，有时小便灼热，此属湿热带下，可加盐水炒黄柏。黄柏与苍术同用，是二妙丸法。苍术燥湿，黄柏清热，盐水炒可入肾。实际上就是清利下焦湿热。

（4）如病人腹痛，可用金铃子散（川楝子、延胡索），并可加木香，冷痛者可选用小茴、吴萸、乌药、肉桂等药。

（5）如病人日晡恶寒发热（或不定时），此属营卫不和，可加用桂枝 3g 或 4.5g。因桂枝与白芍同用，是桂枝汤法，有调和营卫的作用。

（6）逍遥散加丹皮、山栀，名丹栀逍遥散，又称加味逍遥散，主要用于肝郁火旺的病人。

（7）逍遥散加生地或熟地，名黑逍遥散，主治肝脾血虚。

（8）秦伯未认为逍遥散可加香附，以增强疏肝理气的作用。

（9）逍遥散也可加用川芎，但药在 3g 作用。少量川芎，有疏肝解郁的作用。

第四节　谈谈四物汤

本方出自《太平惠民和剂局方》，由《金匮要略》胶艾汤化裁而来（胶艾汤即四物汤加阿胶、艾叶、甘草）。本方为补血的代表方剂，如按全方分析，其适应证应为血虚兼瘀。所以妇女痛经，月经不调，均可用本方加减治疗。

一、方药组成

熟地、白芍是血中阴药，阴主静主守，故此而言，主要作用是补血；当归、川芎是血中阳药，阳主动主走，故此而言，主要作用是调血。既补血又调血，就可以补而不滞。

1. 熟地

滋阴补血，但其性滋腻，有助湿、碍胃、滞脾的三个副作用。故脾胃虚弱、湿阻胸闷、食少便溏者宜慎用。如病人确属阴血不足，而又食欲不好者，可用炒熟地（去其滋腻之性），或加少量木香、陈皮，以协助调整肠胃功能。古方有砂仁拌熟地就是此意。如病人大便溏薄，又确有阴血不足，此为阴虚挟湿，可佐以苍术，此为"黑地黄丸"法。因熟地得苍术，既不虑其滋腻伤脾；苍术得熟地亦不虑其燥烈伤阴（肾阴），故此二药同用，古人有"燥湿滋阴，两擅其长"之语。

2. 白芍

作用养血敛阴，长于平肝；养血应炒用，去其寒性（血宜温，不宜寒）；平肝宜生用，可敛阴而平抑肝阳；白芍亦有伤脾胃的副作用（因其性味酸寒），如脾胃虚寒者，要有适当配伍，并炒用。

3. 当归

有补血和血作用。但当归性动善滑，故脾虚腹泻者慎用，血热妄行者慎用（有动血作用）。

4. 川芎

作用活血行气，为血中气药，性升善散，肝阳上亢者宜慎用。川芎并有疏肝作用，如酸枣仁汤中的川芎，但用量要小，一般用 2.4g 至 3g 即可。

二、加减化裁

清·柯韵伯说："补血药品宜去行血药，则其效益宏"。

如人参养荣汤就是用四物汤去川芎，因此用四物汤补血时，可不用川芎。

如果，根据补血调血的理论看待四物汤，那么单用当归、白芍就是四物汤的精华。故后世往往在补血方面，就用当归、白芍二味。

四物汤每味药的用量也应该有所研究，如果按照地、芍、归、芎的顺序排列，根据《和剂局方》的用量是五、四、三、二（见广州中医药大学《中药方剂学》），应严格掌握。

用四物汤时，如出血而精血虚者，去川芎。当归可以用，但要炒炭。用在行血时，应去白芍，如妇女月经将潮，平时月经量少，带经期短。（止血去川芎，行血去白芍）月经量多，宜用白芍酸收。

第五节　三宝临床应用的体会

三宝是清热开窍的主要方剂，具有很高的疗效，主要用于温邪入营，内陷心包，高热神昏，痉厥瘛疭等症。根据中医理论，其中安宫的清热解毒作用最佳，镇静之力亦强；至宝的开窍力较胜，而清热解毒、镇静安神之力稍逊；紫雪镇静之力最著，解毒亦强，唯开窍不及至宝，对热邪内陷，神昏谵语而抽搐较胜者，最为合适。又紫雪中有朴硝，具泻下作用，能行结滞、下热毒，宜于大便秘结者。根据以上分析，并结合笔者临床应用的初步体会，认为应用时可按以下原则选用。

（1）开窍：首选至宝，次选安宫。

（2）清热：首选安宫，次选紫雪。

（3）止痉：首选紫雪，次选安宫。

（4）镇静：首选安宫，次选紫雪。

另外，在服法上，为了提高疗效，不必拘于1日2次，必要时三宝可每4小时1次，但紫雪则宜审慎，若已腹泻须停服。

大医精诚　大爱无疆
——深切怀念恩师陈伯英先生

恩师陈伯英先生自幼跟随其舅父夏少泉研习中医，17岁即在家乡开业行医。1953~1956年组成新农联合诊所任所长兼区卫协主任。同年入江苏省中医学校（南京中医药大学前身）医科师资班深造学习。此时河北中医专科学校（河北中医学院前身）在保定始建并计划招生，由于师资力量不足而求助于原卫生部。由于正值深造学习的先生品学兼优，被遴选支援河北。1957年8月即由江苏调来，成为河北中医专科学校教学、临床师资的中坚力量。

先生一生致力于我国的中医药事业，悬壶济世四十载，学验俱丰。对各种疑难杂症的治疗有较高造诣。尤擅长外感时病、内伤杂病、经带胎产之妇科病等。每日各科病人接踵而至，门诊目不暇接，救人无数。先生胸襟博大，才智过人，博识厚学，仁德行医，其精湛医术，高尚医德，为病人所称颂。

先生一生勤奋，著述良多。早在20世纪50年代就参编了《中医学概论》；20世纪六七十年代又参加了全国中医院校编写《内经讲义》、高等中医院校协编教材《中医内科学》的审编定稿。撰写学术论文科学严谨求实，每文必观点明确，论据充实，语言准确。先生身抱沉疴之际，强忍病痛的折磨，顽强撰写论文，坚持临床育人，曾写诗自勉："春蚕到死丝方尽，我要像春蚕那样，把最后一根丝都吐出来，贡献给人民。"真乃鞠躬尽瘁，堪称中医人之楷模。

先生在中医教学上思想深邃而有远见，对后学有颇多启迪和引领，而且不尚空谈，努力践行。由于先生常年忙碌，积劳成疾，1975年被诊断为贲门癌而行胃次全手术后，胃部上提挤压心肺，呼吸困难。但先生在病重期间仍不忘对年轻教师的培养，在药炉之旁，病榻之上，逐字逐句修改他们的教案，甚至将他们请至家中，传授教态、语音、语速、语言表达技巧；并以家门做黑板，传授板书设计；以及课堂讲述内容如何合理分配时间等。先生不秘青囊，以奖掖后学为乐，故桃李满天下。

《陈伯英医论医案》是先生一生医业理论与实践的结晶，记述了其对中医学的思考与探索。本书为方便阅读，将医案进行了细化，分门别类列属时病、妇科病、杂病，涉猎临床各科，有常见病，亦有疑难杂症。各类医案均在每次诊疗之后（个别诊次例外）附加按语，阐明辨证要点，施治关键，处方要领。医论医话为先生的理论性医论，更多的则是临床各科疾病诊治之精华。使习医阅读者，临床必有裨益。

先生临证注重四诊合参，客观收集临床第一手资料，灵活运用八纲、脏腑、经络、病因等多种辨证方法，详查和寻释病情。

先生组方谨守病机，组方严谨，甚重虚实寒热，升降开合，或一法独进，或数法合参，尊古而不泥古。在药物配伍使用上，灵活而缜密。如对白芍的使用提出：白芍性味酸寒，补血宜炒用，柔肝宜生用；白芍配赤芍，活血而不伤血；白芍配陈皮疏理脾土，柔和肝木；白芍配桂枝阴阳合用，调和营卫；白芍配柴胡疏调肝气而不伤及肝阴。遣方用药注重刚柔并进。选药之精当，与病情甚为切合，可谓深明阴阳相生相长、相反相成之道。

先生早在 1958 年就撰写《关于"膀胱藏津液"的初步探讨》一文，发表在《江苏中医》杂志上。文章首先阐述何谓精液，津液的生成及输布；进而引申讨论尿液与津液的区别与联系；最后指出膀胱藏津液的精神实质，并非单指生理功能，而是联系病理、生理、诊断、治疗等一系列问题。告诫后人当汗吐下致亡津液，必见小便短少不利，临证时切不可贸然使用分利之品。引经据典，结合前贤大量的相关论述，紧扣主题，步步深入，说理透彻，客观释然了《内经》"膀胱藏津液"论述的深意。使人茅塞顿开，受益良多。读先生之医案、医论、医话，其深厚的中医理论功底和丰富的临证经验由此可见一斑。

先生用自己的言行为"大医精诚""大爱无疆"的理想作了完美的诠释，更把为医者的责任与精神传及后学。

恩师早有将其医案、医论、医话刊行之愿望，今蒙先生的夫人张光秀老师进一步归类编排，校点整理付梓，以裨益同道，嘉惠后学，弘扬岐黄，此实为一大善举，也了却了恩师的一桩夙愿。

谨将此书告慰恩师陈伯英先生，愿中医学术造福苍生，代有传承。

河北中医学院主任医师、教授　葛建军

2017 年 3 月

高德配高位　自豪中医人

看到我的师妹——河北省中医药科学院附属医院王红霞副主任医师发来的书稿，说真的，我的心情有些沉重，如此有德有位之人，生前救人无数，其心血力作却一直沉寂！

说有德，看看报纸上一篇《新医大校园春潮涌》上的内容："中医老师陈伯英患贲门癌，手术后不久就上班了，他抓紧时间把经验传给年轻的教师们，昼夜撰写《医案》。元旦，陈伯英老师依然在宿舍伏案撰稿。另外，为提高青年教师的业务水平，陈伯英一片丹心传帮带，对青年教师写的讲稿，他一字一句地修改，然后又让他们讲给他听，有多少个夜晚，青年教师们提着小黑板来到陈伯英的宿舍，灯光下，陈伯英一点一滴地耐心指导，使他们的讲课质量迅速提高。"看看，多么有担当的一位前辈，患有癌症还坚守工作；帮助后学不遗余力。

我的师爷朱良春先生曾经常说一句话"知识不保留，经验不带走"，陈伯英前辈，也具有这种胸怀！可惜的是，陈老前辈生前没有看到其著作面世。

说有位，看看书稿，里面的按语处处体现出知识的全面和精深，没有丰富的理论知识，没有丰富的临床经验，不可能有斯书。比如对泄泻的论述，很是全面：本病（泄泻）在《内经》称为泄，为有"濡泄""洞泄""注泄"等名称。汉唐时代多称"下利"，宋以后统称为"泄泻"。本病的成因主要有四个方面：一是感受外邪，如寒、湿、暑、热，而以湿邪为多，致使脾胃受损，功能障碍，清浊不分，升降失常；二是饮食不洁，或恣食油腻损伤脾胃；三是劳损内伤，导致脾肾阳虚，不能熟腐水谷，使水谷停滞，并入大肠而引起；四是情志失调，如恼怒忧思等情志波动，损伤肝脾，致肝气横逆，脾胃受制，运化失常。在辨证方面，应首先明其寒热，分其虚实。一般而言，粪便清稀者，多属寒证；粪便黄褐而臭，肛门有烧灼感者，多属热证；痛势急骤，腹部胀痛，泄后痛减者，多属实证；痛程较长，腹痛不甚者，多属虚证，在治疗上，对"湿盛"者以祛邪为主，分为芳香燥湿，清热化湿，淡渗利湿诸法。"脾虚"者以扶正为主，分有健脾、温肾、抑肝扶脾法治之。

在"带下腹痛"病例中，处方有"巴豆 4.5g"，看看现在的中医大夫，敢用这味药的有几人？没有全面地了解中药药理，没有精深的临床功底，此味药只能放于柜中而生尘。还有，陈伯英先生早在 1958 年刊登在《江苏中医》《新中医》等杂志发表的十多篇论文及医案里面的精彩论述也能说明这一点。

甚幸，中国医药科技出版社的领导给以机会，今天书稿得以面世。作为读者的我，感谢出版社的同时，更感谢陈伯英老先生留有的宝贵经验。

姬领会

周村领会绿芸堂

感恩中医　薪火传承

在陈伯英先生（1929~1978 年）著作即将出版之际，我的思绪纷飞，如起伏的波涛，久久难以平静。

这本书早年能够由先生的夫人张光秀老师及女儿陈竞整理，30 年后交给我进一步整理并将手抄稿（复印版）转化成电子稿。回想当年，我第一次拿着那一本本用档案袋子装着的手抄稿心情怎样的激动，感觉到的是张光秀老师对我的信任，也是对我的期望，让我来完成她几十年的夙愿——让陈伯英先生的著作早日公布于众，有种责任感油然而生。陈伯英先生的夫人张光秀老师，年逾八旬，是一位德高望重的老人。半个多世纪之前，她和心爱的丈夫从江苏来到河北，为了燕赵中医事业奋斗了一生。只是她的丈夫走得太早，带着很多未了的愿望，因癌症离开了这个世界。

张光秀老师 1977 年 5 月 ~1978 年 4 月参加河北省第四期西医离职学习中医班 1 年，之后一直从事中西医结合临床工作，退休于河北省中医院。她中医知识的扎实，也得益于其丈夫陈先生的熏陶，后来成为中西医结合的老大夫，医术高超，医德高尚，对工作孜孜不倦，一丝不苟。待病人热情周到，对学生严格要求，这一切我都深有体会。大约是在 20 年前，我大学临床实习，被分到了内三科门诊，带教老师就是张老师，她对病人热情，对工作认真，每天都是最后一个下班，因为她的病人有很多很多。有一次当送走最后一位病人的时候，已经是下午 1 点半多了，她就热情地带我到她家去吃饭。从此，我们就结下了很深的亲如母女之情缘。

张老师家最吸引我的，是那张古老的书橱，里面满满的都是中医类书刊杂志，更有那一摞摞陈先生生前收集的摘抄卡与手写稿纸。话匣子一打开，很多陈年往事，流淌出来。后来得知，张老师的爱人陈伯英先生，出身于中医世家，叔叔和外祖父及 3 个舅舅均是当代名中医，先生 15 岁开始跟随其大舅父夏少泉学习中医，1946 年就于江苏东台米面街自立开业，在当地很有名气。新中国成立后的 1953 年，先生响应政府号召，组成新农联合诊所任所长兼区卫协主任；1954年当选江苏东台市人大代表；1956年在南京中医学院（现南京中医药大学）医科师资班学习；1957年8月毕业分配到河北中医学院任教；1962~1965年在河北省中医研究院参加编审工作；1965年8月先生和原河北中医学院教师们一起调入天津中医学院（现天津中医药大学）任教师；1965~1966年"文化大革命"前，先生在北京中医学院（现北京中医药大学）内经教研组学习和编写内经教材；1969年10月天津中医学院与河北医学院合并为河北新医大学，先生转来石家庄，在河北新医大学任中医学教师。这段历史，正好见证了河北中医的坎坷与曲折，先生虽然是一个江苏人，却把自己最好的年华，都留在了燕赵大地。

张光秀老师陪伴陈伯英先生走过坎坷，也走过辉煌，有生活的艰辛，也有成功的喜悦。在陈伯英先生患病期间，河北新医大学以党委书记等为主的领导班子来家看望，并指示安排陈伯英爱人张光秀老师和其女儿陈竞每天上午上班，下午在家照顾先生，还为来家里看病的人写病历及处方。陈伯英先生病故后，领导仍然安排张光秀老师和其女儿陈竞上半天班，剩余半天在家里整理陈伯英先生生前没来得及整理完的遗稿，花费了她们1年左右的时间，全部手写并用复印纸各复写3份，字数达28万多字左右。

或许是上天的安排，让我走进了她的生活，并且多年以来，始终没有离开她的视线。张老师出于信任，把这件事托付给我。一个重担压上来，我没有多少经验。在曹东义老师的指导下，我首先把复印纸手写稿转化成电子稿。拿到原始手写复印书稿时的激动心情难于言表，一种神圣的历史使命感油然而生。

睹物思人，打开第一页，先生在前言中写道："为向全国科学技术大会献礼，于是药炉之旁，病榻之上，我却竭尽全力地把那堆病历仔细地进行甄别，筛选和厘定，作了一番'弃同求异''去粗存精'的功夫……"每敲一个字都觉得那么让人感动，每个病例的病因病机以及诊疗思路都分析得那样清晰透彻，每次处方的用药都标注得那么认真仔细，一位治学严谨、态度和蔼、中医理论功底深厚的中医大家形象出现在脑海里。比如在医案"时病"里，先生治疗一个8岁脑膜炎患儿，病情已发展到神昏谵语，四肢抽搐阶段。先生判断："证情危险，已达万分，勉方。"尽管病情危急，先生还是临危不乱，开方具药。到了二诊，患儿病情出现转机，药后脉起肢温，先生则认为"诚为幸事，再勉一方，不生歧变则佳"，其谦和认真的态度，着实让人佩服，这是一个中医大家面对极危重病人应有的一种品格。

陈伯英先生高尚的品格，让我感动，尽管无缘目睹其人，但是从当年的新闻报道里可见一斑："河北新医大学中医老教师共产党员陈伯英是一个被誉为'最珍惜生命的人'。他说：'一个人的生命价值，并不能用年龄的大小来计算。关键取决于他为党为人民做了多少好事。'他为人和善对人热情，对一些年轻的中医教师，登门请教，陈伯英就耐心地把自己30多年的中医经验传授给他们，还谆谆教诲他们要注意研究古代汉语，因为他认为这是中医学的'拐棍'。"

"对一些工农兵群众慕名找上门来请陈伯英看疑难杂症，他总是热情接待，有时甚至到30多里以外的农村去出诊，甚至到老百姓家里看病。""身患癌症的中医老教师陈伯英，为了在有限余年把自己积累的医学经验整理出来，献给祖国，强忍病痛，硬是在药炉之旁，病榻之上，整理了长达8万多字的医论医案。"

陈伯英先生的遗志，是在有限余生完成三件事：整理一部几十万字的临床实践经验；总结一部中西医结合治疗的体会；校点一部古典医学孤本书籍。然而，天公不允许，先生没能看到自己的著作出版。但是，先生有一个懂他的爱人——张光秀老师一直把这件事放在心上。

如今，这本凝聚着两个人心血，或者说两代人愿望的新书即将出版，我想感谢的人有很多。首先要感恩陈伯英先生当年的艰苦耕耘，给我们留下了非常宝贵的学术财富；更要感恩陈伯英的爱人张光秀老师，她给我们整理并保留下这份珍贵的资料；感恩张光秀老师对我的信任与厚爱，让我有机会传承下这份宝贵的经验；感恩我的爱人张金锋先生，他承担了很多本该我应做的事情，把手写稿打成电子版并校对稿，给了我很大的支持；感恩我的二师兄姬领会先生，他帮我联系出版社出版；感恩我的师父曹东义老师对我的悉心指导……感恩我们这个时代，感恩出版社的朋友，感恩读者朋友，让我们一起传承中医，复兴中医，造福人类。

王红霞
河北省中医药科学院

"春蚕到死丝方尽"，
大公无私、专门利人。
我要像春蚕那样，
把最后的一根丝
都吐出来，
贡献给人民。

陈伯英
1998年3月10日